Série Fisioterapia em Neonatologia e Pediatria

Ventilação Não Invasiva

Série Fisioterapia em Neonatologia e Pediatria

Volume – Ventilação Não Invasiva

Volume – Oxigenoterapia Convencional e de Alto Fluxo em Neonatologia e Pediatria

Volume – Estimulação Sensoriomotora em Neonatologia

Volume – Mobilização Precoce em Pediatria

Volume – Desobstrução das Vias Aéreas em Neonatologia e Pediatria

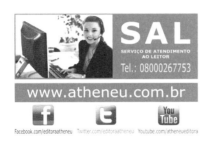

Série Fisioterapia em Neonatologia e Pediatria

Ventilação Não Invasiva

Cíntia Johnston

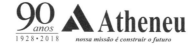

EDITORA ATHENEU

São Paulo —	*Rua Jesuíno Pascoal, 30* *Tel.: (11) 2858-8750* *Fax: (11) 2858-8766* *E-mail: atheneu@atheneu.com.br*
Rio de Janeiro —	*Rua Bambina, 74* *Tel.: (21)3094-1295* *Fax: (21)3094-1284* *E-mail: atheneu@atheneu.com.br*
Belo Horizonte —	*Rua Domingos Vieira, 319 — conj. 1.104*

CAPA: Equipe Atheneu

PRODUÇÃO EDITORIAL: MKX Editorial

CIP - BRASIL. CATALOGAÇÃO NA PUBLICAÇÃO
SINDICATO NACIONAL DOS EDITORES DE LIVROS, RJ

J65v

Johnston, Cíntia
    Ventilação não invasiva / Cíntia Johnston. - 1. ed. - Rio de Janeiro : Atheneu, 2018.
    : il.   (Fisioterapia em neonatologia e pediatria)

    Inclui bibliografia
    ISBN 978-85-388-0874-9

    1. Respiração artificial. 2. Monitoração respiratória. 3. Pediatria. I. Título. II. Série.

18-50927
    CDD: 615.8362
    CDU: 615.816

Meri Gleice Rodrigues de Souza - Bibliotecária CRB-7/6439

JOHNSTON, C.

Ventilação Não Invasiva – Série Fisioterapia em Neonatologia e Pediatria

© EDITORA ATHENEU

São Paulo, Rio de Janeiro, Belo Horizonte, 2018.

Editora do Volume

Cintia Johnston

Fisioterapeuta Doutora em Medicina/Pediatria e Saúde da Criança pela Faculdade de Medicina da Pontifícia Universidade Católica do Rio Grande do Sul (FAMED/PUC-RS). Pós-doutoranda em Saúde da Criança pela Universidade de São Paulo (USP). Especialista em Fisioterapia em Terapia Intensiva Pediátrica e Neonatal pela Associação Brasileira de Fisioterapia Cardiorrespiratória e Fisioterapia em Terapia Intensiva e pelo Conselho Federal de Fisioterapia e Terapia Ocupacional (ASSOBRAFIR/COFFITO). Professora Afiliada ao Departamento de Pediatria da Escola Paulista de Medicina da Universidade Federal de São Paulo (EPM/Unifesp). Presidente do Departamento de Fisioterapia em Terapia Intensiva da Associação de Medicina Intensiva Brasileira (AMIB). Presidente do Departamento de Fisioterapia da Sociedad Latinoamericana de Cuidados Intensivos Pediatricos (SLACIP). Editora Coordenadora das Séries *Terapia Intensiva Pediátrica e Neonatal* e *Fisioterapia em Neonatologia e Pediatria*, da Editora Atheneu.

Colaboradores

Ana Carolina da Silva Coelho

Bacharel em Fisioterapia pelo Centro Universitário Lusíada (UNILUZ). Especialista em Fisioterapia Pediátrica e Neonatal pela Universidade Federal de São Paulo (Unifesp). Fisioterapeuta do Hospital São Paulo na Área Pediátrica.

Ana Maria Gonçalves Carr

Mestre em ciências pela Faculdade ce Medicina da Universidade de São Paulo (FMUSP). Pós-graduação em Fisioterapia em Terapia Intensiva pelo Hospital das Clínicas da FMUSP (HCFMUSP). Pós-graduação em Fisioterapia em Pediatria e Neonatologia pela Universidade Gama Filho (UGF). Coautora do livro *Princípios e Práticas de Ventilação Mecânica*. Docente de Graduação e Pós-graduação em Fisioterapia nas Áreas Cardiorrespiratória, Hospitalar Adulto, Pediátrica e Neonatal.

Ana Paula Lopes de Melo Pimenta

Coordenadora Corporativa de Ensino e Cultura do Grupo Leforte. Mestre em Ciências da Saúde pela Escola Paulista de Medicina da Universidade Federal de São Paulo (EPM/Unifesp). Especialista em Pneumologia pela EPM/Unifesp. Aperfeiçoamento em Pediatria pelo Instituto da Criança do Hospital das Clínicas da Faculdade de Medicina da Universidade de São Paulo (ICr-HCFMUSP).

Ana Sílvia Scavacini

Fisioterapeuta pela Pontifícia Universidade Católica de Campinas (PUC-Camp). Especialista em Fisioterapia Respiratória pela Universidade Federal de São Paulo (Unifesp). Terapia Intensiva Pediátrica e Neonatal pelo Conselho Federal de Fisioterapia e Terapia Ocupacional/Associação Brasileira de Fisioterapia Cardiorrespiratória e Fisioterapia em Terapia Intensiva (COFFITO/ASSOBRAFIR). Gestão Hospitalar pela Centro Universitário Internacional (UNINTER). Mestre em Ciências da Saúde pelo Departamento de Pneumologia da Universidade Federal de São Paulo (Unifesp). Doutora em Ciências pelo Departamento de Pediatria da Unifesp.

Arnaldo Prata Barbosa

Doutor em Clínica Médica (Saúde da Criança e do Adolescente) pela Universidade Federal do Rio de Janeiro (UFRJ). Especialista em Medicina Intensiva pela Associação de Medicina Intensiva Brasileira e Sociedade Brasileira de Pediatria (AMIB/SBP). Coordenador de Pesquisa em Pediatria pelo Instituto D'Or de Pesquisa e Ensino (IDOR).

Bruno César Piedade de Lima

Fisioterapeuta. Especialista em Fisioterapia Hospitalar pelo Instituto Israelita de Ensino e Pesquisa Albert Einstein (IIEPAE). Especialista em Avançado em Fisioterapia Pediátrica em Emergências e Cuidados Intensivos pela Escola Paulista de Medicina da Universidade Federal de São Paulo (EPM/Unifesp).

Carolina Lemos Nogueira Cobra

Fisioterapeuta Mestre em Pediatria e Ciências aplicadas à Pediatria pela Escola Paulista de Medicina da Universidade Federal de São Paulo (EPM/Unifesp). Especialista em Fisioterapia Pediátrica e Neonatal pela EPM/Unifesp. Especialista Avançado em Fisioterapia Pediátrica em Emergências e Cuidados Intensivos pela EPM/Unifesp. Tutora da Fisioterapia no Programa de Residência Multiprofissional em Saúde da Criança e Adolescente pela EPM/Unifesp. Fisioterapeuta do Hospital São Paulo da Associação Paulista para o Desenvolvimento da Medicina da EPM/Unifesp (SPDM-EPM/Unifesp).

Fernanda Luisi

Fisioterapeuta graduada pela Pontifícia Universidade Católica do Rio Grande do Sul (PUC-RS). Doutora e Mestre em Saúde da Criança pela PUC-RS. Pós-graduada em Fisioterapia Neurofuncional pelo Centro Universitário Redentor (UniRedentor). Pós-graduada em Docência do Ensino Superior pelo Instituto Educacional do Rio Grande do Sul (IERGS). Formação no Conceito Bobath (Básico, Baby e Avançado) e Proprioceptive Neuromuscular Facilitation (PNF). Docente nos Cursos de Pós-graduação em Fisioterapia em Terapia Intensiva Pediátrica e Neonatal da FisioWork-RS e do Centro Universitário da Serra Gaúcha (FSG).

Fernando Lyra

Mestre em Medicina pela Escola Paulista de Medicina (Unifesp). Especialista em Pediatria pela Sociedade Brasileira de Pediatria (SBP). Habilitação em Neonatologia pela SBP. Residência Médica em Pediatria no Hospital do Servidor Público do Estado de SP (IAMSPE). Especialista em Acupuntura Médica pelo Colégio Médico de Acupuntura (CMA). Especialista em Administração em Saúde pela Associação Médica Brasileira (AMB) e Sociedade Médica Brasileira de Administração em Saúde (SMBAS).

George Jerre Vieira Sarmento

Pós-graduação em Fisioterapia Respiratória pela Universidade Cidade de São Paulo (Unicid). Gestor da Fisioterapia no Hospital São Luiz – Unidade Jabaquara/SP.

Iara Carneiro Granata

Fisioterapeuta Intensivista pela Associação de Fisioterapia Intensiva Brasileira no Hospital Santa Cruz (AFIB/HSC). Especialista em Terapia Respiratória Pediátrica pelo Hospital das Clínicas da Faculdade de Medicina da Universidade de São Paulo (HCFMUSP). Diretora de Negócios do Grupo Lumiar Health Care.

Israel Manta Ferreira

Fisioterapeuta. Especialista em Fisioterapia Pediátrica e Neonatal pela Escola Paulista de Medicina da Universidade Federal de São Paulo (EPM/Unifesp). Preceptor dos Cursos de Especialização em Fisioterapia Pediátrica e Neonatal e da Residência Multiprofissional em Saúde da Criança e Adolescente da EPM/Unifesp. Fisioterapeuta do Hospital São Paulo (HSP) da Associação Paulista para o Desenvolvimento da Medicina da EPM/Unifesp (SPDM-EPM/Unifesp). Fisioterapeuta Responsável pelo Ambulatório de Transplante de Fígado Pediátrico do HSP/Hospital Universitário – EPM/Unifesp (HSP/HU-EPM/Unifesp).

José Luis Rodrigues Barbosa

Especialista em Fisioterapia Neurológica pela Universidade Metodista de São Paulo (UMESP). Aprimoramento de Fisioterapia em Neonatologia pelo Hospital Maternidade Leonor Mendes Barros (HMLMB). Formação no Conceito Bobath (Básico, Infantil e Adulto). Fisioterapeuta do Setor de Fisioterapia Aquática da Associação de Assistência à Criança Deficiente (AACD). Fisioterapeuta da Unidade de Cuidados Intermediários (UCI) Pediátrica e Preceptor da Residência Multiprofissional em Saúde da Criança e do Adolescente do Hospital Universitário da Escola Paulista de Medicina da Universidade Federal de São Paulo (HU-EPM/Unifesp).

Josiane Germano Luiz

Fisioterapeuta no Instituto de Assistência Médica ao Servidor Público Estadual (IAMSPE). Preceptora do Curso de Fisioterapia da Universidade Nove de Julho (UNINOVE). Mestranda em Ciências da Reabilitação pela UNINOVE. Atuou na Preceptoria da Residência Multiprofissional em Saúde da Criança e Adolescente da Universidade Federal de São Paulo (Unifesp). Especialista em Fisioterapia em Terapia Intensiva Pediátrica e Neonatal pela Associação Brasileira de Fisioterapia Cardiorrespiratória e Fisioterapia em Terapia Intensiva (ASSOBRAFIR). Especialista em Avançado em Fisioterapia Pediátrica em Emergências e Cuidados Intensivos pela Unifesp. Especialista em Fisioterapia Motora Hospitalar e Ambulatorial – Área Aplicada à Neurologia pela Unifesp. Fisioterapeuta graduada pela Universidade de Mogi das Cruzes (UMC).

Josy Davidson

Fisioterapeuta. Especialista em Fisioterapia Respiratória pela Universidade Federal de São Paulo (Unifesp). Mestrado em Ciências Pneumológicas e Doutorado em Ciências Pediátricas pela Unifesp. Pós-doutorado em Ciências Pediátricas pela Unifesp. Professora Afiliada do Departamento de Pediatria e Tutora da Residência Multiprofissional em Saúde da Criança e do Adolescente da Unifesp. Coordenadora do Curso de Pós-graduação em Fisioterapia Hospitalar. Coorientadora dos programas de Mestrado Acadêmico e Doutorado em Ciências Pediátricas, Ciências Pneumológicas e Interdisciplinar na Unifesp. Professora de Metodologia da Pesquisa Científica e de Estatística em Cursos de Pós-graduação.

Marcelle Guerra

Gestora em Fisioterapia do Hospital Leforte – Unidade Morumbi. Mestre em Ciências da Saúde pela Faculdade de Medicina do ABC (FMABC).

Maria Clara de Magalhães Barbosa

Doutora em Epidemiologia pelo Instituto de Medicina Social da Universidade Estadual do Rio de Janeiro (UERJ). Especialista em Medicina Intensiva pela Associação de Medicina Intensiva Brasileira e Sociedade Brasileira de Pediatria (AMIB/SBP). Pesquisadora Associada do Departamento de Pediatria do Instituto D'Or de Pesquisa e Ensino (IDOR).

Maria Regina de Carvalho Coppo

Fisioterapeuta. Mestre em Saúde da Criança e do Adolescente pelo Centro de Especialidades Pediátricas (CIPED) da Universidade Estadual de Campinas (Unicamp).

Mário Roberto Hirschheimer

Médico. Título de Especialista em Pediatria e Terapia Intensiva. Certificado nas Áreas de Atuação de Endocrinologia Pediátrica e Terapia Intensiva Pediátrica.

Mônica Carvalho Sanchez Stopiglia

Mestre em Neurociências pelo Departamento de Neurologia da Faculdade de Ciências Médicas da Universidade Estadual de Campinas (FCM-Unicamp). Responsável pelo Serviço de Fisioterapia do Centro de Atenção Integral à Saúde da Mulher da Unicamp (CAISM-Unicamp). Responsável pelo Serviço de Fisioterapia da Maternidade de Campinas. Corresponsável pelo Curso de Especialização em Fisioterapia Neonatal da FCM-Unicamp.

Nathalia Mendonça Zanetti Koga

Mestre em Ciências da Saúde pela Universidade Federal de São Paulo (Unifesp). Especialista em Fisioterapia Respiratória Pediátrica e Neonatal pela Unifesp. Bacharel em Fisioterapia pela Universidade Católica Dom Bosco (UCDB).

Nelson Kazunobu Horigoshi

Especialista em Pediatria e Terapia Intensiva. Especialista em Administração Hospitalar e Sistemas de Saúde. Gerente Médico da Unidade de Terapia Intensiva (UTI) do Hospital Infantil Sabará.

Patricia Mendes Casotti

Fisioterapeuta Especialista em Fisioterapia Pediátrica e Neonatal pela Universidade Federal de São Paulo (Unifesp). Avançado em Fisioterapia Pediátrica em Emergência e Cuidados Intensivos pela Unifesp.

Priscila Cristina João

Especialista em Fisioterapia Respiratória Pediátrica e Neonatal pela Escola Paulista de Medicina da Universidade Federal de São Paulo (EPM/Unifesp). Mestre em Ciências da Saúde pela Disciplina de Pediatria na EPM/Unifesp.

Pricila Mara Novais de Oliveira

Doutora em Ciências da Saúde pela Faculdade de Ciências Médicas da Universidade Estadual de Campinas (FCM-Unicamp). Mestre em Saúde da Criança e do Adolescente pela Unicamp. Especialista em Terapia Intensiva Neonatal e Pediátrica pelo Conselho Federal de Fisioterapia e Terapia Ocupacional/Associação Brasileira de Fisioterapia Cardiorrespiratória e Fisioterapia em Terapia Intensiva (COFFITO/ASSOBRAFIR). Aprimoramento em Fisioterapia Pediátrica pela Faculdade de Ciências Médicas da Universidade Estadual de Campinas (FCM-Unicamp). Graduação em Fisioterapia pela Universidade Federal de Juiz de Fora (UFJF). Fisioterapeuta do Hospital Universitário da UFJF (EBSERH). Professora de diversos cursos de Pós-graduação em Fisioterapia Respiratória, Fisioterapia Cardiorrespiratória e Fisioterapia em Unidade de Terapia Intensiva (UTI) Neonatal e Pediátrica.

Priscila Pasero

Fisioterapeuta. Especialista em Pediatria e Neonatologia pela Escola Paulista de Medicina da Universidade Federal de São Paulo (EPM/Unifesp). Especialista em Acupuntura pelo Centro de Estudos em Acupuntura e Terapias Alternativas (CEATA). Mais de cinco anos de experiência em Fisioterapia Intensiva Pediátrica e Neonatal. Cofundadora e Diretora do Llumina Núcleo Terapêutico.

Rosângela Maria da Silva

Mestre em Pediatria e Ciências Aplicadas à Pediatria pela Escola Paulista de Medicina da Universidade Federal de São Paulo (EPM/Unifesp). Especialista em Fisioterapia Respiratória pela EPM/Unifesp. Especialista em Fisioterapia Pediátrica pelo Instituto da Criança do Hospital das Clínicas da Faculdade de Medicina da Universidade de São Paulo (ICr-HCFMUSP). Aprimoramento em Fisioterapia Cardiorrespiratória pelo Instituto do Coração (InCor) do HCFMUSP. Graduação em Fisioterapia pela Universidade Bandeirante de São Paulo (UNIBAN).

Sérgio D'Abreu Gama

Graduação em Medicina pela Universidade do Estado do Rio de Janeiro (UERJ). Residência-Médica pela Universidade Federal de São Paulo (Unifesp). Médico Plantonista na Unidade de Terapia Intensiva (UTI) Pediátrica da Hospital Copa D'Or. Médico de Rotina na UTI Pediátrica do Hospital Nossa Senhora de Fátima de Nova Iguaçu. Médico Intensivista Pediátrico da Universidade Federal do Rio de Janeiro (UFRJ). Médico Intensivista Pediátrico do Instituto Estadual de Cardiologia Aloysio de Castro. Secretário de Saúde do Estado do Rio de Janeiro.

Thaís de Barros Mendes Lopes

Mestre e Doutora em Saúde da Criança e do Adolescente pela Universidade Estadual de Campinas (Unicamp). Pós-doutora em Patologia Pulmonar pela Universidade de São Paulo (USP). Professora de Cursos de Pós-graduação em Terapia Intensiva em Pediatria e Neonatologia da Universidade de São Caetano (USCS).

Thiago Luciano Rodrigues da Silva

Graduado pela Universidade Nove de Julho (UNINOVE). Pós-graduado e Especialista em Fisioterapia Pediátrica e Neonatal pela Universidade Federal de São Paulo (Unifesp). Especialista em Emergências Pediátricas pela Unifesp. Mestre em Ciências Cirúrgicas pela Unifesp. Tutor da Residência Multiprofissional em Saúde da Criança e do Adolescente da Unifesp. Responsável pela Setor da Enfermaria Pediátrica, Semi--intensiva Pediátrica e Enfermaria de Infectologia Pediátrica.

Vanessa Cristina Waetge Pires de Godoy

Fisioterapeuta. Residência Multiprofissional em Saúde da Criança e do Adolescente pela Universidade Federal de São Paulo (Unifesp). Mestranda em Pediatria e Ciências Aplicadas à Pediatria pela Unifesp.

Vivian Estevam de Souza

Fisioterapeuta. Especialista em Fisioterapia Pediátrica e Neonatal pela Universidade Federal de São Paulo (Unifesp).

Walter Koga

Médico Diarista da Unidade de Terapia Intensiva (UTI) Pediátrica do Hospital Santa Catarina. Médico Assistente da Unidade de Terapia Intensiva (UTI) Pediátrica do Hospital 9 de Julho.

Werther Brunow de Carvalho

Professor Titular de Terapia Intensiva/Neonatologia do Instituto da Criança do Hospital das Clínicas da Faculdade de Medicina da Universidade de São Paulo (HCFMUSP). Diretor Médico da Pediatria do Hospital Santa Catarina, SP.

Dedicatória

Dedico este livro aos inúmeros recém-nascidos, crianças e adolescentes (e suas famílias), os quais muito nos ensinam sobre humanidade e responsabilidade com "o outro".

Àqueles que, no passado, não tiveram a oportunidade de acesso aos cuidados com suporte ventilatório não invasivo e, infelizmente, sofreram consequências físicas e emocionais decorrentes de procedimentos invasivos – muitas vezes, o único recurso disponível para o suporte ventilatório desses pacientes gravemente enfermos. Vocês nos ensinaram como fazer!

Felizmente, na atualidade, a disponibilidade de novas tecnologias de suporte ventilatório não invasivo e o aumento do conhecimento sobre esse tema apaixonante têm reduzindo drasticamente a morbimortalidade nessa faixa etária. Contribuições que somente foram possíveis porque muitos pacientes nos ensinaram e ensinam no dia a dia assistencial.

Dedico também este livro aos Médicos, Enfermeiras e Fisioterapeutas Intensivistas em Neonatologia/Pediatria e Emergencistas, que trabalham diariamente nesse contexto no "fio entre a vida e morte" e que não perdem o otimismo e a esperança pelas crianças a quem prestam seus cuidados, muitas vezes, dedicando sua vida ao cuidar da vida.

Cíntia Johnston

Agradecimentos

À família Rzezinski, especialmente ao Sr. Alexandre Massa Rzezinski, pela amizade e profissionalismo, assim como pelas inúmeras horas e meses dedicados a mim e à elaboração da ideia central da construção da Série *Fisioterapia em Neonatologia e Pediatria* (SFNP); ao Dr. Paulo Rzezinski, por acreditar nas minhas competências e pelas oportunidades que tem me dado como Editora da Editora Atheneu, há mais de 15 anos.

Aos Colaboradores deste volume, que foram fundamentais na construção do *Volume Ventilação Não Invasiva* da SFNP.

Às empresas que gentilmente autorizaram o uso de imagens e figuras dos equipamentos de suas marcas. Vocês foram fundamentais para a didática visual deste livro.

À Equipe de Pré-produção e Produção da Editora Atheneu.

Ao Carlos Eduardo Barriani e sua equipe, pela produção deste livro, pela responsabilidade e profissionalismo envolvidos na SFNP.

À minha família, especialmente ao meu marido, Professor Werther Brunow de Carvalho, e nossa filha, Luisa de Carvalho, de 7 anos de idade, assim como meus pais, Alzira de Fátima Franco Ferreira e Dirceu Ferreira. Obrigada pela paciência, amizade, apoio e compreensão pelas minhas inúmeras ausências.

Cíntia Johnston

Prefácio

A Série *Fisioterapia em Neonatologia e Pediatria* objetiva oferecer aos seus leitores revisões atualizadas dos mais variados temas da especialidade, sempre cuidadosamente elaboradas, privilegiando a didática, através de um estilo direto e simples, sem, no entanto, negligenciar a profundidade que os temas exigem.

Neste primeiro volume, a editora Profa. Dra. Cíntia Johnston organizou uma revisão de um dos segmentos mais apaixonantes dos cuidados do paciente que necessita de suporte ventilatório: a ventilação não invasiva (VNI). Leitura obrigatória para médicos, fisioterapeutas, enfermeiros, engenheiros biomédicos e demais profissionais interessados em conhecer detalhes desta arte que é prover suporte ventilatório ao paciente neonatal e pediátrico com insuficiência respiratória.

Nos primeiros capítulos, encontramos os princípios básicos da aplicação e monitoração do paciente submetido a este suporte ventilatório. A seguir, são descritas as aplicações clínicas mais frequentes, detalhando com clareza e profundidade conceitos relacionados com o tema central da obra.

Este volume especial da Série *Fisioterapia em Neonatologia e Pediatria* é, também, utilizado nos cursos de imersão de ventilação mecânica ministrados pela editora e colaboradores deste volume (informações: https://www.physiolifecursos.com.br).

Esta obra contribui de modo consistente para a compreensão e sistematização da aplicação do suporte ventilatório não invasivo para o paciente neonatal e pediátrico de média e alta complexidade. Assim, vem incrementar a segurança nos cuidados multiprofissionais nesse contexto.

Werther Brunow de Carvalho
Professor Titular em Terapia Intensiva/Neonatologia – USP

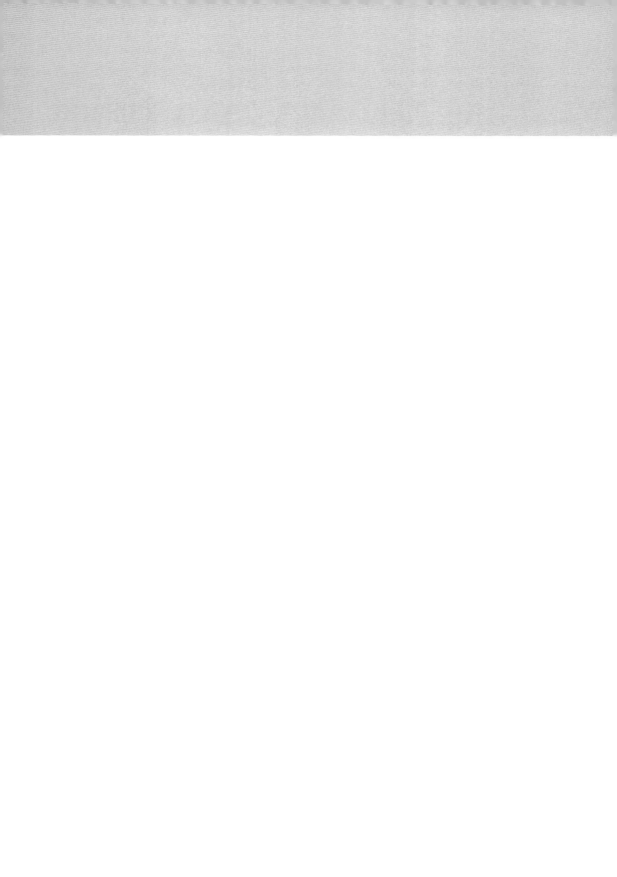

Sumário

1 Conceitos Básicos e Características Técnicas da Ventilação Não Invasiva, 1
Cíntia Johnston
Werther Brunow de Carvalho
Nelson Kazunobu Horigoshi

2 Aparelhos e Equipamentos para Ventilação Não Invasiva, 17
Vivian Estevam de Souza
Josiane Germano Luiz

3 Interfaces para a VNI, 33
Ana Paula Lopes de Melo Pimenta
Iara Carneiro Granata

4 Como Iniciar e Parâmetros Iniciais da Ventilação Não Invasiva, 45
Cíntia Johnston
Werther Brunow de Carvalho
Ana Sílvia Scavacini
Priscila Cristina João

5 Efeitos Adversos da Ventilação Não Invasiva (VNI), 63
Sérgio d´Abreu Gama
Maria Clara de Magalhães Barbosa
Arnaldo Prata Barbosa
Thaís de Barros Mendes Lopes

6 Causas de Falha da Ventilação Não Invasiva (VNI), 73
Ana Carolina da Silva Coelho
Priscila Pasero

7 Sedação e Analgesia do Paciente em Ventilação Não Invasiva (VNI), 83
Arnaldo Prata Barbosa
Cíntia Johnston

8 Insuficiência Ventilatória Aguda e VNI, 93
Cíntia Johnston
Werther Brunow de Carvalho

9 Aplicabilidade da VNI na Insuficiência Ventilatória Crônica, 109
Arnaldo Prata Barbosa
Thaís de Barros Mendes Lopes
Vanessa Cristina Waetge Pires de Godoy

10 Ventilação Não Invasiva nas Doenças Neuromusculares, 133
Bruno César Piedade de Lima
José Luis Rodrigues Barbosa

11 Apneia Obstrutiva do Sono e VNI, 143
Carolina Lemos Nogueira Cobra
Fernanda Luisi

12 Ventilação Não Invasiva no Período Neonatal, 151
Josy Davidson
Ana Silvia Scavacini
Priscila Cristina João

13 Ventilação Não Invasiva no Transplante Hepático, 165
Rosângela Maria da Silva
Thiago Luciano Rodrigues da Silva
Israel Manta Ferreira

14 Ventilação Não Invasiva no Pós-operatório Cardíaco, 175
Cíntia Johnston
Thaís de Barros Mendes Lopes

15 Ventilação Não Invasiva como Recurso para a Fisioterapia Respiratória, 189
Nathalia Mendonça Zanetti Koga
Pricila Mara Novais de Oliveira
Patricia Mendes Casotti

16 Técnicas de Fisioterapia Respiratória durante o Processo de VNI, 197
Ana Maria Gonçalves Carr
Marcelle Guerra
George Jerre Vieira Sarmento

17 Ventilação Não Invasiva na Emergência, 215
Pricila Mara Novais de Oliveira
Nathalia Mendonça Zanetti Koga
Walter Koga

18 Ventilação Não Invasiva em Ambiente Domiciliar, 227
Fernando Lyra
Cíntia Johnston
Werther Brunow de Carvalho

19 Evidências da Aplicação da VNI em Neonatologia, 243
Mônica Carvalho Sanchez Stopiglia
Maria Regina de Carvalho Coppo

20 Evidências da Aplicação da Ventilação Não Invasiva em Pediatria, 257
Fernanda Luisi
Pricila Mara Novais de Oliveira

21 Ventilação Não Invasiva em Cuidados Paliativos, 273
Ana Paula Lopes de Melo Pimenta
Mário Roberto Hirschheimer

Índice Remissivo, 285

Conceitos Básicos e Características Técnicas da Ventilação Não Invasiva

1

Cíntia Johnston
Werther Brunow de Carvalho
Nelson Kazunobu Horigoshi

HISTÓRICO

■ A aplicação de pressão positiva de forma não invasiva foi realizada pela primeira vez em 1937 por Alvan Barach, que demonstrou que a pressão positiva contínua em vias aéreas (CPAP), fornecida por meio de uma máscara facial, poderia ser útil no tratamento do edema agudo pulmonar. No entanto, no início da década de 1960, a cânula intratraqueal tornou-se largamente aceita como uma interface exclusiva para fornecer ventilações mecânicas para o paciente com insuficiência ventilatória aguda (IVA).

■ No final da década de 1970 e início da década de 1980, dois métodos de ventilação não invasiva (VNI), utilizando máscara facial ou nasal, foram introduzidos na prática clínica: a CPAP, para melhorar a oxigenação de pacientes com IVA hipoxêmica, e a ventilação com pressão positiva intermitente (VPPI), para manter em repouso os músculos ventilatórios dos pacientes com insuficiência ventilatória crônica (IVC) decorrente de doenças neuromusculares e da doença pulmonar obstrutiva crônica (DPOC).

■ Durante a década de 1980, houve um aumento progressivo na utilização das técnicas ventilatórias não invasivas, nas situações clínicas tanto agudas como crônicas, de tal maneira que a VNI é considerada uma intervenção de primeira linha para a maioria dos casos de IVA e de IVC.

TERMINOLOGIA

■ A VNI inclui várias técnicas para aumentar a ventilação alveolar com a criança em respiração espontânea, sem a necessidade de intubação intratraqueal (IIT) ou o uso de traqueostomia. Entretanto, é importante que a equipe multiprofissional (médico intensivista, fisioterapeuta, enfermeira) reconheça as diversas modalidades de aplicação dessa intervenção, assim como a sua terminologia.

VOLUME – VENTILAÇÃO NÃO INVASIVA

- É necessário reconhecer os diferentes modos, sistemas e nomenclaturas utilizados para esse método de suporte ventilatório: ventilação não invasiva, ventilação não invasiva com pressão positiva, ventilação não invasiva com pressão de suporte, ventilação com máscara facial, ventilação mecânica não invasiva, além dos acrônimos VNI, VNIPP, VNIPS, CPAP e BiPAP.

> A terminologia que vamos utilizar neste livro é a ventilação não invasiva (VNI), excluindo a forma de ventilação não invasiva com pressão negativa.

- A VNI é a aplicação de uma pressão positiva nas vias aéreas sem a utilização de uma prótese invasiva (infraglótica), como a cânula intratraqueal ou a traqueostomia. Quando na modalidade em dois níveis de pressão (*bilevel*), a VNI envolve uma assistência inspiratória, na qual uma pressão positiva [(maior do que a pressão positiva expiratória final (PEEP) fisiológica)] é aplicada às vias aéreas (Figura 1.1). No modo ventilatório CPAP, uma pressão maior do que a pressão atmosférica é aplicada em todo o ciclo respiratório. Os efeitos da VNI nos modos ventilatórios CPAP e dois níveis de pressão (*bilevel*) podem ser comparados entre si e a respiração espontânea pode ser comparada quanto à pressão ao nível da boca, ao volume corrente e à pressão esofágica (Figura 1.1).

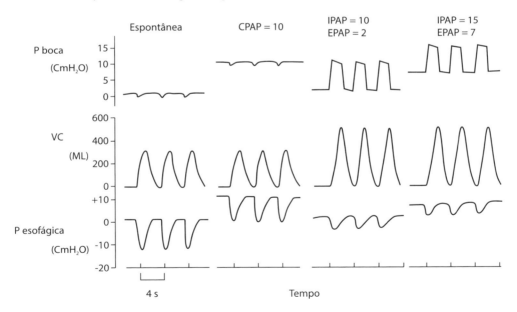

Legenda: P boca = pressão ao nível da boca; VC = volume corrente; P esofágica = pressão esofágica; IPAP = pressão positiva inspiratória; EPAP = pressão positiva expiratória final.

FIGURA 1.1 – Efeitos da ventilação não invasiva (VNI) nos modos ventilatórios: A – com dois níveis de pressão (*bilevel*) e B – pressão positiva contínua nas vias aéreas (CPAP) quanto a pressão ao nível da boca, volume corrente e pressão esofágica comparados à respiração espontânea.

SÉRIE FISIOTERAPIA EM NEONATOLOGIA E PEDIATRIA

- Os aparelhos de ventilação pulmonar mecânica (VPM), desenhados especificamente para administrar a VNI, fornecem uma pressão positiva inspiratória na via aérea (IPAP) e uma pressão positiva expiratória na via aérea (EPAP). A EPAP é o nível de pressão expiratória (sinônimo de pressão positiva expiratória final – PEEP). Em alguns aparelhos de VPM utilizados nas unidades de cuidados intensivos (UCI) o parâmetro de pressão inspiratória está acima do nível da PEEP. Qualquer modo ventilatório aplicado na VPM invasiva pode ser utilizado, por meio de equipamentos de VPM invasiva, para o suporte de VNI (desde que aplicados por interfaces supraglóticas).

- Na modalidade *bilevel,* os níveis de pressão (IPAP e EPAP) são ajustados separadamente, com o aparelho fornecendo a IPAP durante a inspiração e a EPAP na fase expiratória do ciclo respiratório, por meio das alterações de sensibilidade do fluxo de ar no circuito do equipamento. A diferença (gradiente de pressão ou ▲P) entre IPAP e EPAP tem influência direta no nível de volume corrente (VC) que será fornecido ao paciente (quanto maior o ▲P, maior será o VC fornecido; o inverso também é verdadeiro).

- As respirações correntes durante a VNI, na modalidade *bilevel*, podem ser descritas pelo gatilho da respiração (variável de gatilho), pelo que dirige o fluxo de gás (variável de limite) e pelo término da respiração (variável de ciclo). Os modos ventilatórios mais utilizados durante a VNI com dois níveis de pressão, em pediatria e neonatologia, são: a ventilação por pressão de suporte (PSV), modo ventilatório no qual o paciente desencadeia o gatilho (limitado à pressão e ciclado a fluxo OU a tempo); ventilação intermitente mandatória sincronizada (SIMV) + pressão de suporte (PSV): o aparelho desencadeia o gatilho (se o paciente não desencadear), modo limitado a pressão e ciclado a tempo; se o paciente desencadear o gatilho, irá respirar com o auxílio da PSV; ventilação mandatória intermitente (IMV), com indicação específica para a apneia da prematuridade.

Qualquer modo ventilatório utilizado em VPM invasiva pode ser aplicado de forma não invasiva. O que determina se é VNI ou não é o tipo de interface utilizado (nesses casos, supraglóticas) e não o modo ventilatório.

TRANSPORTE DE OXIGÊNIO NA FALÊNCIA VENTILATÓRIA AGUDA

- O sistema respiratório inclui uma membrana para as trocas gasosas e uma bomba ventilatória (músculo diafragma, responsável por 40 a 70% do VC do ser humano), podendo ocorrer que estas falhem em seu funcionamento (Figura 1.2) e que haja necessidade temporária de suporte com VNI e/ou com VPM invasiva, aplicadas com o objetivo de diminuir o trabalho respiratório (*work of breathing* – *WOB)* e reverter a hipoxemia e a acidose respiratória de pacientes em IVA.

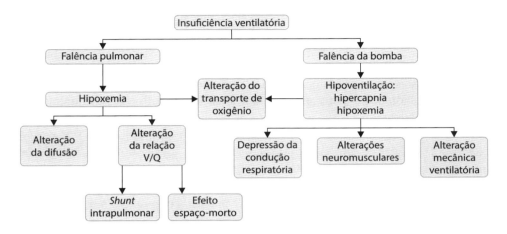

FIGURA 1.2 – Origens e causas da falência ventilatória aguda. (Ilustração de autoria de Werther Brunow de Carvalho, 2006.)

- O transporte global de oxigênio (TO_2) é o produto entre o débito cardíaco (DC) e o conteúdo arterial de oxigênio (CaO_2), *vide* Equação 1.1. O CaO_2 é o produto da saturação arterial de oxigênio (SaO_2) pela concentração de hemoglobina multiplicada por uma constante, refletindo a capacidade de ligação do oxigênio à hemoglobina, *vide* Equação 1.1.

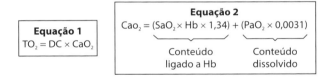

EQUAÇÃO 1.1.

DETERMINANTES DA TROCA DE OXIGÊNIO E DO GÁS CARBÔNICO

- A respiração é um processo que envolve a troca de oxigênio (O_2) e gás carbônico (CO_2) entre os seres vivos e o ambiente. Após a entrada de O_2 nos pulmões (na fase inspiratória do ciclo respiratório) ocorre uma difusão passiva do O_2 para o sangue arterial. O TO_2 depende da capacidade de carreamento do O_2 pelo sangue, isto é, do conteúdo da hemoglobina (Hb) e da cinética de sua dissociação. O O_2 difunde-se dos capilares para as células, onde é utilizado. Simultaneamente à difusão de O_2, a troca do CO_2 é completada pela sua remoção do sangue para os alvéolos, onde posteriormente é exalado, completando o ciclo respiratório normal.

- A falência ventilatória, a diminuição no TO_2 e uma extração aumentada de O_2 pelos tecidos podem ocasionar uma diminuição progressiva na saturação venosa de oxigênio (SvO_2), dessaturação arterial rápida e um fornecimento insuficiente de O_2 para os tecidos.

OXIGENAÇÃO

- Em condições normais, a pressão alveolar de oxigênio (PAO_2) dirige a difusão do O_2 para o sangue arterial, que pode ser mensurado clinicamente por meio da PaO_2 na análise da gasometria arterial. A transferência do O_2 inspirado e a remoção do CO_2 poderão estar limitadas se houver uma lesão alveolar ou agressão aos músculos respiratórios, aos corpos carotídeos e aórticos (Figura 1.3) e/ou ao centro respiratório (Figura 1.4).

- A hipoxemia arterial pode ser desencadeada por hipoventilação alveolar (depressão ventilatória, fraqueza dos músculos respiratórios ou doença obstrutiva da via aérea), mas também pode resultar do desenvolvimento de uma barreira na difusão do O_2, como ocorre no edema pulmonar, ou a partir da alteração da relação ventilação/perfusão (V/Q). Isso resulta de uma ventilação inadequada de alvéolos que estão bem perfundidos ou da redução da perfusão de alvéolos bem ventilados, e são as causas mais frequentes de dessaturação da oxigenação arterial.

- A PaO_2 e a SaO_2 são os principais indicadores da hipoxemia arterial. Entretanto, é importante uma avaliação clínica completa da criança, com avaliação adicional dos gases sanguíneos (principalmente pH, PaO_2 e $PaCO_2$), lactato, pH mucoso, SvO_2 e da relação TO_2/volume de O_2 (TO_2/VO_2), que são utilizados para monitorar

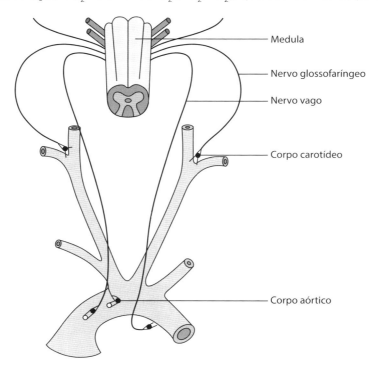

FIGURA 1.3 – Imagem demonstrando a localização anatômica dos corpos carotídeo e aórtico, importantes receptores periféricos de O_2 e CO_2. Observe também as inserções dos nervos glossofaríngeo e vago, importantes na recepção e na condução dos estímulos periféricos do O_2 e do CO_2 para a medula espinal.

VOLUME – VENTILAÇÃO NÃO INVASIVA

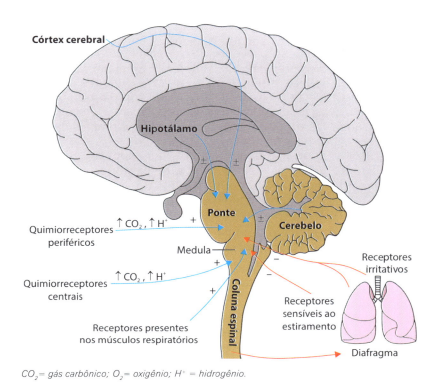

CO_2 = gás carbônico; O_2 = oxigênio; H^+ = hidrogênio.

FIGURA 1.4 – Imagem do sistema nervoso central ilustrando o centro respiratório, seus receptores e respectivas localizações anatômicas. (Adaptada de Carroll, 2010.)

a condição tecidual de oxigênio. Embora muito utilizada para monitorar as trocas gasosas, a PaO_2 não fornece uma informação suficiente sobre a adequação do TO_2. Quando se suspeita de uma alteração grave na relação V/Q como causa da hipoxemia, a relação PaO_2/FiO_2 é um bom índice de oxigenação, sendo calculada sem dificuldade.

- Os valores da PaO_2 e da SaO_2 podem ser normais em uma criança grave que está anêmica ou que tenha um débito cardíaco (DC) baixo, e, portanto, esses parâmetros poderão falhar na detecção da hipóxia tecidual. Nessas situações, a SvO_2 mista, quando muito baixa ($SvO_2 < 70\%$), pode ser um melhor indicador da oxigenação tecidual do que a PaO_2 ou a SaO_2.

- Recentemente foi descrita a aplicação da relação SpO_2/FiO_2 como índice de oxigenação, com pontos de corte semelhantes aos da relação PaO_2/FiO_2. A aplicação da relação SpO_2/FiO_2 deverá reduzir a necessidade de gasometria arterial em crianças sob VNI.

HEMOGLOBINA (HB)

- A concentração da Hb circulante é o determinante primário do CaO_2. Por vários motivos a anemia é um dado prevalente nas crianças graves. Exemplos de causa de anemia: inflamação, deficiência nutricional, diminuição da produção da eritropoetina, hemorragia, coletas de sangue seriadas.

- Um desafio em Unidade de Terapia Intensiva é manter a "hemoglobina ótima" do paciente gravemente doente. Na criança grave em IVA, uma Hb < 7,0 g/dL é indicativa de transfusão de concentrado de glóbulos. Vários fatores alteram a cinética de ligação do O_2 à Hb, desviando a curva de dissociação para a direita (exemplos de sinais clínicos: acidose, hipertermia) ou para a esquerda (exemplos de sinais clínicos: diminuição de 2,3-DPG, hipofosfatemia, alcalose), liberando o O_2 mais facilmente (desvio para a direita) ou menos facilmente (desvio para a esquerda).

DÉBITO CARDÍACO

- Para a obtenção de um valor adequado do TO_2 de uma criança em IVA, é necessário otimizar a oxigenação e a concentração de Hb, assim como garantir a manutenção de um DC normal. A disfunção cardíaca pode resultar de uma doença cardíaca subjacente; de um TO_2 insuficiente para a circulação coronariana, que pode ser precipitado pela anemia; do comprometimento da contratilidade miocárdica a partir dos efeitos das citocinas inflamatórias; de uma condição fluídica intravascular inadequada; ou ainda de uma combinação de fatores, lembrando que, fisiologicamente, o DC recebe influência das capacitâncias, resistências, forças e volumes do sistema cardiovascular (Figura 1.5).

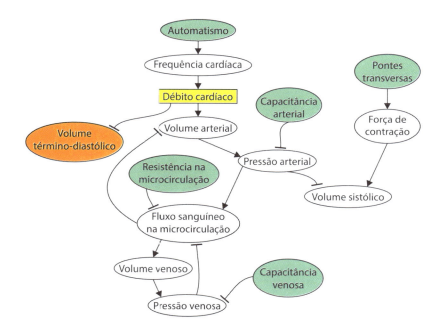

FIGURA 1.5 – Fluxograma demonstrando as relações do débito cardíaco com as resistências, capacitâncias, forças, fluxos e volumes do sistema cardiovascular. (Ilustração de autoria de Cíntia Johnston, 2013.)

EFEITOS FISIOLÓGICOS DA APLICAÇÃO DA VNI

- Os benefícios fisiológicos da VNI incluem: melhora na oxigenação, diminuição do trabalho respiratório, melhora da relação V/Q, diminuição da fadiga muscular e aumento da capacidade residual funcional (CRF).

- Comparativamente à intubação intratraqueal e ao uso da VPM invasiva, existem ainda vantagens adicionais da VNI relacionadas ao paciente, como conforto, possibilidade de deglutição e fala, e a facilidade de início, implementação e retirada do suporte ventilatório.

OXIGENAÇÃO

- A aplicação de PEEP ajuda na prevenção do colapso alveolar e na melhora da oxigenação. A VNI pode melhorar a oxigenação de várias maneiras: pela possibilidade de titular a fração inspirada de O_2 (FiO_2); contribui na redistribuição da água extravascular pulmonar; permite o recrutamento de alvéolos colapsados e do volume pulmonar no final da expiração; melhora na relação V/Q; melhora o DC; atenua o trabalho respiratório (WOB); e ocasiona dilatação brônquica.

- Adicionalmente, o aumento na pressão média de vias aéreas (MAP) que ocorre com a aplicação da IPAP melhora o transporte de O_2 através dos pulmões nas crianças com doença pulmonar parenquimatosa, um efeito que pode ser ampliado pela aplicação de PEEP.

FUNÇÃO PULMONAR

- A aplicação da VNI aumenta a CRF, abrindo os alvéolos colapsados e diminuindo, portanto, o *shunt* intrapulmonar da direita para a esquerda, com melhora da oxigenação. Adicionalmente, o aumento na CRF pode melhorar a complacência pulmonar, diminuindo o WOB.

- A aplicação de pressão positiva inspiratória nas vias aéreas e o suporte de pressão inspiratória podem aumentar a ventilação alveolar. O aumento na PAO_2, pela aplicação de PEEP, pode desviar a ventilação para áreas mais complacentes da curva pressão/volume (P/V) e diminuir o WOB.

- A PEEP pode diminuir a resistência ao fluxo de ar, tanto nas vias aéreas superiores quanto nas inferiores, e pode reduzir o limiar para o WOB, que deve ser realizado antes que ocorra o fluxo de gás. A combinação de diminuição do WOB e aumento do fornecimento de O_2 pode permitir ao paciente um aumento na ventilação minuto.

- A hiperinsuflação dinâmica, que ocorre na criança com bronquiolite aguda e na asma aguda, pode ocasionar encurtamento dos músculos respiratórios acessórios da respiração e do músculo diafragma, diminuindo a sua eficiência e resistência e aumentando o trabalho total realizado pelo sistema respiratório. A aplicação de PEEP pode diminuir ou eliminar a auto-PEEP em pacientes com hiperinsuflação dinâmica devido à redução do calibre das vias aéreas na expiração.

- A combinação de PSV e PEEP é superior a qualquer modalidade ventilatória de VNI aplicada isoladamente, quanto à diminuição da pressão diafragmática (Pdi), ou seja, é superior na redução do uso do diafragma, proporcionando repouso ao mesmo. A CPAP é superior à respiração espontânea para a diminuição da Pdi, mas não ao uso da PSV + PEEP.

- Em alguns pacientes com doença pulmonar obstrutiva crônica (DPOC), a CPAP (quando aplicada após a resolução da falência ventilatória aguda) pode aumentar o espaço morto alveolar, por distensão dos espaços aéreos e compressão da microvasculatura adjacente aos alvéolos, assim como aumentar a $PaCO_2$, sendo necessária cautela na sua aplicação nessa população.

FUNÇÃO CARDÍACA

- A diminuição da agitação e do desconforto respiratório pode reduzir as necessidades de O_2 do miocárdio.

- Embora um aumento na MAP possa ter benefícios em relação à oxigenação, um valor excessivo pode diminuir o retorno venoso, o DC e a pressão arterial (PA).

- Os efeitos na pós-carga de ventrículo esquerdo (VE) e do direito (VD) também podem ser potencialmente benéficos, ou não, dependendo da fisiologia e da fisiopatologia cardiovascular subjacente.

- A pressão sistólica transmural do VE é uma determinante da pós-carga do VE. A pressão sistólica transmural do VE pode diminuir muito nos pacientes com insuficiência cardíaca congestiva (ICC) submetidos à CPAP, devendo-se ter cautela na instituição da VNI nesses casos.

- Os efeitos positivos da aplicação de pressão positiva nas vias aéreas, devido ao aumento da pressão intratorácica (PIT), e seus efeitos hemodinâmicos e pulmonares estão descritos na Figura 1.6.

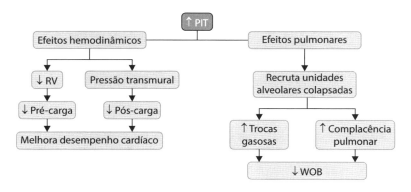

Legenda: RV = resistência vascular; PIT = pressão intratorácica; WOB = *work of breathing*.

FIGURA 1.6 – Efeitos positivos hemodinâmicos e pulmonares do aumento na pressão intratorácica (PIT) ocasionada pela aplicação de pressão positiva nas vias aéreas. (Adaptada de Regenga, 2000.)

POSICIONAMENTO DO PACIENTE

- Recomenda-se o posicionamento do paciente em decúbito elevado (cabeceira da cama em um ângulo de 30° a 45° ou mais para pacientes pediátricos e de 20° para recém-nascidos) durante a instituição da VNI.
- Sugere-se abrir a sonda gástrica do paciente pediátrico ou neonatal, evitando o regurgitamento e o risco de aspiração do conteúdo gástrico pelos pulmões.
- Manter a sonda orogástrica aberta durante a adaptação da VNI (e pelo menos até uma hora após sua instituição) evita a aerofagia e a distensão gástrica.
- O decúbito elevado facilita a ação do músculo diafragma durante a fase da inspiração do ciclo respiratório.

CARACTERÍSTICAS TÉCNICAS DA VENTILAÇÃO NÃO INVASIVA (VNI)

- A indicação, a instituição, a manutenção, o desmame e a retirada da VNI exigem o conhecimento das características técnicas desse método de suporte ventilatório não invasivo, as quais são fundamentais para a sua segurança e sucesso.
- As Figuras 1.7, 1.8 e 1.9 apresentam algumas características técnicas da VNI que são de fundamental conhecimento, pois apresentam relação direta com a sincronia do paciente com a VNI, com o conforto e com o sucesso desse suporte ventilatório.

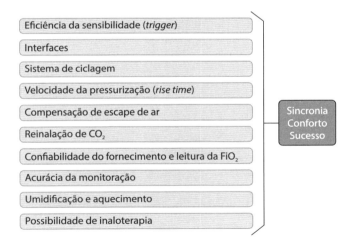

FIGURA 1.7 – Características técnicas da VNI, as quais apresentam relação direta com a sincronia do paciente com o suporte ventilatório, consequentemente com o conforto da criança e o sucesso da VNI. Fonte: Cíntia Johnston, 2014.

SÉRIE FISIOTERAPIA EM NEONATOLOGIA E PEDIATRIA

Características técnicas da VNI relacionadas ao fornecimento do gás oxigenado, umidificado e aquecido nas vias aéreas

Suprimento de gás
- Via cilindro? Por compressor? Por eletricidade?

Suplementação de O₂
- Torpedo de alta pressão (*blender*)?
- Torpedo de baixa pressão (conexão do O_2 no aparelho, circuito ou na interface)?

Circuito
- 1 circuito com válvula não reinalante ou orifício de exalação
- 2 circuitos (ramos ins e expiratórios)

Características técnicas da VNI relacionadas ao disparo e a ciclagem da pressão positiva nas nas vias aéreas

Sensibilidade inspiratória
- Com ou sem ajuste da sensibilidade?
- Selecionada a fluxo? Pressão? Volume? *ou* à combinação deles?

Ciclagem expiratória
- Com ou sem ajuste de limite?
- Se positivo, qual deles?
  1- fluxo-dependente?
  2- tempo-dependente?
  3- função automática?

FIGURA 1.8 – Características técnicas da VNI relacionadas com a sincronia, o conforto e o sucesso desse suporte ventilatório. Fonte: Adaptado de *Respiratory Care*, August, 2008, Vol. 53, N°8.

Características técnicas operacionais da VNI

Compensação de escape de ar
- Sim? Quanto %?

Frequência de *back-up*
- Sim ou não ?

Umidificação e filtros
- Com umidificador aquecido?
- Com umidificador que mistura e aquece os gases?
- O sistema permite o uso de filtros?

Bateria
- Interna ou externa?

Sistema de monitoração e alarmes
- Mínimo necessário ou ampliado?

Desinfecção dos materiais/equipamentos
- Interna ou externa ao hospital? É realizada de forma segura?
- Tem material reserva?

Figura 1.9 – Características técnicas operacionais da VNI relacionadas com a segurança, o conforto e o sucesso desse suporte ventilatório. Fonte: Cíntia Johnston, 2014.

■ Optar pelo equipamento adequado para determinados pacientes não é tarefa fácil, por diversas questões, dentre as quais se devem considerar os fatores socioeconômicos e culturais e as possíveis limitações técnicas. Por segurança ao usuário, sugere-se conhecer as características técnicas dos equipamentos que se utilizam. O Fluxograma 1.1 é um exemplo de elaboração de critérios para determinar o modelo do equipamento a ser utilizado de acordo com a gravidade clínica do paciente e o local em que ele se encontra.

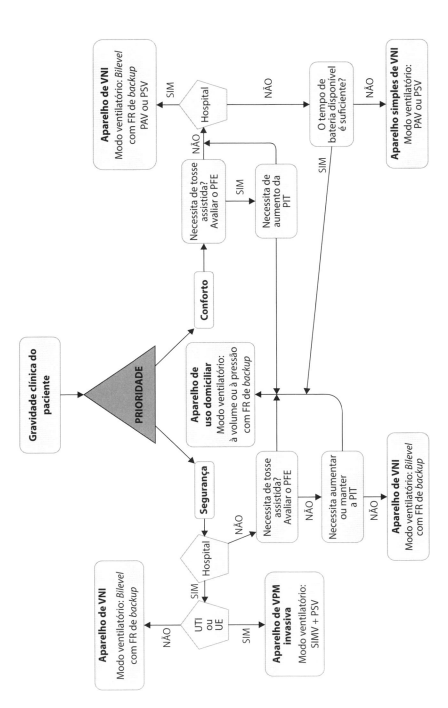

FLUXOGRAMA 1.1 – Fluxograma sugerindo o modelo de aparelho para fornecimento de ventilação não invasiva em pediatria, de acordo com a gravidade clínica do paciente e a localização do mesmo. Fonte: Cíntia Johnston, 2014.

Legenda: VNI = ventilação não invasiva; PSV = ventilação de suporte a pressão; PIT = pressão intratorácica; FR = frequência respiratória; PAV = ventilação proporcional assistida; *Bilevel* = suporte ventilatório com dois níveis de pressão positiva; PFE = pico de fluxo expiratório.

SÉRIE FISIOTERAPIA EM NEONATOLOGIA E PEDIATRIA

APLICAÇÕES CLÍNICAS

- Na última década, aumentou o interesse clínico e científico na VNI, em face dos benefícios de sua aplicação, pois foi demonstrado em diversos estudos que esse método de suporte ventilatório diminui a incidência de intubação intratraqueal e está associado a menor morbidade (diminui o risco de pneumonia, de lesão pulmonar associada à VPM, possui menor necessidade de sedação e apresenta menor desenvolvimento de complicações relacionadas com a via aérea superior) e mortalidade.

- Independentemente das diferenças básicas entre falência ventilatória e falência da bomba ventilatória, a VNI tem sido aplicada para esses dois tipos de falências (Figura 1.2). A VNI também pode ser aplicada na IVA após a extubação, tanto como método de desmame da VPM invasiva (de pacientes com risco para falha da extubação) quanto naqueles que apresentam sinais de IVA em até 48 horas após a extubação.

- A VNI pode ser aplicada mais precocemente (do que a intubação traqueal) na evolução temporal da falência ventilatória, podendo também ser realizada fora da unidade de terapia intensiva (UTI). Entretanto, é importante identificar precocemente os pacientes que provavelmente não terão sucesso com a VNI para evitar um atraso na intubação e consequente aumento da mortalidade.

- A aplicação segura da VNI exige três pré-requisitos básicos: equipe multiprofissional (fisioterapeutas, médicos e equipe de enfermagem) treinada, monitoração (mínimo oximetria de pulso) e material de reanimação disponível próximo ao paciente.

UTILIZAÇÃO HOSPITALAR DA VENTILAÇÃO NÃO INVASIVA

- O modelo de cuidados hospitalares difere de país para país e de hospital para hospital (privado *versus* público) e, portanto, a qualidade da monitoração e do treinamento/habilidade da equipe multiprofissional (principalmente de médicos, fisioterapeutas e de enfermagem) e a disponibilidade de equipamentos/interfaces adequados podem variar de instituição para instituição, assim como de unidade para unidade.

- Esses recursos (humanos e materiais) e a sua disponibilidade são totalmente diferentes quando comparados com a assistência de equipes que indicam/instituem/mantêm e realizam o desmame e a retirada da VNI de UTIs de alta e média complexidades com a estrutura/assistência oferecidas por equipes multiprofissionais de unidades de cuidados intermediários ou semi-intensivos, diferindo também dos cuidados oferecidos à criança com IVA (e que utiliza VNI) atendida no setor de emergência. Esses fatores interferem no sucesso/falha da VNI.

- Sugere-se a implantação de um protocolo de VNI considerando as especificidades dos casos clínicos atendidos em cada unidade hospitalar ou domiciliar, assim como a educação continuada/permanente (abordando as indicações/indicações/precauções/cuidados, o manejo e as características técnicas da VNI).

INDICAÇÕES E CONTRAINDICAÇÕES DA VNI

- Na faixa etária pediátrica e neonatal, a VNI é a primeira opção de suporte ventilatório em diversas situações clínicas. É um método efetivo e seguro. A VNI pode ser indicada e instituída em pediatria e em neonatologia nas seguintes situações:

- Como primeira opção de suporte ventilatório: quando aplicada em situações clínicas que cursem com sinais de insuficiência ventilatória aguda (IVA);

- No desmame da VPM invasiva: quando instituída imediatamente após a extubação. Exemplos: casos clínicos que cursem com fatores de risco para falha na extubação (tempo de VPM $\geq$ 48 horas, desnutrição, doença cardíaca e/ou neurológica associada, DPOC);

- Na IVA após a extubação: quando aplicada após 48h da extubação. Situação clínica considerada falha da extubação. Nesses casos, quando a VNI apresenta sucesso somente quando aplicada em até 3 horas após a extubação; após esse período de tempo, a utilização da VNI pode aumentar o risco de morbimortalidade, sendo mais segura a reintubação do paciente.

CONSIDERAÇÕES FINAIS

- A indicação, instituição, manutenção, desmame e a retirada a VNI exigem o conhecimento técnico e científico de fisioterapeutas e/ou médicos habilitados para tal, pois esse método de suporte ventilatório não está isento de riscos de morbidades e de mortalidade quanto utilizado de maneira inadvertida.

- Em UTI Pediátrica e Neonatal, assim como em Unidades de Emergência/Pronto-Socorro, sugere-se que somente fisioterapeutas com título de especialista em pediatria/neonatologia realizem a indicação, instituição, monitoração, desmame e retirada da VNI.

- A educação continuada e permanente da equipe multiprofissional é fundamental para a segurança e o sucesso da VNI.

REFERÊNCIAS

1. Barach AL, Martin J, Eckman M. Positive pressure respiration and its application to the treatment of acute pulmonary edema. Am Rev Respir Dis 1937; 9:754-95.
2. Basnet S, Mander G, Andoh J, Klaska H, Verhulst S, Koirala J. Safety, efficacy, and tolerability of early initiation of noninvasive positive pressure ventilation in pediatric patients admitted with status asthmaticus: a pilot study. Pediatr Crit Care Med 2012 Jul; 13(4):393-8.
3. Calderini E, Chidini G, Pelosi P. What are the current indications for noninvasive ventilation in children? Curr Opin Anaesthesiol 2010 Jun;23(3):368-74.
4. Carroll JL, Agarwal A. Development of ventilatory control in infants. Paediatr Respir Rev 2010 Dec;11(4):199-207.
5. Cavari Y, Sofer S, Rozovski U, Lazar I. Non invasive positive pressure ventilation in infants with respiratory failure. Pediatr Pulmonol 2012 Oct;47(10):1019-25.

SÉRIE FISIOTERAPIA EM NEONATOLOGIA E PEDIATRIA

6. de Carvalho WB, Johnston C. The fundamental role of interfaces in noninvasive positive pressure ventilation. Pediatr Crit Care Med 2006 Sept;7(5):495-6.
7. Elliot MW. Noninvasive ventilation for acute respiratory disease. British Med Bulletin 2005; 72:83-97.
8. Fanning JJ, Lee KJ, Bragg DS, Gedeit RG. U.S. attitudes and perceived practice for non-invasive ventilation in pediatric acute respiratory failure. Pediatr Crit Care Med 2011 Sept;12(5):e187-94.
9. Fouzas S, Priftis KN, Anthracopoulos MB. Pulse oximetry in pediatric practice. Pediatrics 2011 Oct;128(4):740-52.
10. Galindo-Filho VC, Brandão DC, Ferreira Rde C, Menezes MJ, Almeida-Filho P, Parreira VF, Silva TN, Rodrigues-Machado M da G, Dean E, Dornelas de Andrade A. Noninvasive ventilation coupled with nebulization during asthma crises: a randomized controlled trial. Respir Care 2013 Feb;58(2):241-9.
11. Giovannini-Chami L, Khirani S, Thouvenin G, Ramirez A, Fauroux B. Work of breathing to optimize noninvasive ventilation in bronchiolitis obliterans. Intensive Care Med 2012 Apr;38(4):722-4.
12. Gregoretti C, Pelosi P, Chidini G, Bignamini E, Calderini E. Non-invasive ventilation in pediatric intensive care. Minerva Pediatr 2010 Oct;62(5):437-58.
13. Kline-Krammes S, Patel NH, Robinson S. Childhood asthma: a guide for pediatric emergency medicine providers. Emerg Med Clin North Am 2013 Aug;31(3):705-32.
14. Koninckx M, Buysse C, de Hoog M. Management of status asthmaticus in children. Paediatr Respir Rev 2013 Jun;14(2):78-85.
15. Lee JH, Rehder KJ, Williford L, Cheifetz IM, Turner DA. Use of high flow nasal cannula in critically ill infants, children, and adults: a critical review of the literature. Intensive Care Med 2013 Feb;39(2):247-57.
16. Levy MM. Pathophysiology of oxygen delivery in respiratory failure. Chest 2005; 128(5 Suppl 2):547S-53S.
17. Marraro GA, Li Z, Piga MA. Searching for biomarkers with predictive value in pediatric acute lung injury: Can SpO_2/FiO_2 be used instead of PaO_2/FiO_2 as an index to predict outcome? Pediatr Crit Care Med 2017;18(3):294-6.
18. Mayordomo-Colunga J, Medina A, Rey C, Díaz JJ, Concha A, Los Arcos M, Menéndez S. Predictive factors of non invasive ventilation failure in critically ill children: a prospective epidemiological study. Intensive Care Med 2009 Mar;35(3):527-36. doi: 10.1007/s00134-008-1346-7.
19. Mayordomo-Colunga J, Medina A, Rey C, Los Arcos M, Concha A, Menéndez S. [Success and failure predictors of non-invasive ventilation in acute bronchiolitis]. An Pediatr (Barc) 2009;70(1):34-9.
20. Mesiano G, Davis GM. Ventilatory strategies in the neonatal and paediatric intensive care units. Paediatr Respir Rev 2008 Dec;9(4):281-8.
21. Moscatelli A, Ottonello G, Nahum L, Lampugnani E, Puncuh F, Simonini A, Tumolo M, Tuo P. Noninvasive ventilation and low-flow veno-venous extracorporeal carbon dioxide removal as a bridge to lung transplantation in a child with refractory hypercapnic respiratory failure due to bronchiolitis obliterans. Pediatr Crit Care Med 2010 Jan;11(1):e8-12.
22. Noizet-Yverneau O, Leclerc F, Bednarek N, Santerne B, Akhavi A, Pomédio M, David A, Morville P. [Noninvasive mechanical ventilation in paediatric intensive care units: which indications in 2010?] Ann Fr Anesth Reanim 2010 Mar;29(3):227-32.
23. Nunes P, Abadesso C, Almeida E, Silvestre C, Loureiro H, Almeida H. [Non invasive ventilation in a pediatric intensive care unit.] Acta Med Port 2010 May-Jun;23(3):399-404.
24. Shah PS, Ohlsson A, Shah JP. Continuous negative extrathoracic pressure or continuous positive airway pressure compared to conventional ventilation for acute hypoxaemic respiratory failure in children. Cochrane Database Syst Rev 2013 Nov 4;11:CD003699.

25. Villanueva AM, Spuñes SP, Solas MLA et al. Aplicación de ventilación no invasiva en una unidad de cuidados intensivos pediátricos. An Pediatr (Barc) 2005; 62:13-9.

INTERNET (ACESSO LIVRE)

1. American Thoracic Society, European Respiratory Society, European Society of Intensive Care Medicine, Societe de Reanimation de Langue Française. International Consensus Conferences in Intensive Care Medicine: noninvasive positive pressure ventilation in acute respiratory failure. Intensive Care Med 2001; 163:283-91. Disponível em: http://ajrccm.atsjournals.org/cgi/reprint/163/1/283
2. Cheifetz IM. Invasive and noninvasive pediatric mechanical ventilation. Respir Care 2003; 48:442-53. Disponível em: http://www.rcjournal.com/contents/04.03/04.03.0442.pdf
3. Garfield MJ, Howard-Griffin RM. Noninvasive ventilation for severe thoracic trauma. Br J Anaesth 2000; 85:788-90. Disponível em: http://bja.oxfordjournals.org/cgi/reprint/85/5/788
4. Jubran A, Mathru M, Dries D et al. Continuous recordings of mixed venous oxygen saturation during weaning from mechanical ventilation and the ramifications thereof. Am J Respir Crit Care Med 1998; 158:1763-9. Disponível em: http://ajrccm.atsjournals.org/cgi/reprint/158/6/1763
5. Liesching T, Kwok H, Hill NS. Acute application of noninvasive positive pressure ventilation. Chest 2003; 124:699-713. Disponível em: http://www.chest journal.org/cgi/reprint/124/2/699
6. Meduri GU, Cook TR, Turner RE et al. Noninvasive positive pressure ventilation in status asthmaticus. Chest 1996; 110:767-74. Disponível em: http://www.chestjournal.org/cgi/reprint/110/3/767
7. Mehta S, Hill N. Noninvasive ventilation. Am J Respir Crit Care 2001; 163:540-77. Disponível em: http://ajrccm.atsjournals.org/cgi/reprint/163/2/540
8. Meyer TJ, Hill NS. Noninvasive positive pressure ventilation to treat respiratory failure. Ann Intern Med 1994; 120:760-70. Disponível em: http://www.annals. org/cgi/content/full/120/9/760

Aparelhos e Equipamentos para Ventilação Não Invasiva

2

Vivian Estevam de Souza
Josiane Germano Luiz

INTRODUÇÃO

- A partir da década de 1980 houve um progressivo aumento na aplicação da ventilação não invasiva (VNI), modalidade de suporte ventilatório que pode ser indicada em diversos modos ventilatórios, com a finalidade de aumentar a ventilação alveolar, mantendo a criança em respiração espontânea, sem a necessidade de intubação intratraqueal ou de traqueostomia.[1,2]

- Comparativamente ao uso de via aérea artificial existem vantagens relacionadas ao conforto da criança, preservação da deglutição e da fala, facilidade de início, implementação e retirada da VNI e redução da taxa de infecções relacionadas à ventilação pulmonar mecânica (VPM).[2-4]

EQUIPAMENTOS

- Quando se opta pela aplicação da VNI devem-se considerar alguns aspectos, dentre eles a escolha adequada do equipamento, a fisiopatologia da doença, o modo ventilatório, o nível necessário de suporte e o treinamento da equipe multiprofissional.[4]

- Os aparelhos desenvolvidos para VNI devem apresentar algumas características para melhor administração da técnica escolhida (Tabela 2.1).[4,5]

- Para a escolha do modo ventilatório devem ser consideradas a necessidade do paciente e suas condições clínicas. Alguns equipamentos exclusivos para a VNI ou com opção para a aplicação da mesma possuem modos ventilatórios controlados a pressão e/ou a volume.[2,5,6] Modos ventilatórios que podem ser aplicados na VNI:

  - Espontânea (S): modalidade controlada a pressão, disparo a fluxo, modo a pressão positiva nas vias aéreas (*bilevel*), atua durante a inspiração e a expiração. Nesta modalidade, o fornecimento automático de uma respiração não é concluído;

VOLUME – VENTILAÇÃO NÃO INVASIVA

TABELA 2.1
CARACTERÍSTICAS DOS APARELHOS DE VENTILAÇÃO NÃO INVASIVA

Fácil manuseio

Portáteis e silenciosos

Ventilação assistido-controlada

Confiável

Baixo custo de manutenção

Opções de bateria

Alarmes

Possibilidade de umidificação

Versatilidade

Capacidade de ventilar crianças com diferentes complacências toracopulmonares

Capacidade de compensação de escapes

- Pressão positiva contínua nas vias aéreas (CPAP): modalidade limitada a pressão, em que uma pressão maior que a pressão atmosférica é aplicada durante todo o ciclo ventilatório, sem aumento de pressão durante a fase inspiratória;

- Espontâneo cronometrado (S/T): controlada a pressão, ciclada a fluxo e tempo. Durante a utilização desta modalidade pode-se determinar uma frequência respiratória (f) de *backup*;

- Controle de pressão (PC): modalidade *bilevel*, controlada a pressão, em que a duração do tempo inspiratório é controlada após o paciente iniciar a mesma;

- Controle de tempo (T): modalidade *bilevel*, controlada a pressão, em que o equipamento controla o tempo inspiratório independentemente da respiração espontânea do paciente;

- Ventilação mandatória intermitente sincronizada (SIMV) controlada a pressão ou a volume: modalidade *bilevel*, na qual se determina também uma pressão de suporte (PSV);

- Ventilação proporcional assistida (PAV): modo que aumenta ou reduz a pressão nas vias aéreas em relação ao esforço do paciente.

EQUIPAMENTOS DESENVOLVIDOS PARA A VNI

TRILLOGY 100, PHILIPS RESPIRONICS® (FIGURA 2.1)

- Equipamento de suporte à vida, que atende a população pediátrica com peso ≥ 5 kg, possuindo modalidades controladas a pressão e a volume. Oferece as tecnologias Auto-Trak (sistema que promove a otimização paciente-aparelho e compensações de fugas/perdas) e suporte de pressão garantida de volume médio (AVAPS), esta última exclusiva das modalidades controladas a pressão. Esse equipamento é autônomo em relação à necessidade de ar comprimido e oxigênio, podendo desta

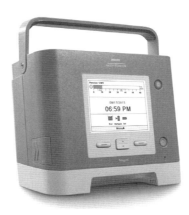

FIGURA 2.1 – Ventilador-trilogy100-philips-respironics.

forma ser utilizado em ambiente hospitalar ou domiciliar. Apresenta a possibilidade de suplementação de oxigênio diretamente no equipamento. Possui tela gráfica de monitoração dos parâmetros administrados e cartão de memória Secure Digital (SD), que armazena todas as variáveis da ventilação determinada e realizada pelo paciente, possibilitando a análise do suporte ventilatório e proporcionando uma melhor assistência, principalmente no ambiente domiciliar. Esse equipamento possui uma bateria interna e uma bateria destacável, que juntas permitem, em média, 6 horas de utilização. Também existe a possibilidade do uso de bateria externa.

BIPAP VISION®, RESPIRONICS (FIGURA 2.2)

- Aparelho desenvolvido exclusivamente para VNI, ventila a partir de 4 kg, autônomo no que diz respeito à utilização de ar comprimido. Possui tela gráfica para a monitoração dos parâmetros administrados e dispõe das modalidades CPAP, S/T e PAV, além de sistema de disparo a fluxo que promove sincronia paciente-aparelho. É dotado da tecnologia Auto-Trak e fornece assistência ventilatória segura devido aos inúmeros alarmes disponíveis. Uma de suas vantagens é que não requer nenhum ajuste de compensação quando há aumento de escape.[7]

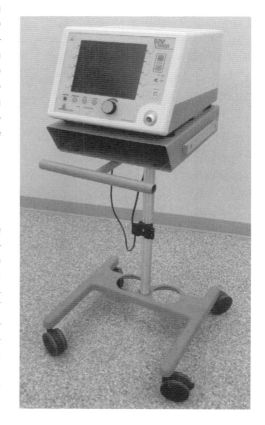

FIGURA 2.2 – BiPAP Vision®, Respironics.

BIPAP SYNCHRONY®, RESPIRONICS (FIGURA 2.3)

- Equipamento desenvolvido exclusivamente para VNI, ventila a partir de 30 kg, não necessita de ar comprimido para seu funcionamento, possui tela gráfica para monitoração dos parâmetros administrados, tecnologias Auto-Trak e AVAPS e modalidades controladas a pressão.

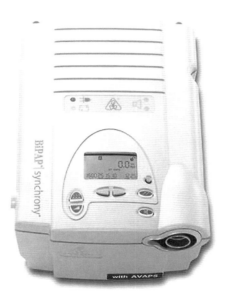

FIGURA 2.3 – BiPAP Synchrony®, Respironics.

BIPAP FOCUS®, PHILIPS RESPIRONICS (FIGURA 2.4)

- Equipamento desenvolvido para aplicação da VNI, que ventila a partir de 30 kg, possui a tecnologia Auto-Trak, bateria interna, que manterá a ventilação do paciente em caso de interrupção de energia, possibilitando desta forma o transporte intra-hospitalar do paciente sem interrupção do suporte ventilatório. Tem tela gráfica para monitoração dos parâmetros, alarmes automaticamente ajustados, fácil e rápida adaptação da interface ao paciente, não tendo necessidade de ajustes recorrentes.

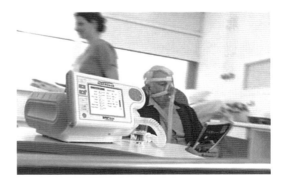

FIGURA 2.4 – BiPAP Focus®, Philips Respironics.

BIPAP V60®, PHILIPS RESPIRONICS (FIGURA 2.5)

- Equipamento projetado para o ambiente hospitalar, que alia os altos padrões de VNI e ventilação invasiva, destinado a população pediátrica com peso ≥ 20 kg. Possui modalidades a pressão e tecnologias Auto-Trak e AVAPS. Pode ser fornecida suplementação de oxigênio, possibilitando a leitura em porcentagem. Sua tela gráfica em *touch screen* possibilita a monitoração completa dos parâmetros fornecidos ao paciente (curvas de fluxo, volume e pressão e alarmes), o que proporciona maior segurança durante o suporte ventilatório.

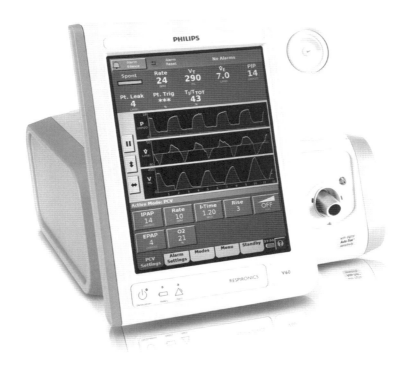

FIGURA 2.5 – BiPAP V60®, Philips Respironics.

REMSTAR CFLEX®, PHILIPS (FIGURA 2.6)

- Equipamento desenvolvido para aplicação da VNI, que ventila a partir de 30 kg, no modo CPAP, oferecendo pressões positivas contínuas que variam de 4 a 20 cmH_2O. Ajustável ao paciente, possui tecnologia Auto-Trak Sensitivity, que rastreia cada ciclo respiratório e detecta o início da inspiração e da expiração, mesmo na presença de fugas na máscara, e responde disparando o C-Flex para proporcionar o alívio de pressão, de forma adaptável à necessidade do paciente. Possui bateria interna que manterá a ventilação do paciente em caso de interrupção de energia.

22 VOLUME – VENTILAÇÃO NÃO INVASIVA

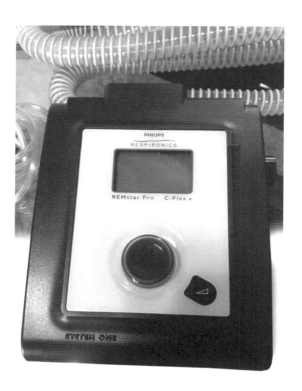

FIGURA 2.6 – REMstar CFLEX®, Philips.

STELLAR 100/150®, RESMED (FIGURA 2.7)

- É um equipamento que se destina à ventilação de pacientes adultos e pediátricos não dependentes, com respiração espontânea (com peso ≥ 13 kg). Pode ser utilizado para VNI ou para a VPM invasiva em pacientes traqueostomizados com e sem balonete intratraqueal (*cuff*). Pode ser utilizado em ambiente hospitalar ou domiciliar.

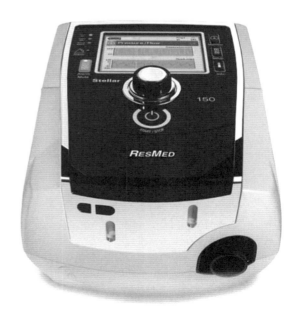

FIGURA 2.7 – Stellar 100/150®, ResMed.

CARINA®, DRÄGER (FIGURA 2.8)

- É um equipamente para VNI considerado confortável para o paciente É compacto e de fácil transporte. Reconhece as mudanças das condições pulmonares, proporcionando um melhor sincronismo do equipamento com a respiração do paciente. Apresenta diversos modos de ventilação para respiração espontânea e mandatória e possui um misturador integrado que disponibiliza concentrações de oxigênio de 21% a 100%. Possibilita ventilar com volume corrente abaixo de 100 mL.

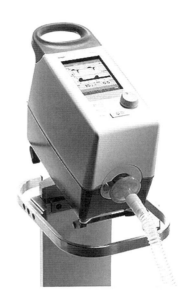

FIGURA 2.8 – Carina®, Dräger.

VPAP III ST-A QUICKNAV (FIGURA 2.9)

- Equipamento elaborado para ser utilizado de modo não invasivo, é de fácil manuseio, monitora e compensa fugas de maneira automática, e permite disparo eficiente, facilitando a sincronização paciente/ventilador, possibilitando maior conforto.

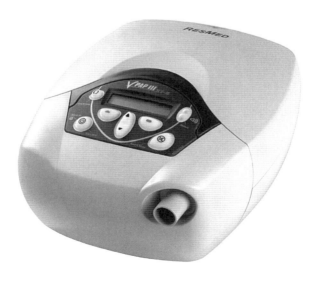

FIGURA 2.9 – **VPAP III ST-A Quicknav.**

EQUIPAMENTOS DESENVOLVIDOS PARA A VPM INVASIVA QUE POSSIBILITAM A VNI

- Existem diversos aparelhos para aplicação da VNI, dentre eles os equipamentos de VPM, nos quais quaisquer modos ventilatórios podem ser utilizados para VNI, ou possuem também modos ventilatórios exclusivos para a VNI. Caso seja necessário suporte ventilatório de crianças graves, com insuficiência ventilatória aguda (IVA) moderada a grave, geralmente se utilizam os equipamentos destinados à VPM, pois são mais seguros no fornecimento de oxigênio (O_2), possibilitam a monitoração mais segura dos parâmetros e melhor controle da exalação do CO_2 (devido à utilização de circuito ativo, ou seja, um ramo inspiratório e um ramo expiratório).[1, 2, 8]

- A evolução tecnológica dos aparelhos de VPM ampliou as possibilidades de intervenção e monitoração, aumentando a segurança na ventilação. A utilização da VNI é crescente, e os aparelhos que fornecem a possibilidade de ventilar os pacientes de maneira não invasiva são cada vez mais disponíveis.[8]

EVITA 4® DRÄGER (FIGURA 2.10)

- É um aparelho controlado a volume e a pressão que pode ser usado em pacientes adultos, pediátricos e neonatos (opcional).
    - Volume corrente: Adulto de 100-2000 mL; Pediátrico de 20-300 mL; Neonatal de 3-100 mL;
    - Existe a possibilidade de usar a ventilação não invasiva, que é opcional, com capacidade de compensar perdas de 30 L/min.

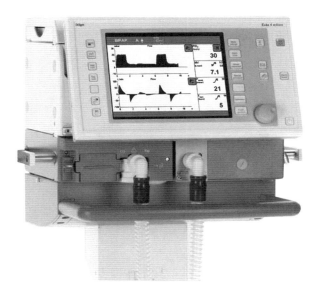

Figura 2.10 – Evita 4® Dräger.

EVITA XL® DRÄGER
(FIGURA 2.11)

- É um aparelho controlado a volume e a pressão que pode ser usado em pacientes adultos, pediátricos e neonatos (opcional).
  - Volume corrente: Adulto de 100-2.000 mL; Pediátrico de 20-300 mL; Neonatal de 3-100 mL;
  - Existe a possibilidade de usar a ventilação não invasiva, que é opcional, com capacidade de compensar perdas de 30 L/min.

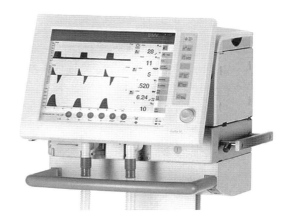

FIGURA 2.11 – Evita XL® Dräger.

SAVINA® DRÄGER
(FIGURA 2.12)

- É um aparelho controlado a volume e a pressão, que pode ser usado em pacientes adultos e pediátricos.
- Dispõe de volume corrente de 50-2000 mL, com possibilidade de usar ventilação não invasiva, com capacidade de compensar perdas de 25 L/min.

BABYLOG 8000 PLUS® DRÄGER
(FIGURA 2.13)

- Esse aparelho foi projetado para ventilação de bebês prematuros, recém-nascidos e crianças com peso corpóreo de até 20 kg.
- Possui uma sincronização sensível, precisa, e características de adaptação contínuas que trabalham em conjunto para possibilitar o suporte ventilatório necessário, permitindo ótimos níveis de respiração espontânea, facilitando o processo de desmame e protegendo o bebê de efeitos adversos, como volutrauma ou atelectasia.

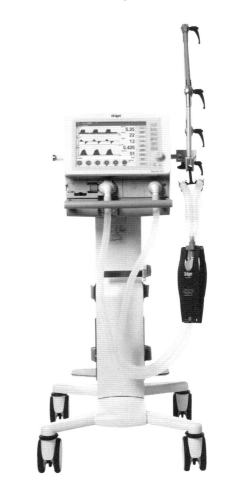

FIGURA 2.12 – Savina® Dräger.

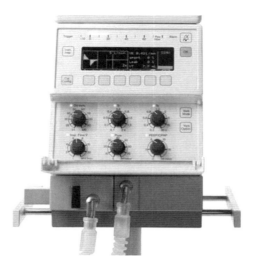

FIGURA 2.13 – Babylog 8000 plus® Dräger.

IX5 CLEARVIEW®

- O iX5 é um aparelho de VM multifuncional a pressão e volume, para uso desde pacientes prematuros de baixo peso a adultos com obesidade mórbida (Figura 2.14).
- Apresenta algumas características técnicas importantes: Volume corrente a partir de 2 mL no modo ventilatório a Volume Garantido para RNs.
- Para pacientes neonatais, possui o modos ventilatórios de CPAP nasal convencional e a CPAP nasal por variação de fluxo (bifásico). Este último modo ventilatório permite a utilização do sistema Infant Flow (Figura 2.15).
- O IX5 possui modos ventilatórios não invasivos, com dois níveis de pressão, capacidade de compensação de escape de gás (fugas) de até 30 L/min para pacientes neonatais e até 120 L/min para adultos.

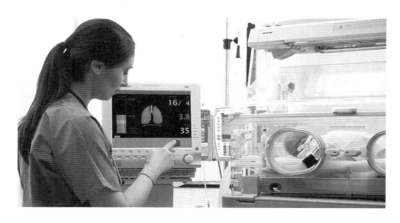

FIGURA 2.14 – iX5 ClearView®.

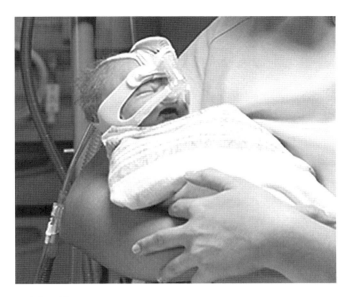

FIGURA 2.15 – Sistema Infant Flow.

DIXTAL® 3012 PHILIPS (FIGURA 2.16)

- Este foi desenhado para ser usado em hospitais e em lugares onde se presta atendimento, sob a supervisão de profissionais da saúde, a pacientes adultos, pediátricos, infantis e neonatos, inclusive prematuros, que necessitam de suporte ventilatório invasivo ou não invasivo.

- Possibilita ventilação controlada de volume e pressão em diversos modos ventilatórios e possui compensações de fuga.

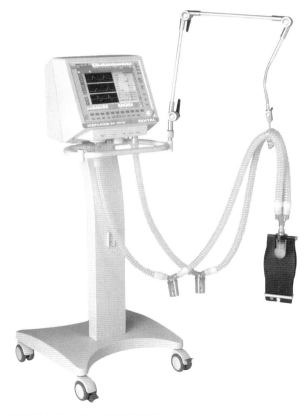

FIGURA 2.16 – Dixtal® 3012 Philips.

VS III RESMED®
(FIGURA 2.17)

- Aparelho desenvolvido para uso invasivo e não invasivo, podendo ser utilizado nas populações adulta e pediátrica de maneira eficiente, tanto em ambiente hospitalar quanto em ambiente domiciliar. Permite ventilação com modos a pressão e a volume, possui válvula exalatória e pode ser utilizado com circuito simples ou duplo. Fornece informação quanto ao volume corrente exalado, resposta rápida para alívio da pressão expiratória, compensação automática de fugas, e sua bateria interna possibilita sua utilização por 2 a 4 horas.

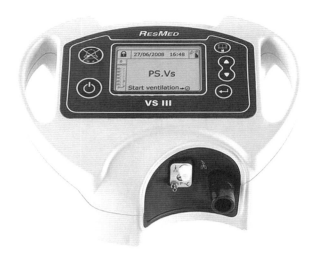

FIGURA 2.17 – VS III Resmed®.

SERVO I-UNIVERSAL MAQUET®
(FIGURA 2.18)

- Ventilador que possibilita ventilação controlada a volume e a pressão em diversos modos ventilatórios nos públicos pediátrico/neonatal (0,5-30 kg) e adultos (10-250 kg). Com volume corrente em crianças: 2-350 mL; em adultos, 100-4.000 mL.

- Possui capacidade compensar perdas de 15 L/min em crianças e de 50 L/min em adultos.

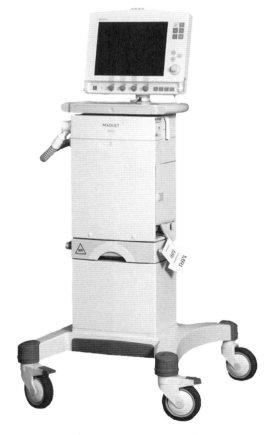

Figura 2.18 – Servo i-Universal Maquet®.

SERVO-S MAQUET® (FIGURA 2.19)

- Ventilador que possibilita ventilação controlada a volume e a pressão em diversos modos ventilatórios. Ideal tanto para pacientes adultos como pediátricos e neonatais.

- Os ventiladores Servo-S possuem a tecnologia já comprovada SERVO, que oferece ventilação mecânica de vanguarda em uma grande variedade de instalações e serviços hospitalares. Por meio de uma plataforma modular, o SERVO-S oferece diferentes possibilidades de ventilação, adaptando-se a todos os tipos de tratamento. Pode combinar ventilação invasiva e não invasiva no mesmo equipamento.

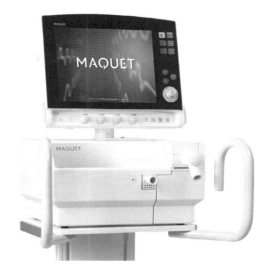

Figura 2.19 – Servo-S Maquet®.

SERVO I-INFANT MAQUET® (FIGURA 2.20)

- É um aparelho que amplia as características e funções para tratamento de pacientes neonatais e pediátricos.

- Possui um disparador sensível que proporciona uma resposta rápida, que garante comodidade e sincronia na ventilação.

- A opção VNI é fácil para adultos e crianças e proporciona compensação de fugas sensível e cômoda, mediante medição e ajuste em uma mesma respiração.

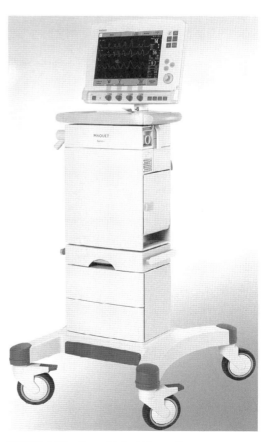

FIGURA 2.20 – Servo i-infant Maquet®.

CONCLUSÕES

- A performance dos equipamentos para a VNI ou que podem ser utilizados para a VNI varia não apenas conforme suas características, mas também conforme as características do paciente e seu peso, idade e doença de base, e, embora haja diferentes aparelhos e modos ventilatórios para as crianças, até o momento nenhum aparelho é suficientemente adequado para atender a todas as necessidades das populações pediátrica e, principalmente, neonatal.[9]

CASO CLÍNICO

- JLM, com idade de 8 meses, sexo feminino, peso 10 kg, chegou ao pronto- socorro pediátrico com hipótese diagnóstica de pneumonia e insuficiência ventilatória aguda moderada, apresentando saturação de pulso (SpO_2) 96% em macronebulização de oxigênio a 5 L/min, desconforto ventilatório com frequência respiratória (FR) 50 incursões respiratórias por minuto (irpm), tiragem subdiafragmática +/4+, frequência cardíaca (FC) 130 batimentos por minuto (bpm). Radiografia de tórax com presença de atelectasia de lobo superior direito. Após discussão do caso, a equipe opta por instituir VNI (Fluxograma 2.1).

CONDUTAS

- Por que indicar a VNI?
  - ☐ Neste caso a VNI está indicada para diminuir o desconforto ventilatório, reverter a atelectasia pulmonar e melhorar as trocas gasosas, como primeira escolha de suporte ventilatório em detrimento da intubação intratraqueal.
- Qual interface e equipamento escolher para aplicação da VNI?
  - ☐ Devem-se considerar as características do paciente, como idade, peso e doença de base, bem como o modo e o nível de suporte ventilatório e de monitoração necessários. O paciente deste caso poderia ser ventilado com aparelho destinado à população pediátrica específico para VNI ou com aparelhos de VPM que possibilitem a aplicação da mesma.

SÉRIE FISIOTERAPIA EM NEONATOLOGIA E PEDIATRIA

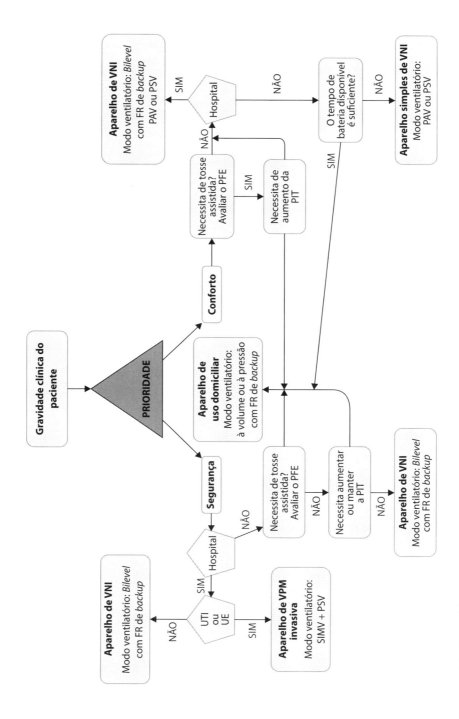

Fluxograma 2.1 – Caso clínico.

REFERÊNCIAS

1. Carvalho WB, Horigoshi NK. Conceitos básicos e contraindicações da VNIPP. In: _____. Ventilação não invasiva em Neonatologia e Pediatria. Vol. 1 – Série Terapia Intensiva Pediátrica e Neonatal. São Paulo: Editora Atheneu, 2007.
2. Johnston C, Casotti PM, Lima BCP. Ventilação não invasiva: Conceitos básicos. In: _____. Fisioterapia pediátrica hospitalar. São Paulo: Editora Atheneu, 2012.
3. Silva DCB, Foronda FAK, Troster EJ. Mechanical ventilation, non invasive ventilation, pediatrics, respiratory failure. J Pediatr (Rio J) 2003;79(Supl.2):S161-S168.
4. Keenan SP, Winston B. Interfaces para ventilação não-invasiva: faz diferença? J Bras Pneumol 2009; 35(2):103-5.
5. Bueno A, Johnston C. Tipos de aparelhos e equipamentos para utilização da VNIPP. In: _____. Ventilação não invasiva em Neonatologia e Pediatria. Vol. 1 – Série Terapia Intensiva Pediátrica e Neonatal. São Paulo: Editora Atheneu, 2007.
6. Theerakittikul T, Ricaurte B, Aboussouan LS. Noninvasive positive pressure ventilation for stable outpatients: CPAP and beyond. Cleveland Clinic J of Medicine 2010 Out; 7(10): 705-14.
7. Ferreira JC, Chipman DW, Hill NS, Kacmarek RM. Bilevel vs ventilators providing noninvasive ventilation: Effect of system leaks: A COPD lung model comparison. Chest 2009 Ago; 136 (2):448-56.
8. Junior CT, Carvalho CRR. III Consenso Brasileiro de Ventilação Mecânica. Ventiladores mecânicos. J Bras Pneumol 2007;33(Supl 2):S71-S91.
9. Faurox B, Leroux K, Desmarais G, et al. Performance of ventilators for noninvasive positive-pressure ventilation in children. Eur Respir J 2008; 31(6): 1300-7.

INTERNET (ACESSO LIVRE)

www.dixtal.com.br
www.drager-medical.com
www.intermed.com.br
www.maquet.com
www.respironics.com
www.resmed.com.br
www.philips.com.br
https://www.vyaire.com
https://www.carefusion.com.br

Interfaces para a VNI

3

Ana Paula Lopes de Melo
Iara Carneiro Granata

INTRODUÇÃO

- Como alternativa á ventilação pulmonar mecânica (VPM) invasiva, a ventilação não invasiva (VNI) é uma técnica em que a pressão positiva é aplicada na via aérea do paciente por meio da adaptação de uma interface, conectada ao circuito do aparelho de VPM e à face da criança, sem a necessidade de uma via aérea artificial, como a cânula intratraqueal ou a cânula de traqueostomia. Estas interfaces dispõem de uma grande variedade de modelos, formatos, tamanhos e composições de materiais, e a escolha adequada desse dispositivo é fundamental para garantir a boa tolerância e eficácia da aplicação da VNI.[1] Alguns estudos realizados com adultos têm demonstrado que a escolha da interface adequada é mais importante do que a escolha do modo ventilatório utilizado.[2,3]

- Apesar de não existir um consenso sobre qual é o tipo ideal de interface, sua escolha e seu ajuste adequado são fundamentais não só para o sucesso da terapia como também para evitar os efeitos adversos de uma má adaptação, já que 25 a 30% dos pacientes apresentam intolerância à VNI devido a problemas relacionados às interfaces. Tais problemas incluem vazamentos por má adaptação da interface à face da criança, reduzindo a ventilação alveolar, além da pressão de ar excessiva na face, claustrofobia, reinalação de CO_2, lesões na pele, dor facial e ressecamento oronasal. Os escapes devem ser monitorados, e o ressecamento das vias aéreas pode ser evitado com a utilização de umidificação e aquecimento adequados no circuito de VPM.

- Além da escolha da interface adequada, aspectos como o treinamento da equipe multiprofissional, a disponibilidade de máscaras de diferentes formatos e tamanhos, a orientação ao paciente antes do início da aplicação da técnica e explicação para o familiar que acompanha o paciente também são fundamentais para o sucesso da VNI.

ESCOLHA E ADAPTAÇÃO DA INTERFACE

- Para a escolha da interface devem-se observar algumas características da criança, como idade, tamanho das vias aéreas e da face, tipo de ventilação predominante (nasal ou oral), nível de agitação, sedação, presença de refluxo gastresofágico, presença de cardiopatias congênitas, prematuridade, dentre outras. Após a observação das caraterísticas da criança e do equipamento que será utilizado para realizar a VNI, a interface deve ser selecionada e instalada.

- Durante a instalação a criança deve ser mantida em decúbito dorsal com elevação da cabeceira em torno de 30 a 45°. A interface deve ser colocada na face por alguns minutos até que a criança se adapte a ela, e somente após essa adaptação a interface será fixada.

- Inicia-se então o modo ventilatório escolhido, observando se há escape de gás no trajeto do sistema e/ou na máscara (na própria interface) e o conforto do paciente.

TIPOS DE INTERFACES

MÁSCARAS NASAIS

- As máscaras nasais são efetivas para a maioria dos pacientes pediátricos, mesmo quando existe extravasamento de gás pela boca. Esse tipo de interface apresenta um menor espaço morto, não ocasiona tanta claustrofobia, aerofagia e risco de aspiração, além de permitir a expectoração, a comunicação e a alimentação de maneira mais adequada (Figuras 3.1, 3.2 e 3.3).

MÁSCARAS FACIAIS OU ORONASAIS

- As máscaras faciais e oronasais cobrem ao mesmo tempo o nariz e a boca, e são desenvolvidas em um material plástico macio, flexível e adaptável que se une à superfície de contato com o rosto do paciente. Os orifícios de vazamento controlado são fundamentais nesse tipo de máscara, pois permitem a renovação do gás que se encontra entre a máscara e o rosto do paciente.

- Assim, as máscaras se classificam em "vented" (que têm orifícios de vazamento controlado) e "non vented" (que não dispõem de orifícios). A válvula antissufocação, presente nas máscaras desenvolvidas especificamente para os aparelhos de VNI, permite que o paciente respire em caso de falha do respirador. O fechamento intermitente da válvula antissufocação durante a expiração

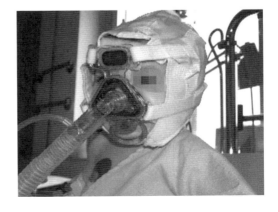

FIGURA 3.1 – Máscara nasal para VNI.

pode indicar que a pressão positiva expiratória na via aérea (EPAP) é baixa, sendo necessário aumentar seu valor (Figura 3.2).

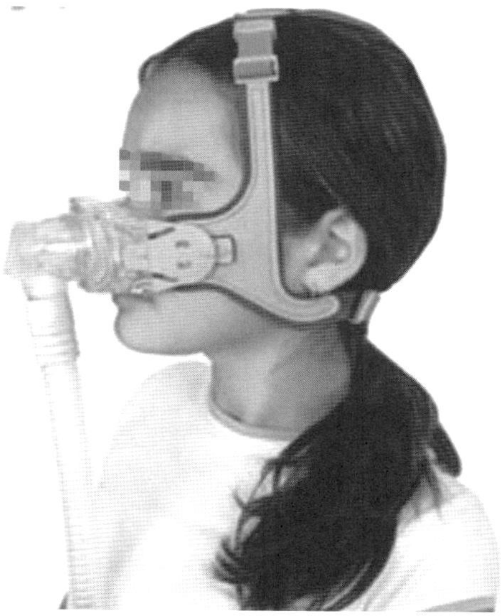

MÁSCARA FACIAL TOTAL (*FULL FACE*)

- A máscara facial total (*full face*) tem a vantagem de diminuir o vazamento e possibilitar o uso de maiores pressões inspiratórias, já que a área de contato entre a máscara e a face do paciente é maior, pois esse tipo de interface recobre todo o rosto do paciente. No entanto, está disponível em um só tamanho, e por esse motivo sua indicação fica restrita a adolescentes e adultos.

- Os riscos de lesões de pele podem ser menores quando comparada a outros tipos de interfaces. Apesar do maior volume interno de ar nesse tipo de máscara, a reinalação de CO_2 durante seu uso é semelhante à das máscaras oronasais.

- As desvantagens dessa interface são: claustrofobia, distensão gástrica, risco de aspiração de conteúdo gástrico, não permite a fala e se mal adaptada pode causar ressecamento de retina (Figura 3.3).

FIGURA 3.2 – Máscara nasal para VNI.

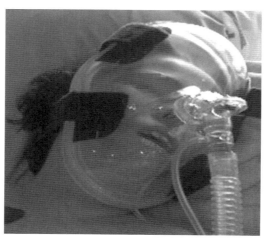

FIGURA 3.3 – Máscara de face total (*full face*).

CAPACETE (HELMET)

- Os capacetes (helmets) têm a vantagem de eliminar o contato da interface com a face do paciente, evitando assim a complicação mais frequente da VNI, que é a lesão de pele. O grande espaço morto dos capacetes e sua parede muito complacente levam, respectivamente, à reinalação de CO_2 e à necessidade do uso de maiores valores de pressão inspiratória para garantir a correção das trocas gasosas. O ruído interno dos capacetes pode ser um grande limitante ao seu uso (Figura 3.4).

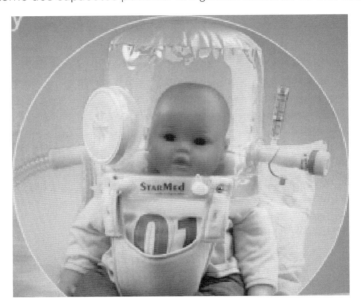

FIGURA 3.4 – Capacete (*Helmet*) para VNI.

CÂNULA NASAL

- As cânulas nasais consistem em uma tira de borracha ou silicone disponíveis em diferentes tamanhos e diâmetros. São inseridas na cavidade da narina, e por não exercerem pressão na ponte do nariz podem ser utilizadas para crianças que apresentam ulceração e vermelhidão devido ao contato excessivo na pele com outro tipo de interface. Existem vários modelos no mercado, específicos para os diferentes equipamentos de VPM invasiva e não invasiva, que se diferenciam na distância em que a cânula será introduzida e seu sistema de fixação.

PRONGA NASAL

- A pronga nasal é a interface mais utilizada em neonatologia, pois apresenta fácil fixação à face e garante segurança durante a movimentação da cabeça (Figura 3.5). A escolha do tamanho da pronga deve ser realizada de acordo com o peso do paciente (Tabela 3.1). Prongas de tamanho menor do que o indicado permitem escape de gás significativo, prejudicando os objetivos terapêuticos da VNI. O fluxo de gás utilizado deverá sempre ser aquecido e umidificado para manter as secreções mais fluidas e diminuir os danos à mucosa nasal.

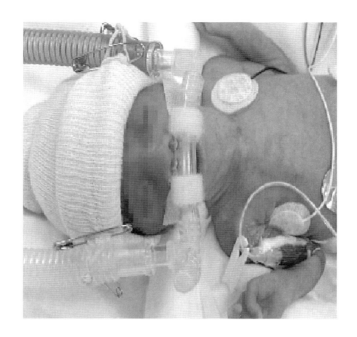

FIGURA 3.5 – Pronga nasal para VNI.

TABELA 3.1
ESCOLHA ADEQUADA DAS PRONGAS NASAIS DO TIPO HUDSON

PESO	NÚMERO DA PRONGA
< 700 g	0
700-1.250 g	1
1.250-2.000 g	2
2.000-3.000 g	3
> 3.000 g	4

PEÇA BUCAL (*MOUTHPIECE*)

- A peça bucal (*mouthpiece*) é mais utilizada em adolescentes e adultos com doenças crônicas e que necessitam de VNI 24 horas por dia, por ser uma interface simples e de baixo custo. Nesse tipo de paciente é necessário um outro tipo de interface (nasal ou oronasal) para uso noturno. O escape de gás ocasionado pela saída de ar pelo nariz pode ser compensado com o aumento do fluxo ou das pressões oferecidas, ou com a oclusão das narinas do pacientes por meio de um clipe nasal (Figura 3.6).

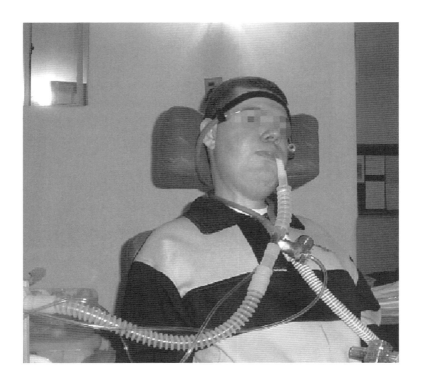

FIGURA 3.6 – Peça bucal para VNI.

CARACTERÍSTICAS IMPORTANTES PARA ESCOLHA DA INTERFACE

- A interface deve ser leve e de tamanho adequado; quando possível, usar recurso de régua para estimar o tamanho (Figura 3.7);
- Deve ser simples e de fácil manuseio (para ajuste rápido);
- O fixador deve ser escolhido de acordo com o tempo de uso; se for de tecido, este deve ser de material respirável, suavemente áspero por dentro para boa aderência na pele e liso por fora para bom deslizamento;

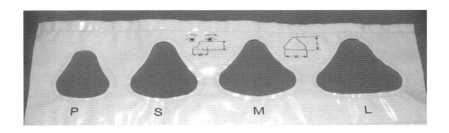

FIGURA 3.7 – Régua para estimar tamanho.

- Os dispositivos de exalação devem ser silenciosos e eficientes (com boa eliminação de CO_2); considerar interfaces com exalação que possuem fluxo divergente (Figura 3.8);

- Quando a interface escolhida for oronasal ou facial total e forem acopladas a equipamentos específicos para VNI com ramo único e fluxo contínuo, estas máscaras devem obrigatoriamente ter válvula de segurança;

- Considerar tecnologia de dupla parede, pois promovem coxim de ar, proporcionando maior conforto e vedação (Figuras 3.9 e 3.10);

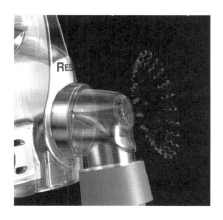

FIGURA 3.8 – **Porta expiratória da máscara com fluxo divergente.**

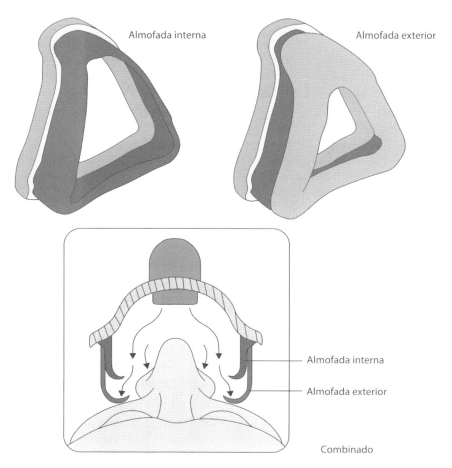

FIGURA 3.9 – **Borda de máscara com dupla parede.**

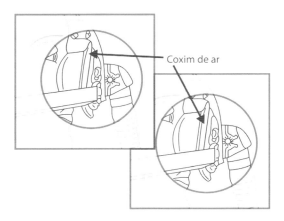

FIGURA 3.10 – **Borda de máscara com dupla parede.**

- Considerar dispositivo que proporciona entrada de fluxo mais laminar, evitando turbulência (Figura 3.11).

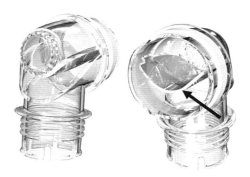

FIGURA 3.11 – Canaleta para divisão do fluxo de ar inspirado e expirado.

- Observe a Tabela 3.2.
- A escolha e o ajuste da interface a face do paciente devem ser realizados de maneira criteriosa e cuidadosa, para evitar efeitos adversos como:
    - Lesões de face por pressão: a pressão exercida pela máscara sobre a pele pode levar a hipóxia do tecido na região de contato, com consequente lesão secundária. São as complicações mais frequentes da VNI (Figura 3.12).
    - Recomendação: utilização de proteção no local de contato da interface com a pele (Figura 3.13).
    - Necrose de aletas nasais e septo nasal: decorrente da pressão contínua, exercida pela máscara ou pronga nasal (Figura 3.14).
    - Recomendação: a pronga deve ser introduzida na narina sem que sua base entre em contato com a ponte nasal. Pode ser utilizada uma proteção nesta região.

TABELA 3.2
VANTAGENS E DESVANTAGENS DAS INTERFACES PARA VNI

INTERFACE	VANTAGENS	DESVANTAGENS
Máscara nasal	• Facíl adaptação • Permite alimentação e fala	• Escape de ar pela boca • Lesão de pele
Máscara facial (oronasal)	• Melhor ventilação • Menor escape	• Claustrofobia • Distensão gástrica • Lesão de pele
Máscara facial total (full face)	• Ausência de pontos de pressão na pele • Menor vazamento • Melhor ventilação	• Claustrofobia • Ressecamento oral • Distensão gástrica
Capacete (helmet)	• Ausência de pontos de pressão na pele • Conforto	• Claustrofobia • Reinalação de CO_2 • Ruído • Alto custo • Fixação trabalhosa
Pronga nasal	• Menor pressão na pele • Ausência de claustrofobia	• Fixação trabalhosa • Escape de ar pela boca • Lesão de mucosa nasal
Peça bucal	• Ausência de pontos de pressão na pele • Ausência de claustrofobia	• Dificuldade de coordenação • Distensão gástrica • Apenas uso diurno

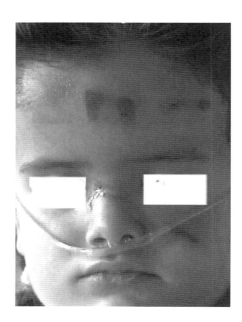

FIGURA 3.12 – Lesões de face relacionadas ao uso prolongado da VNI e ao uso inadequado da interface.

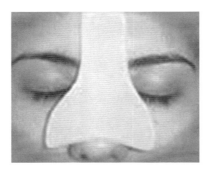

FIGURA 3.13 – Utilização de proteção no local de contato com pele e a interface.

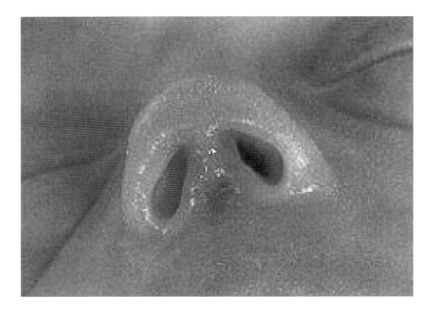

FIGURA 3.14 – Necrose de septo nasal causada pelo uso inadequado de pronga nasal.

- Na Tabela 3.3 constam algumas considerações baseadas nas experiências práticas das autoras sobre os cuidados referentes às interfaces e seus métodos de adaptação.

CONCLUSÃO

- A utilização da VNI é interface-dependente, e, apesar das melhorias nas formas, tamanhos, componentes e materiais, as interfaces ainda não estão totalmente adaptadas para as populações pediátrica e neonatal. A escolha da interface deve ser baseada na experiência da equipe multiprofissional em conjunto com as características da criança e as exigências da doença.

- Cuidadosas avaliações devem ser indicadas para garantir a adequação da interface e para detectar e prevenir possíveis lesões cutâneas e deformidades faciais.

TABELA 3.3
DICAS PARA ADAPTAÇÃO DA INTERFACE

1. Identificar a máscara que melhor se adapta ao paciente
   - Considerar anatomia facial e condições clínicas
2. Respirador bucal
   - Máscara orofacial ou facial total
3. Claustrofobia
   - Máscara nasal, pronga ou bucal
4. Nível de consciência
   - A máscara facial total pode beneficiar pacientes menos responsivos
5. Como acoplar (masc. nasal/masc. facial)
   - A interface não deve estar muito apertada contra a face
6. Estimar tempo de uso
   - Fundamental para a escolha do modelo a fim de evitar lesões
7. Tamanho adequado
   - Checar tamanho na face do paciente
8. Características da pele
   - Condição da epiderme, anormalidades faciais
9. Climatizar a instalação da interface
   - Deixar o paciente se familiarizar com a máscara
10. Cooperação do paciente
    - Facilidade para fixação da máscara
11. Não bloquear a porta de expiração
    - Observar se há e onde está a válvula/orifício expiratório na máscara
12. Cabresto/suporte/fixador/headgear/arnês/gorro/touca
    - Sempre faça ajustes finais à máscara e fixador com o aparelho ligado na pressão terapêutica
13. Características de segurança
    - Quando as máscaras escolhidas forem facial ou facial total e forem acopladas em equipamentos específicos para VNI com ramo único, essas interfaces devem possuir válvula de segurança
14. Estabilizar o circuito
    - Fixar a tubulação sobre a cabeceira ou ao braço articulado do equipamento a fim de reduzir tração
15. Umidificação
    - Para evitar ressecamento da via aérea
16. Proteção prévia com hidrocoloide se necessário
    - Para prevenção de lesões
17. Treinar a equipe
    - Para o sucesso na aplicação da técnica de VNI

■ O treinamento da equipe multiprofissional e a utilização de protocolos para orientar o processo de escolha e adaptação da criança à interface podem possibilitar maior conforto e otimização da VNI.

REFERÊNCIAS

1. Ramirez A, Delord V, Khirani S, et al. Interfaces for long-term noninvasive positive pressure ventilation in children. Intensive Care Med 2012 Apr;38(4):655-62.
2. Noizet-Yverneau O, Leclerc F, Santerne B, et al. Interfaces for pediatric noninvasive ventilation (excluding neonate). Arch Pediatr 2008 Oct;15(10):1549-59.

3. Fauroux B, Lavis JF, Nicot F, et al. Facial side effects during noninvasive positive pressure ventilation in children. Intensive Care Med 2005 Jul;31(7):965-9. Epub 2005 May 28.
4. Bernet V, Hug MI, Frey B. Predictive factors for the success of noninvasive mask ventilation in infants and children with acute respiratory failure. Pediatric Crit Care Med 2005 Nov;6(6):660-4.
5. Conti G, Cavaliere F, Costa R, et al. Noninvasive positive-pressure ventilation with different interfaces in patients with respiratory failure after abdominal surgery: a matched-control study. Respir Care 2007 Nov;52(11):1463-71.
6. Chai CL, Pathinathan A, Smith B. Continuous positive airway pressure delivery interfaces for obstructive sleep apnea. Cochrane Database Syst Rev 2006 Oct 18;(4):CD005308. Review.
7. Rocco M, Dell'Utri D, Morelli A, et al. Noninvasive ventilation by helmet or face mask in immunocompromised patients: a case-control study. Chest 2004 Nov;126(5):1508-15.
8. Hess DR. Noninvasive ventilation in neuromuscular disease: equipment and application. Respir Care 2006 Aug;51(8):896-911.
9. Chidini G, Calderini E, Cesana BM, Gandini C, Prandi E, Pelosi P. Noninvasive continuous positive airway pressure in acute respiratory failure: helmet versus facial mask. Pediatrics 2010 Aug;126(2):e330-6.
10. Keenan SP, Winston B. Interfaces for noninvasive ventilation: does it matter? J Bras Pneumol 2009 Feb;35(2):103-5.
11. Nava S, Navalesi P, Gregoretti C. Interfaces and humidification for noninvasive mechanical ventilation. Respir Care 2009 Jan;54(1):71-84.
12. Silva DCB, Foronda FAK, Troster EJ. Noninvasive ventilation in pediatrics. J Pediar 2003;79(2):S161- S168.
13. Alith MB, Prado C, Talerman C. Ventilação mecânica não invasiva neonatal e pediátrica. In: Sarmento GJV, Papa DCR, Raimundo RD. Princípios e práticas de ventilação mecânica em Pediatria e Neonatologia. São Paulo: Manole 2011. Cap. 5. pp.40-7.
14. Parrilla JS, Padial JFC. Ventilação mecânica não invasiva em pediatria. Revista Iberoamericana de VMNI 2010;5:27-8.
15. Courtney SE, Barrington KJ. Continuous positive airway pressure and noninvasive ventilation. Clin Perinatol 2007;34:73-92.
16. Schettino GPP, Reis MAS, Galas F, Park M, Franca S, Okamoto V. Ventilação mecânica não invasiva com pressão positiva. J Bras Pneumol 2007; 33(2):S92-105.
17. Belchior I, Gonçalves MR, Winck JC. Continuous noninvasive ventilation delivered by a novel total face mask: A case series report. Respir Care 2012;57(3):449-53.
18. Holanda et al. Influência das máscaras facial total, facial e nasal nos efeitos adversos agudos durante ventilação não-invasiva. J Bras Pneumol 2009; 35(2):164-73.
19. Greenough A, Donn SM. Matching ventilatory support strategies to respiratory pathophysiology. Clin Perinatol 2007;34:35-53.
20. Capdevila OS et al. Pediatric obstructive sleep apnea. Am Thorac Soc 2008;5:274-82.
21. Teague WG. Non-invasive positive pressure ventilation: current status in pediatric patients. Pediatric Respiratory Reviews 2005;6:52-60.
22. Kakkar RK, Berry RB. Positive airway pressure treatment for obstructive sleep apnea. Chest 2007;132:1057-72.
23. Hess DR. The mask for noninvasive ventilation: Principles of design and effects on aerosol delivery. J of Aerosol Medicine 2007;20(1):S85-S99.
24. Massie CA, Hart RW. Clinical outcomes related to interface type in patients with obstrutive sleep apnea/hypopnea syndrome who are using continuous positive airway pressure. Chest 2003;123:1112-18.

Como Iniciar e Parâmetros Iniciais da Ventilação Não Invasiva

4

Cíntia Johnston
Werther Brunow de Carvalho
Ana Silvia Scavacini
Priscila Cristina João

INTRODUÇÃO

- Para instituir a ventilação não invasiva (VNI) em neonatologia e pediatria, inicialmente se recomenda a avaliação clínica e laboratorial (dependendo da gravidade clínica) do paciente. As características anatômicas e fisiológicas da criança (por faixa etária) e a fisiopatologia que determinou a insuficiência ventilatória aguda (IVA) devem ser conhecidas pelo médico e pelo fisioterapeuta para a indicação, instituição, monitoração e gerenciamento do processo de desmame e retirada da VNI. Esses aspectos básicos aumentam a segurança e o sucesso desse suporte ventilatório.

- A seguir, é importante o conhecimento da disponibilidade e treinamento da equipe multiprofissional (fisioterapeutas, médicos e equipe de enfermagem) e da disponibilidade de material/equipamentos (exemplos: interfaces, circuitos, válvulas expiratórias, aparelhos) que possibilitem a instituição da VNI nas faixas etárias neonatal e pediátrica.

- Após a avaliação inicial do paciente e da disponibilidade de equipe e equipamentos, sugere-se iniciar a adaptação da criança à interface da VNI e ao modo ventilatório ao qual posteriormente será submetida.

- Ressalte-se a necessidade de monitoração contínua da criança durante o suporte ventilatório com (no mínimo) oximetria de pulso.

- Neste capítulo, são abordados os seguintes subtópicos da VNI quando aplicada em pediatria e neonatologia:
  - Características anatomofisiológicas do sistema cardiorrespiratório e suas relações quando em uso de pressão positiva nas vias aéreas;
  - Escolha e adaptação das interfaces;
  - Monitoração antes, durante e após a instituição da VNI;
  - Parâmetros iniciais para aplicação da VNI na IVA;
  - Fluxograma para a aplicação e retirada da VNI; e
  - Fluxograma de reconhecimento da falha da VNI.

CARACTERÍSTICAS ANATOMOFISIOLÓGICAS DO SISTEMA CARDIORRESPIRATÓRIO EM NEONATOLOGIA E PEDIATRIA

- É importante conhecer os volumes e capacidades pulmonares (representação gráfica na Figura 4.1) e saber que quanto menor (mais jovem) for o paciente, menores serão esses volumes e capacidades. Isso se explica por estar o desenvolvimento pulmonar pronto próximo aos 7 anos de idade (*vide* Figura 4.2, a qual representa a ramificação/desenvolvimento anatômica(o) das vias aéreas de acordo com a faixa etária do paciente).

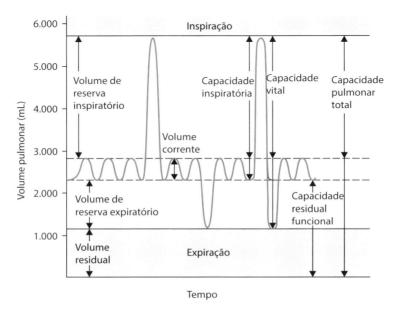

FIGURA 4.1 – Gráfico de volumes e capacidades pulmonares normais. Figura adaptada de Guyton AC et al, 2006.

- Os neonatos apresentam um recuo elástico do tecido pulmonar ruim (baixa complacência pulmonar) e alta complacência da caixa torácica (costelas cartilaginosas), que pode resultar numa capacidade residual funcional (CRF) de até 15% da capacidade pulmonar total (CPT). Distintamente, o lactente/criança/adolescente apresentam uma CRF maior. Assim, quanto maior a idade, maior a margem de segurança para realizar a ventilação alveolar, tanto de maneira espontânea como quando submetidos ao suporte ventilatório não invasivo ou invasivo.

- O valor normal da CRF (40% da CPT nos neonatos) é mantido devido ao fechamento precoce da laringe, à manutenção do tônus pós-inspiratório (dos músculos da parede torácica) e ao aumento da frequência respiratória (FR), que faz com que o tempo expiratório (T_{Exp}) seja maior. Assim, recém-nascidos (RNs) e lactentes apresentam uma constante de tempo expiratória (C_{texp}) maior do que a constante de tempo inspiratória (C_{tinsp}), e a constante de tempo (C_t) é igual à complacência do sistema respiratória vezes a resistência das vias aéreas (C_t = complacência × resistência).

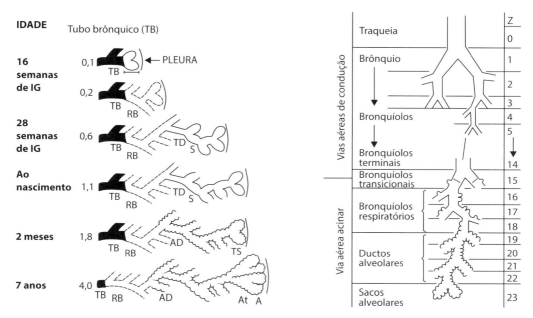

FIGURA 4.2 – Volumes e capacidades pulmonares normais. Fonte: Modificado de Weibel ER. Morphometry of the Human Lung. Springer Verlag and Academic Press,Heidelberg-NewYork 1963.

- A alta complacência aumentada da caixa torácica do RN dificulta que este gere o volume corrente (VC) necessário para a sua demanda respiratória. Por isso ocorre aumento do trabalho respiratório (*work of breathing* – WOB) nessa faixa etária a qualquer alteração da mecânica respiratória, devido às doenças respiratórias, principalmente. O baixo recuo elástico pulmonar dificulta a ventilação alveolar, pois o tecido pulmonar do RN apresenta pequena força elástica para retornar à posição de repouso pré-deformação, principalmente nos RN pré-termo.

- A média da CRF (obtida por meio da técnica de diluição do gás hélio) de crianças saudáveis com idade acima de 18 meses é de 20 a 24 mL/kg. A média da CRF, quando obtida por meio da pletismografia (de crianças de 1 ano de idade), é de 29 a 34 mL/kg.

- Crianças mais jovens apresentam proporcionalmente menor CRF, porém a relação entre volume residual (VR) e CPT (relação VR/CPT) é inversamente proporcional ao crescimento, ou seja, crianças mais jovens têm maior volume residual (VR) e menor volume de reserva expiratório (VRE). Em outras palavras, o aumento da CRF observado em neonatos deve-se a um maior volume residual. Essa relação é inversamente relacionada ao comprimento. Existe a hipótese de que a redução dessa relação ao longo do tempo é ocasionada pelo aumento da CV mais rápido do que o VR, de acordo com o crescimento da criança.

- No RN, o sistema respiratório é limitado pela resistência imposta pelas pequenas vias aéreas superiores e inferiores; pequena zona de aposição do diafragma; horizontalização das costelas; imaturidade dos sistemas nervoso e respiratório (vias aéreas superiores, pulmões e musculatura respiratória).

- A respiração predominantemente nasal, que ocorre entre os 4 e 6 meses de idade, também predispõe os RNs e lactentes à insuficiência respiratória (devido à obstrução das vias aéreas) e à necessidade de suporte ventilatório.

- A taxa metabólica dos neonatos é aproximadamente o dobro em comparação com a de adultos, o que resulta em uma relação ventilação alveolar: CRF de 5:1 nessa faixa etária (em adultos ela é de 1,5:1). Essa característica aumenta o risco de hipoxemia no RN, independentemente de qualquer doença no parênquima pulmonar, pois a ventilação alveolar em neonatos ocupa um maior percentual da CV. Desta maneira, os volumes de reserva inspiratório e expiratório encontram-se reduzidos e há um aumento do trabalho da musculatura respiratória para manutenção do VC basal. Consequentemente, a eficiência do sistema respiratório do RN é menor do que a dos adultos. Conforme a criança cresce, a resposta à hipoxemia é atenuada.

- Para a instituição da VNI em neonatos e crianças, devem-se considerar as características anatomofisiológicas e fisiopatológicas. O crescimento alveolar nessa fase da vida é de importância vital para a homeostase dos gases sanguíneos. Sobrecarga pressórica e/ou volumétrica podem estar associadas a volutrauma e/ou barotrauma, displasia broncopulmonar (DBP), doença pulmonar obstrutiva crônica (DPOC) e alterações importantes do fluxo sanguíneo cerebral, aumentando o risco de morbimortalidade nessa faixa etária.

ESCOLHA E ADAPTAÇÃO DA INTERFACE

- A implementação adequada da VNI envolve a seleção de uma interface apropriada para a criança conectada a um aparelho de ventilação pulmonar mecânica (VPM) capaz de fornecer uma mistura de ar e oxigênio com taxas de fluxo e pressões variadas e pré-selecionadas.

- Antes de optar pela interface, sugere-se observar algumas características da criança, como a idade, o tamanho das vias aéreas superiores e da face, o tipo de respiração predominante (nasal ou oral), o nível de agitação e sedação e a presença de doenças de base (exemplos: refluxo gastresofágico, doenças cardíacas congênitas, prematuridade, dentre outras), pois podem interferir na escolha do modelo de interface a ser escolhido. Após essa observação e a seleção dos protetores e acessórios de face (exemplos: adesivos protetores para evitar úlceras por pressão na face da criança, presilhas, dentre outros), inicia-se a adaptação da interface ao paciente.

- Existem diversos modelos de interfaces e a terminologia que as define é bastante divergente. Sugere-se a utilização das seguintes possibilidades de nomenclaturas e definições para os modelos existentes de interfaces (veja imagens no Capítulo 3 deste livro):

  - Máscara facial: também denominada oronasal, adapta-se ao nariz externo e à cavidade oral;

  - Máscara nasal: adapta-se apenas ao nariz externo;

  - Prongas nasais: também denominadas duplas cânulas nasais, que são inseridas no vestíbulo nasal;

SÉRIE FISIOTERAPIA EM NEONATOLOGIA E PEDIATRIA

☐ Máscara de face total (*full face*): recobre toda a face;

☐ Capacete (*helmet*): recobre toda a cabeça, desde a região cervical.

■ Devido aos problemas enfrentados para a cooperação do paciente neonatal e pediátrico durante a utilização da interface, sugere-se, de modo geral, o uso da pronga nasal curta, com comprimento que varia entre 0,6 e 1,5 cm, para RNs e lactentes até 5 meses de idade, da máscara facial para crianças acima de 5 meses e da máscara nasal para crianças acima de 7 anos de idade.

■ Em neonatologia, a idealização e introdução do uso da pronga nasal para os RNPT em 1975 pelo Dr. Wung, em vez da cânula traqueal, melhoraram a assistência e os cuidados em neonatologia. Desde então, a pronga nasal tem sido utilizada com pouquíssimas alterações em relação à idealizada na década de 1970.

■ A máscara nasal é um outro modo para a realização da VNI em RN, e mesmo demonstrando redução do trabalho respiratório comparativamente à pronga nasal, o difícil acoplamento (sem ou com mínimo vazamento) e seu espaço morto dificultam sua utilização na prática diária, ficando restrita a casos especiais.

■ As prongas devem ser sempre novas, pois o processo de desinfecção necessário para a reutilização das prongas altera a qualidade do material e o torna mais rígido, aumentando a ocorrência de lesões nasais.

■ Em neonatologia, para minimizar o risco de lesão nasal, as interfaces devem ser periodicamente intercaladas com outros modelos de diferentes tamanhos ou com oxigenoterapia de alto fluxo.

■ Recomenda-se que a adaptação da interface seja efetuada após explicar o procedimento à criança (se houver compreensão) e aos seus familiares/cuidadores. Durante a adaptação da interface, a criança deve ser mantida na posição supina, com a cabeceira elevada a 30°, recebendo oxigenoterapia e sendo monitorada até que seja fixada a interface.

■ Crianças recebendo dieta por sonda gástrica: manter aberta nas primeiras 2 horas de início da VNI (ou até quando a equipe de fisioterapia ou médica julgar necessário) para evitar a regurgitação e aerofagia/distensão gástrica.

■ A atuação em equipe multiprofissional e a comunicação entre a mesma contribuem para a agilidade no procedimento e o aproveitamento da "janela de tempo" para a instituição da VNI, especialmente em crianças com IVA, em que a agilidade dos procedimentos pode evitar a deterioração clínica do paciente e a necessidade de intubação traqueal. Nesse contexto, visando à agilidade do procedimento, sugere-se seguir este passo a passo, o qual demonstra um modelo de atuação multiprofissional na aplicação da VNI em pediatria.

COMO INICIAR A VNI E MONITORAR O PACIENTE PEDIÁTRICO

1. Monitoração apropriada: oximetria de pulso, impedância respiratória, sinais vitais;

2. Decúbito elevado > 30°;

3. Sonda gástrica aberta;

4. Selecionar e adaptar a interface;

5. Selecionar os parâmetros ventilatórios;

6. Protetor de cabeça. Evitar tensão excessiva;

7. Conectar a interface ao circuito do aparelho de VPM e ligar;

8. Iniciar com pressões e volumes baixos no modo ventilatório espontâneo com PSV (pressão de suporte) e frequência de *backup*;

9. Iniciar suplementação de O_2 para manter uma $SpO_2 > 90\%$ (pediatria);

10. Verificar extravasamento de ar. Ajustar a interface;

11. Umidificação adequada;

12. Aquecimento adequado dos gases (34 °C);

13. Considerar sedação leve, se houver agitação;

14. Avaliar o paciente com frequência;

15. Análise dos gases sanguíneos 1h a 2h após a instituição da VNI (em casos mais graves ou de dúvidas da equipe multiprofissional); utilizar com frequência a análise do índice de oxigenação SpO_2/FiO_2.

16. A aplicação de escores para graduar o nível de IVA do paciente é recomendada. Exemplo: Escore de Wood-Downes para bronquiolite aguda.

COMO INICIAR A VNI E MONITORAR O PACIENTE NEONATAL

1. Monitoração apropriada: oximetria de pulso, Boletim de Silverman e Andersen (BSA – Figura 4.3), sinais vitais;

2. Decúbito elevado $> 20°$ e leve hiperextensão cervical obtida com a colocação de um coxim subescapular (Figura 4.4);

3. Sonda gástrica aberta;

4. Selecionar a interface;

5. Selecionar modo e ajustar parâmetros ventilatórios;

6. Lubrificar a pronga com soro fisiológico a 0,9%;

7. Adaptar a interface com a curvatura (quando presente) voltada para baixo;

8. Conectar a interface ao circuito do aparelho de VPM;

9. Verificar extravasamento excessivo de ar. Ajustar a interface;

10. Umidificação adequada;

11. Aquecimento adequado dos gases (36 °C);

12. Avaliar o neonato com frequência – sinais vitais, oxigenação e atividade; manter SpO_2 entre 90 e 94% e BSA < 5;

13. Avaliar constantemente o posicionamento da interface (centralizada e distante do septo nasal), a umidificação e o aquecimento e a condensação no circuito;

14. Análise dos gases sanguíneos 1h a 2h após a instituição da VNI (em casos mais graves ou de dúvidas da equipe multiprofissional); utilizar com frequência a análise do índice de oxigenação SpO_2/FiO_2.

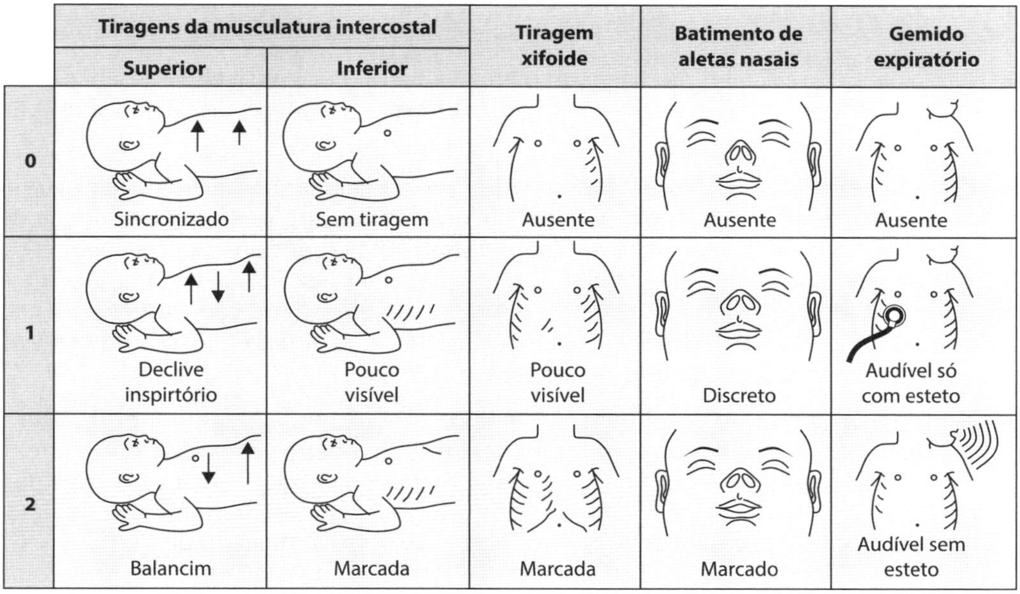

| | Tiragens da musculatura intercostal || Tiragem xifoide | Batimento de aletas nasais | Gemido expiratório |
	Superior	Inferior			
0	Sincronizado	Sem tiragem	Ausente	Ausente	Ausente
1	Declive inspirtório	Pouco visível	Pouco visível	Discreto	Audível só com esteto
2	Balancim	Marcada	Marcada	Marcado	Audível sem esteto

FIGURA 4.3 – Boletim de Silverman e Andersen: escore para avaliar o nível de desconforto respiratório de recém-nascidos prematuros. Adaptado de Silverman WA, Andersen DH. A controlled clinical trial of effects of water mist on obstructive respiratory signs, death rate and necropsy findings among premature infants. Pediatrics.1956;17:1–10.

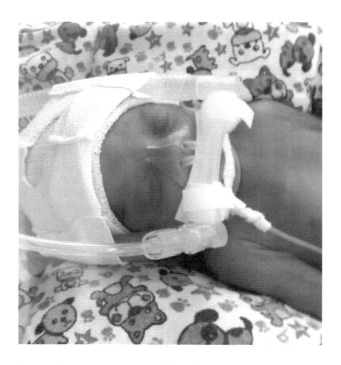

FIGURA 4.4 – Coxim subescapular para manter a cervical do RN em leve hiperextensão.

VOLUME – VENTILAÇÃO NÃO INVASIVA

ADAPTAÇÃO DA MÁSCARA NASAL OU FACIAL

- Na escolha do tamanho da máscara, prioriza-se a menor possível para minimizar o efeito do espaço morto, a reinalação e para facilitar a função de sensibilidade de disparo do aparelho de VPM.

- Para a adaptação das máscaras, sugere-se que, inicialmente, seja colocada a presilha (do material escolhido/disponível) envolvendo a parte posterior da cabeça da criança. Se o paciente tiver cabelos compridos, opta-se por prender os cabelos ou colocar uma proteção entre os cabelos e a presilha. Isso irá evitar que a criança sinta desconforto na adaptação da máscara durante a utilização da VNI, quando for trocada de decúbito ou quando a máscara for retirada para a aspiração das vias aéreas superiores ou higienização da face.

- Sempre é interessante optar por máscaras de material transparente, pois facilita a inspeção da criança, principalmente para ver se há obstrução parcial ou total das narinas por secreção. A retirada temporária da interface pode evitar as lesões dermatológicas por pressão e melhorar o conforto do paciente. Durante esse período, utiliza-se o cateter nasal (de baixo ou de alto fluxo) ou a máscara de Venturi® para ofertar a oxigenoterapia. Nesse período de retirada temporária da VNI, sugere-se manter uma fração inspirada de oxigênio (FiO_2) que permita a manutenção de uma SpO_2 de acordo com a faixa etária.

- Inicialmente, coloca-se a máscara na face e prendem-se as hastes da presilha. Se a máscara não apresentar protetor acima da raiz nasal (entre as sobrancelhas), deve-se adaptar um pedaço de gaze ou espuma envolta por gaze entre a presilha e a região anatômica. Colocar as hastes laterais da presilha acima e abaixo das orelhas e não em cima delas. Esse detalhe evitará ulceras por pressão nas orelhas do paciente, caso a VNI seja utilizada por longo prazo.

- Essas interfaces podem levar à necrose por compressão da pele, portanto, para evitar essas complicações é necessária uma atenção cuidadosa.

- Inicia-se o modo ventilatório escolhido, observando se há escape de gás no trajeto do sistema e/ou na máscara, analisando o conforto do paciente e, no caso da máscara nasal, a sua colaboração para manter a boca fechada durante o uso da VNI.

- A máscara nasal exige maior permeabilidade nasal e requer fechamento da boca para minimizar o escape de gás. Entretanto, é contraindicado o uso de qualquer tipo de material para a oclusão da via oral do RN e da criança, devido ao risco de aumento da pressão nos condutos auditivos e aumento do risco de perda da acuidade auditiva em curto, médio e longo prazos.

- A máscara oronasal (facial) pode apresentar alguns efeitos adversos na faixa etária pediátrica, tais como aspiração de conteúdo gástrico, aerofagia e consequente distensão abdominal, relativa claustrofobia, impedimento da verbalização, da alimentação e da expectoração.

ADAPTAÇÃO DA PRONGA NASAL

- A pronga nasal geralmente é a prótese de VNI preferida para se ventilar RNs e lactentes, pois é de fácil fixação à face e garante segurança durante a movimentação da cabeça.

- A pronga nasal deve ser aquela que melhor se adapte às narinas do RN, sem causar pressão excessiva sobre as narinas e o septo nasal. O tamanho adequado da pronga é importante para minimizar o escape de gás, gerando pressão apropriada nas vias aéreas e reduzindo a resistência oferecida pela interface e consequentemente possibilitando a diminuição do trabalho respiratório.

- A pronga bem adaptada deve ser introduzida na narina sem que entre em contato com a pele que fica entre o lábio superior e a entrada das narinas.

- Sugere-se a seguinte técnica para a fixação da pronga (Figura 4.5): pode-se utilizar placa de hidrocoloide na região supralabial e narinas – alguns centímetros que permitam aderência na pele na distância de olho a olho. Cortar uma tira de velcro autocolante e adaptá-la na placa de hidrocoloide. Envolver cada extremidade da pronga com uma tira de velcro, permitindo o contato com a tira e a fixação da pronga. Após a fixação da pronga, checar seu posicionamento e conectar o circuito.

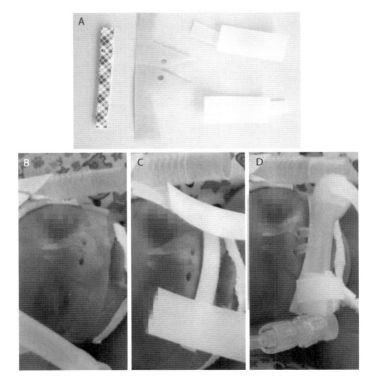

FIGURA 4.5 – A) materiais necessários para a fixação da pronga nasal; B) colocação da placa de hidrocoloide na face do recém-nascido; C) colagem do velcro; D) dispositivo fixado adequadamente e conectado ao circuito.

- Vestir a criança com uma touca (firme, mas não apertada) que cubra do occipital até a linha da sobrancelha e com esparadrapo fixar o circuito na touca, na região que corresponde à linha superior das orelhas. A fixação mais alta se desloca com maior facilidade quando há movimentação da touca e predispõe a lesão nasal.
- Se o RN estiver na incubadora, ajustar a manga-íris de modo que não prenda o circuito mas também não permita perda de temperatura; no berço, posicionar o circuito permitindo certa mobilidade da criança.
- Verifica-se se há escape de gás no trajeto do sistema, o conforto do paciente e a normalização dos parâmetros fisiológicos.
- Sugere-se a monitoração rigorosa das possíveis lesões dermatológicas por pressão que podem ocorrer nas narinas dos RNs e dos lactentes devido ao uso prolongado e/ou inadequado das prongas nasais (Figura 4.6).

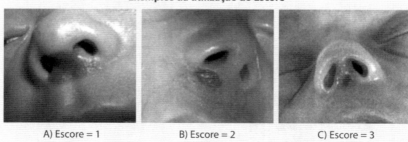

FIGURA 4.6 – Escore de lesão dematológica por pressão nas narinas.

SÉRIE FISIOTERAPIA EM NEONATOLOGIA E PEDIATRIA

ADAPTAÇÃO INICIAL DO PACIENTE AO MODO VENTILATÓRIO DE VNI

- A VNI reduz a atividade eletromiográfica do diafragma, a pressão transdiafragmática e o índice pressão-tempo, diminuindo, consequentemente, o trabalho respiratório e aumentando o VC.

- A adaptação inicial da criança ao modo ventilatório de VNI irá depender da doença de base e do seu nível de IVA. Havendo necessidade de incremento do VC, há necessidade também de aumento do suporte ventilatório, exigindo uma monitoração mais ampla do paciente. Nessa situação, sugere-se a aplicação dos modos ventilatórios com dois níveis de pressão (*bilevel*) ou PSV (ventilação com suporte de pressão) + PEEP (pressão positiva expiratória final).

- $PaCO_2 > 45$ mmHg é indicativa de falha da VNI. Em 90% dos casos, em pediatria, o paciente necessita de intubação traqueal e ventilação invasiva; $pH \leq 7,25$ é indicativo de falha da VNI. Para crianças com IVA hipoxêmica sem retenção de CO2 pode haver uma resposta mais rápida ao uso da VNI.

- Sugere-se considerar os sinais clínicos da criança antes da instituição da VNI. Para iniciar a VNI, pode-se optar por um dos dois métodos frequentemente utilizados pelos centros especializados: iniciar a VNI com parâmetros baixos e aguardar aproximadamente entre 5-10 minutos para ajustá-los às necessidades do paciente; ou iniciar com parâmetros altos e ajustá-los a cada 1-2 minutos. Este último método é mais aplicado em RNs, principalmente quanto ao ajuste da frequência respiratória mandatória do aparelho de VM (Tabela 4.1).

TABELA 4.1
PARÂMETROS INICIAIS DA VNI EM NEONATOLOGIA E EM PEDIATRIA

PARÂMETROS	NEONATOLOGIA	PEDIATRIA
IPAP (cmH_2O)	< 16	8-12
EPAP (cmH_2O)	4-6	4-6
CPAP	5-7	-
FR de backup (cpm)	Próxima a do RN	8-12
I:E (seg)	01:03	01:03
Sensibilidade à fluxo (L/min)	0,5-1	0,5-1
Tempo inspiratório (seg)	*Constante de tempo por idade e doença	*Constante de tempo por idade e doença
Fluxo (L/min)	*Idade e doença	*Idade e doença

Adaptado de: Carvalho W.B., Johnston C. Consenso de ventilação pulmonar mecânica em pediatria/neonatal 2009, AMIB.

VOLUME – VENTILAÇÃO NÃO INVASIVA

- Em pediatria, tem-se dado preferência ao início com parâmetros baixos (Tabela 4.1), principalmente porque o excesso de fluxo pode ocasionar irritabilidade à criança. Outra característica que deve ser considerada é a de que em crianças menores o fluxo inspiratório é muito baixo para ativar a sensibilidade de disparo do aparelho de VM, o que pode ser um complicador para a utilização de VNI a modos ventilatórios a volume.

- Ao indicar-se o uso da VNI, analisa-se a combinação de sintomas e sinais clínicos da criança, tais como: retenção de CO_2 e/ou a hipoxemia; os testes de função pulmonar (quando aplicáveis); CV > 20%; Pimáx > 30% do valor predito para a faixa etária; pico de fluxo expiratório (*peak flow*) < 180 L/min, que não seja suficiente para mobilizar secreções das vias aéreas.

- A VNI, em pediatria, pode ser aplicada com gerador de pressão ou com aparelhos a volume. O modo ventilatório CPAP é fornecido por um gerador de fluxo, utilizando-se uma fonte de gás de alta pressão ou um compressor portátil. Nos modos limitados a pressão, o VC pode variar, diferentemente dos modos a volume controlado, nos quais o VC é constante.

- Sugere-se atenção aos casos clínicos que cursem com: ausência de esforço inspiratório espontâneo; condução ventilatória (*drive*) ruim; excesso de analgesia/sedação (como pós-operatório de correção de cifoescoliose); presença de hipofosfatemia (valor normal: 4,5-5,5 mMol/L); esforço inspiratório inadequado para ativar o disparo da sensibilidade do aparelho de VM. Nessas situações clínicas, a frequência respiratória (FR) e a relação entre o tempo inspiratório e o expiratório (Ti:Te) devem ser selecionadas pelo fisioterapeuta e/ou o médico.

- O modo ventilatório mais utilizado para a VNI é a PSV, modalidade em que a fase inspiratória é desencadeada pela criança e a mudança da fase inspiratória para a expiratória ocorre quando a taxa de fluxo inspiratório diminui abaixo do valor limiar (aproximadamente 25% do valor de pico de pressão inspiratória).

- Os modos ventilatórios ciclados a pressão asseguram uma ventilação com mínimos efeitos adversos e os pacientes referem um melhor conforto. Os escapes de gás podem ser responsáveis por fluxos inspiratórios prolongados, independentemente do esforço expiratório da criança, podendo ocorrer assincronia criança-aparelho de VM e, consequentemente, hiperinsuflação pulmonar dinâmica (HPD).

- Os modos ciclados a tempo e pré-selecionados a pressão diminuem o problema da assincronia criança-aparelho. Durante a ventilação assistida, a sensibilidade do disparo com tempo de resposta curto diminui o WOB e melhora a sincronia criança-aparelho. O tempo ideal em pediatria é abaixo de 10 ms, para evitar o aumento do WOB.

- No momento, os sistemas desencadeados por fluxo são superiores aos desencadeados por pressão.

- A escolha do modo ventilatório é ditada pela experiência da equipe multiprofissional (médicos intensivistas/emergencistas e/ou fisioterapeutas), pela condição do paciente, pela necessidade do tratamento da doença de base e de acordo com a disponibilidade do aparelho de VM no local de sua aplicação.

- O escape de gás está fortemente relacionado com a falha da VNI, sendo, portanto, sua monitoração mandatória para otimizar os parâmetros ventilatórios e implementar a prática da VNI.

- Em neonatologia, a pressão incialmente aplicada na CPAP é de 5 cmH$_2$O. Pressões de até 6 cmH$_2$O (para RNs com idade gestacional < 30 semanas) não afetam o fluxo sanguíneo cerebral.

- Quando se opta por dois níveis de pressão, sugerem-se os seguintes parâmetros: PIP entre 15 e 20 cmH$_2$O; FR de 10 a 60 ipm; tempo inspiratório (Tinsp) entre 0,3 e 0,5 s; preferências por modos sincronizados (SIMV + PSV) ou espontâneos (PSV+PEEP). O Fluxograma 4.1 é uma opção de condução da indicação do modo ventilatório de VNI e dos sistemas de alto e baixo fluxos de oxigenoterapia de acordo com os sinais clínicos do RN.

- Além do escape de ar ao redor da interface, RNs podem apresentar perda de gás pela boca. O posicionamento adequado da cervical do RN pode reduzir o escape.

Fluxograma 1 – Como iniciar e retirar o suporte ventilatório não invasivo em recém-nascidos

FLUXOGRAMA 4.1 – Como iniciar e retirar o suporte ventilatório não invasivo em recém-nascidos.

MONITORAÇÃO DA CRIANÇA

- A monitoração do paciente envolve a disponibilidade do equipamento adequado e uma equipe treinada. O manejo inadequado do equipamento e do modo ventilató-

VOLUME – VENTILAÇÃO NÃO INVASIVA

rio, assim como a assincronia paciente-aparelho de VM, pode ser responsável pela falha da VNI.

■ A monitoração da criança durante o processo de instalação, manutenção e retirada da VNI deve ser rotina da equipe multiprofissional. Parâmetros de relevância dividem-se em dois grupos: os parâmetros que auxiliam na tomada de decisão para submeter a criança à VNI e os parâmetros para o acompanhamento do quadro clínico durante o processo de VM (Tabela 4.2).

■ Os níveis de monitoração devem ser determinados pelo quadro clínico da criança e pelo local dos cuidados. A avaliação clínica é fundamental, principalmente no que se refere ao conforto, ao uso da musculatura respiratória acessória, à presença ou ausência de resposta ao estresse, cianose, taquicardia e taquipneia, além dos sinais vitais (PA, nível de consciência). A análise dos gases sanguíneos arteriais é necessária para documentar o déficit de base e a $PaCO_2$ em casos mais graves ou de dúvida da equipe multiprofissional. Atualmente, opta-se por medidas de monitoração não invasiva, como o uso da relação SpO_2/FiO_2 em substituição à relação PaO_2/FiO_2; e o uso de ultrassom de tórax em substituição ao raio X de tórax).

TABELA 4.2

MONITORAÇÃO DO RECÉM-NASCIDO E DA CRIANÇA EM VENTILAÇÃO NÃO INVASIVA

PARÂMETROS	ANTES	DURANTE	2H APÓS
Sinais vitais (FR, FC, PA), SpO2 e pulso paradoxal	X	X	X
Ausculta pulmonar	X	X	X
Desconforto ventilatório (tiragens da musculatura respiratória)	X	X	X
Gasometria arterial	S/N	S/N	S/N
Raio-X de tórax	S/N	S/N	S/N
Escala de coma de Glasgow	X	X	X
Escore de sedação de Ramsay	X	X	X
Escore de abstinência de Finnegan	X	–	–
Escore de gravidade (PRISM, PIM)	X	–	–
Manutenção do VC	–	X	X
Distensão abdominal	X	X	X
Umidificação e aquecimento dos gases	X	X	X
Escape de gás pela interface	–	X	X
Lesão dermatológica nasal por pressão da interface	X	X	X

Adaptado de: Carvalho W.B., Johnston C. Consenso de ventilação pulmonar mecânica em pediatria/neonatal 2009, AMIB.

ASSINCRONIA ENTRE PACIENTE E APARELHO DE VM

■ A assincronia paciente-aparelho de VM também contribui para a falha da VNI, principalmente nos casos clínicos de doenças agudas.

■ Quando há assincronia paciente-aparelho de VM, ocorrem um aumento do WOB, piora das trocas gasosas e consequente fadiga da musculatura respiratória. Essa assincronia pode ter diferentes origens. Dentre elas, estão as relacionadas ao disparo do aparelho, ao fluxo, à progressão da expiração e da inspiração. Desta maneira, os fatores que influenciam a sincronia entre o paciente e o aparelho de VM podem estar relacionados a fatores do paciente; a questões técnicas dos aparelhos e interfaces para VNI; e à seleção dos parâmetros ventilatórios.

UMIDIFICAÇÃO DOS GASES INALADOS

- A umidificação inadequada resulta em alterações na mucosa traqueobrônquica, incluindo destruição ciliar, degeneração citoplasmática e nuclear, descamação celular, ulceração de mucosa, hiperemia e inflamação. Os efeitos fisiopatológicos dessas lesões estruturais incluem o aumento da viscosidade do muco, a retenção de secreções, o aumento da resistência das vias aéreas, a diminuição da complacência pulmonar e a formação de atelectasias pulmonares.

- Os efeitos adversos da umidificação inadequada são diretamente proporcionais à duração da exposição. A gravidade e o grau de alteração fisiológica são diretamente proporcionais à capacidade dos gases inspirados de dissecarem a mucosa. Por exemplo, um gás com temperatura elevada e baixa umidade relativa causa mais lesão do que um gás com temperatura baixa e umidade relativa alta.

- Os dados atuais indicam que a temperatura corpórea não pode ser controlada de maneira eficiente pela alteração da temperatura do gás inspirado, portanto a temperatura do gás inspirado deve ser mantida entre 32 e 34 °C, quando em VNI.

- Os umidificadores em cascata ou em bolhas são geralmente os mais utilizados na UTI e em emergências pediátricas. Eles são muito eficientes e capazes de aquecer o gás inspirado à temperatura corporal com saturação de 100% de umidade.

- Deve-se utilizar sempre o umidificador que determine a menor resistência e o menor WOB, produzindo uma boa umidificação (umidificadores ativos).

CONCLUSÕES

- Não existem evidências que suportem a utilização de um protocolo único de VNI para todos os tipos de pacientes. A escolha do tipo de aparelho para a VNI e da interface, o nível de monitoração, assim como o momento de início e retirada da VNI, devem ser baseados na experiência da equipe multiprofissional (médicos e fisioterapeutas) e os protocolos elaborados ou adaptados para a realidade técnica e administrativa de cada unidade hospitalar.

- Os parâmetros da VNI devem ser determinados a partir da análise da etiologia, da gravidade do processo fisiopatológico e do estado clínico do paciente. Os parâmetros ventilatórios devem ser ajustados para fornecer as menores pressões e/ou os volumes inspiratórios necessários para melhorar o conforto e as trocas gasosas da criança, evitando a lesão pulmonar associada à ventilação mecânica.

REFERÊNCIAS

1. Bello G, De Pascale G, Antonelli M. Noninvasive ventilation: practical advice. Curr Opin Crit Care 2013; 19(1):1-8.
2. Buettiker V, Hug MI, Baenziger O, Meyer C, Frey B. Advantages and disadvantages of different nasal CPAP systems in newborns. Neonat Paediatr Intensive Care 2004; 30:926-30.
3. Castile R, Filbrun D, Flucke R, et al. Adult-type pulmonary function tests in infants without respiratory disease. Pediatric Pulmonol 2000; 30:215-27.
4. Codazzi D, Nacoti M, Passoni M et al. Continuous positive airway pressure with modified helmet for treatment of hypoxemic acute respiratory failure in infants and pre-school formation: a feasibility study. Pediatr Crit Care Med 2006; 7:455-60.
5. Collins CL, Barfield C, Horne RS, Davis PG. A comparison of nasal trauma in preterm infants extubated to either heated humidified high-flow nasal cannulae or nasal continuous positive airway pressure. Eur J Pediatr 2014;173(2):181-6.
6. Cummings JJ, Polin RA, AAP the Committee on Fetus and Newborn. Noninvasive respiratory support. Pediatrics 2016; 137(1):e20153758.
7. Dani C, Bertini G, Cecchi A, Corsini I, Pratesi S, Rubaltelli FF. Brain haemodynamic effects of nasal continuous airway pressure in preterm infants off less than 30 weeks' gestation. Acta Paediatr 2007; 96(10):1421-5.
8. De Carvalho WB, Johnston C. The fundamental role of interfaces in noninvasive positive pressure ventilation. Pediatr Crit Care Med 2006; 7(5):495-6.
9. De Paoli AG, Davis PG, Faber B, Morley CJ. Devices and pressure sources for administration of nasal continuous positive airway pressure (NCPAP) in preterm neonates. Cochrane Database Syst Rev 2008: 23;(1):CD002977.
10. Diblasi RM. Nasal positive continuous air pressure (CPAP) for the respiratory care of the newborn infant. Respir Care 2009: 54; 1209-35.
11. Fischer C, Bertelle V, Hohlfeld J, Forcada-Guex M, Stadelmann-Diaw C, Tolsa JF. Nasal trauma due to continuous positive airway pressure in neonates. Arch Dis Child Fetal Neonatal Ed 2010; 95(6):F447-51.
12. Günlemez A, Isken T, Gökalp AS, Türker G, Arisoy EA. Effect of silicon gel sheeting in nasal injury associated with nasal CPAP in preterm infants. Indian Pediatr 47(3):265-7, 2010.
13. Hess DR. Noninvasive ventilation for acute respiratory failure. Respir Care 2013; 58(6):950-72.
14. Hishikawa K, Fujinaga H, Ito Y. Increased dead space in facemask continuous positive airway pressure in neonates. Pediatr Pulmonol 2016.
15. Jatana KR, Oplatek A, Stein M, Phillips G, Kang DR, Elmaraghy CA. Effects of nasal continuous positive airway pressure and cannula use in the neonatal intensive care unit setting. Arch Otolaryngol Head Neck Surg 136(3):287-91, 2010.
16. Keens TG, Bryan AC, Levison H, et al. Developmental pattern of muscle fiber types in human ventilatory muscle. J Appl Physiol 1978; 44:909-13.
17. Lemyre B, Davis PG, De Paoli AG, Kirpalani H. Nasal intermittent positive pressure ventilation (NIPPV) versus nasal continuous positive airway pressure (NCPAP) for preterm neonates after extubation. Cochrane Database Syst Rev 2017:1; 2:CD003212.
18. Lemyre B, Laughon M, Bose C, Davis PG. Early nasal intermittent positive pressure ventilation (NIPPV) versus early nasal continuous positive airway pressure (NCPAP) for preterm infants. Cochrane Database Syst Rev 2016:15; 12:CD005384.
19. Morley SL. Non-invasive ventilation in paediatric critical care. Paediatr Respir Rev 2016; 20:24-31.
20. Pisani L, Carlucci A, Nava S. Interfaces for noninvasive mechanical ventilation: technical aspects and efficiency. Minerva Anestesiol, 2012; 78(10):1154-61.
21. Rochwerg B, Brochard L, Elliott MW, Hess D, Hill NS, Nava S, Navalesi P. Members of The Steering Committee, Antonelli M, Brozek J, Conti G, Ferrer M, Guntupalli K, Jaber S,

Keenan S, Mancebo J, Mehta S, Raoof S Members of The Task Force. Official ERS/ATS clinical practice guidelines: noninvasive ventilation for acute respiratory failure. Eur Respir J 2017: 31; 50(2).

22. Sferrazza Papa GF, Di Marco F, Akoumianaki E, Brochard L. Recent advances in interfaces for non-invasive ventilation: from bench studies to practical issues. Minerva Anestesiol 2012; 78(10):1146-53.

23. Tang J, Reid S, Lutz T, Malcolm G, Oliver S, Osborn DA. Randomised controlled trial of weaning strategies for preterm infants on nasal continuous positive airway pressure. BMC Pediatr 2015; 7(15):147.

24. Vaschetto R, De Jong A, Conseil M, Galia F, Mahul M, Coisel Y, Prades A, Navalesi P, Jaber S. Comparative evaluation of three interfaces for non-invasive ventilation: a randomized crossover design physiologic study on healthy volunteers. Crit Care 2014: 3; 18(1):R2.

25. Wiswell TE, Courtney SE. Noninvasive respiratory support. In: Goldsmith JP, Karotkin EH. Assisted Ventilation of the Neonate. 5th ed. 2011. Elsevier Saunders. pp. 140-62.

INTERNET (ACESSO LIVRE)

1. American Thoracic Society, European Respiratory Society, European Society of Intensive Care Medicine and Société de Reanimation de Langue Française. International Consensus Conferences in Intensive Care Medicine: noninvasive positive pressure ventilation in acute respiratory failure. Am J Respir Crit Care Med 2001;163:283-91. Disponível em: http://ajrccm.atsjournals.org/cgi/reprint/163/1/283.

2. Elliott M, Ambrosino N. Noninvasive ventilation: a decade of progress. Eur Respir J 2002; 19:587-9. Disponível em: http://erj.ersjournals.com/cgi/reprint/19/4/587.

3. Lawrentschuk N, Bolton DM. Mobile phone interference with medical equipment and its clinical relevance: A systematic review. Med J Aust 2004; 181:145-9. Disponível em: http://www.mja.com.au/public/issues/181_03_020804/law10022_fm.html.

Efeitos Adversos da Ventilação Não Invasiva (VNI)

5

Sérgio d'Abreu Gama
Maria Clara de Magalhães Barbosa
Arnaldo Prata Barbosa
Thaís de Barros Mendes Lopes

- Como todo procedimento indicado nos cuidados ao paciente gravemente doente, a ventilação não invasiva (VNI) também pode ser responsável por efeitos adversos. O conhecimento desses possíveis efeitos facilita a prevenção dos mesmos e auxilia no reconhecimento e no tratamento das eventuais complicações da VNI. Esses cuidados contribuem para a eficácia e a segurança na aplicação da VNI.
- Em pediatria não são relatadas complicações graves relacionadas ao uso da VNI. A maioria das séries de casos e estudos publicados relata as complicações como raras e a ocorrência dos efeitos adversos menos frequente do que na ventilação pulmonar mecânica invasiva (VPMi). Na Figura 5.1 estão apresentados os possíveis efeitos adversos e complicações da VNI em pediatria.

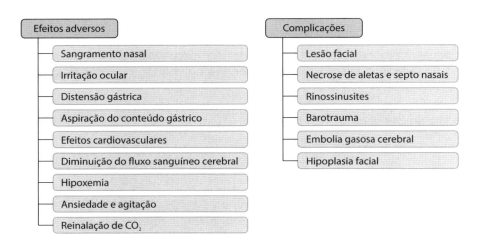

FIGURA 5.1 – Principais efeitos adversos e complicações da ventilação não invasiva em pediatria.

LESÕES DA FACE

- As úlceras dermatológicas por pressão na face (edema, lacerações e ulcerações) são as complicações mais frequentes da VNI, com incidência de 13%[1]. A pressão da interface exercida sobre a pele da criança pode levar a hipóxia tecidual na região de contato, com consequente lesão secundária.

- A utilização de interfaces inadequadas ou mal acopladas na face da criança pode resultar na necessidade de pressões inspiratórias e expiratórias mais elevadas para reduzir o escape de gás, aumentando assim a possibilidade de lesão da pele.

RECOMENDAÇÃO

- A utilização de interfaces adequadas, que permitam um melhor ajuste à face, com a aplicação da menor pressão possível sobre a pele, pode evitar a ocorrência de lesões. Na maioria dos casos a suspensão do uso da interface ou a troca por outro modelo (com mudança dos pontos de pressão na face) reduz a pressão e é suficiente para permitir a cicatrização da área com lesão.[1,2]

- Uma proteção (hidrocoloide extrafino ou similares) para a pele no local de maior contato e pressão da interface pode evitar a lesão dermatológica por pressão.[2]

NECROSE DE ALETAS NASAIS E SEPTO NASAL

- É a complicação mais frequente do uso da VNI por máscara ou pronga nasal. O mecanismo é o mesmo da úlcera de pressão, decorrente da aplicação de uma pressão contínua, exercida pela máscara ou pronga sobre as aletas e o septo nasais, muitas vezes inadvertidamente, pelo mau posicionamento do dispositivo sobre uma região pouco vascularizada.

- Os recém-nascidos (RNs) são particularmente suscetíveis, devido à natureza mais frágil das estruturas anatômicas nasais.[2]

- Ocasionalmente, podem aparecer outras complicações secundariamente à lesão nasal, sobretudo infecções da área lesionada, bem como ressecamento excessivo, congestão nasal, rinorreia e/ou epistaxe.

RECOMENDAÇÃO

- A utilização de proteção no local do contato da interface com a pele apresenta um bom resultado no controle da lesão.[2] As interfaces com gel protetor reduzem a ocorrência de lesão local sem ocasionar mais escape de gás.

- A verificação constante das condições locais da região de contato (interface-pele) é fundamental; a readaptação ou troca do modelo de interface pode ser necessária. A adaptação adequada da interface é um preditor do sucesso da VNI. A inadequação da interface é a maior causa de falha da VNI.

- Em RNs, a pronga nasal deve ser introduzida na narina sem que sua base entre em contato com a ponte nasal, sendo necessário colocar uma proteção nessa região (Figura 5.2).

- O fluxo de gás deve ser aquecido e umidificado para manter as secreções mais fluidas e diminuir o dano à mucosa nasal (veja as complicações da umidificação e aquecimento inadequados dos gases apresentadas na Tabela 5.1).

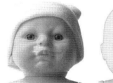

FIGURA 5.2 – Proteção para evitar o contato da pronga com o septo nasal do RN.

TABELA 5.1
COMPLICAÇÕES RELACIONADAS À UMIDIFICAÇÃO E AO AQUECIMENTO INADEQUADOS DURANTE O FORNECIMENTO DOS GASES INALADOS NA VENTILAÇÃO NÃO INVASIVA

COMPLICAÇÕES DEVIDO A UMIDIFICAÇÃO E AQUECIMENTOS EXCESSIVOS	COMPLICAÇÕES DEVIDO A UMIDIFICAÇÃO E AQUECIMENTOS INSUFICIENTES
Aumento do risco de infecção nosocomial	Restrições e oclusões do tubo traqueal
Aumento de secreção mucosa	Espessamento do muco
Aumento da necessidade de aspiração	Atelectasia
Risco potencial de restrição e oclusão de tubo traqueal	Aumento na incidência de complicações pulmonares pós-operatórias
A condensação de água pode bloquear as vias aéreas, causando atelectasias	Comprometimento alveolar
Queimadura de vias aéreas	Alteração de mecânica pulmonar causando hipoxemia
Inflamação traqueal	Broncoespasmo
Alteração da função do surfactante	Paralisia e destruição ciliar
Redução da capacidade residual, da capacidade funcional e da complacência pulmonar	Ulceração epitelial (necrose)
Alteração da relação V/Q	Desidratação
Shunt pulmonar e hipoxemia	Hipotermia

Fonte: Hostyn SV et al. Umidificação e aquecimento dos gases em VPM invasiva e não-invasiva. In: Barbosa AP, Johnston C, Carvalho WB. Fisioterapia. São Paulo: Editora Atheneu, 2008.

SANGRAMENTO NASAL

- A epistaxe geralmente é causada pelo ressecamento da mucosa nasal, secundariamente à passagem do gás.

RECOMENDAÇÃO

- O fluxo de gás deve ser adequadamente umidificado e aquecido, de modo a evitar esse tipo de lesão.

RINOSSINUSITES

■ Episódios de rinossinusites têm sido esporadicamente relacionados com a utilização da VNI.

RECOMENDAÇÃO

■ Utilizar o tratamento habitual para rinossinusite. A umidificação e aquecimento ótimos dos gases ofertados durante a VNI podem diminuir a ocorrência dessa complicação.

IRRITAÇÃO OCULAR

■ Ocorre devido ao escape de ar em direção aos olhos.

RECOMENDAÇÃO

■ O uso de interfaces de tamanho adequado à face do paciente, o posicionamento e o uso de sistema de presilhas adequados evitam esse tipo de complicação da VNI. Em quadros clínicos em que a irritação ocular não diminuir após a troca do modelo de interface ou após a suspensão do uso da VNI, um oftalmologista deve ser consultado.

DISTENSÃO ABDOMINAL

■ A insuflação gástrica é uma complicação frequente da VNI em recém-nascidos e lactentes.

■ Apesar de durante a sua aplicação haver uma pressão positiva sobre o trato digestivo superior (nas fases inspiratória e expiratória), o esfíncter esofagiano inferior exerce um efeito protetor, evitando a passagem de ar até um certo nível de pressão (normalmente, entre 20 e 25 cmH_2O). Quando aplicadas pressões acima dessa faixa de valores, a resistência do esfíncter esofagiano é vencida e ocorre acúmulo de ar, ocasionando aerofagia e, consequentemente, distensão abdominal.

■ A distensão abdominal, se volumosa, pode levar a restrição ventilatória, prejudicando a ventilação pulmonar, ocasionando a regurgitação de conteúdo gástrico e aumentando o risco de broncoaspiração, além de dificultar a alimentação pelas vias oral e enteral.

■ A distensão intestinal associada ao uso de VNI também foi descrita em recém-nascidos, com predomínio nos prematuros, submetidos a pressão positiva contínua nas vias aéreas (CPAP), por via nasal ou faríngea, e está relacionada à imaturidade funcional do intestino nessa faixa etária.

RECOMENDAÇÃO

■ Uso de sonda gástrica aberta durante a adaptação da VNI e até 1 hora após a instituição da mesma.

■ O reconhecimento precoce da distensão abdominal é importante para que as medidas corretivas sejam tomadas de imediato, minimizando os efeitos adversos relatados. Isso depende da atenção constante da equipe multiprofissional (enfermagem, fisioterapeutas, médicos intensivistas).

ASPIRAÇÃO DO CONTEÚDO GÁSTRICO

■ A ocorrência de vômitos e regurgitação na faixa etária pediátrica possibilita a aspiração do conteúdo gástrico, aspecto importante a ser considerado na administração do suporte não invasivo.

RECOMENDAÇÃO

■ As máscaras nasais são efetivas para a maioria dos pacientes pediátricos, mesmo quando há o extravasamento de gás oral. Apresentam um menor espaço morto estático, não ocasionam claustrofobia, aerofagia e risco de aspiração, além de permitirem a expectoração e a alimentação de maneira mais adequada.

EFEITOS CARDIOVASCULARES

■ A utilização de pressões intratorácicas elevadas pode ocasionar uma redução do retorno venoso para o ventrículo direito, com consequente queda do débito cardíaco e da pressão arterial sistêmica. Os pacientes hipovolêmicos e com disfunção miocárdica estão mais suscetíveis a esses efeitos.

RECOMENDAÇÃO

■ A utilização de valores de IPAP e EPAP adequados evita a hiperdistensão alveolar e o consequente aumento da pressão transpleural, que é a principal causa dos efeitos cardiovasculares.

REDUÇÃO DO FLUXO SANGUÍNEO CEREBRAL

■ Pode ocorrer em consequência às alterações cardiocirculatórias, que reduzem de maneira acentuada o retorno venoso cerebral, ocasionando o aumento da PIC e a redução da perfusão cerebral.

■ A redução do retorno venoso cerebral é secundária ao aumento das pressões intratorácicas, e também decorre da redução eventual do débito cardíaco e da pressão arterial.

- Não costumam ocorrer em pacientes sem alterações primárias do sistema nervoso central. Podem, no entanto, ser pronunciadas naqueles com alterações da complacência intracraniana, como no TCE e nos tumores intracerebrais.

RECOMENDAÇÃO

- A utilização de valores de IPAP e EPAP adequados evita a hiperdistensão alveolar e o consequente aumento da pressão transpleural.

BAROTRAUMA

- Pode ser secundário a falha mecânica do aparelho de VM ou a utilização inadequada por parte do operador, com a geração de pressões e/ou volumes correntes excessivos, levando a hiperdistensão alveolar, com maior tensão na parede do alvéolo, provocando sua ruptura. Raramente observado quando se utiliza adequadamente a VNI.

RECOMENDAÇÃO

- Manutenção do equipamento e treinamento da equipe para a utilização do método são suficientes para minimizar a ocorrência de barotrauma.

HIPOXEMIA

- Hipoxemia pode ser consequente a falha no funcionamento do sistema, secundária a desconexão da interface de VNI ou a piora das condições clínicas do paciente, com resultante piora na mecânica ventilatória.

RECOMENDAÇÃO

- Adequada fixação do sistema de VNI e utilização de equipamentos que sejam providos de alarmes e com adequada compensação de perdas. Além da monitoração adequada do paciente, essas medidas podem prevenir e facilitar o reconhecimento precoce da hipoxemia.

ANSIEDADE E AGITAÇÃO

- Normalmente ocorrem em pacientes com idade inferior a 10 anos e no início do tratamento com a VNI. Além da idade, o tipo de interface e a instabilidade do quadro clínico também são fatores que aumentam a ansiedade.

- De modo geral, as máscaras nasais costumam ser mais bem toleradas do que as faciais, assim como a utilização de capacetes para a aplicação de VNI em pacientes pediátricos não costuma ser bem tolerada, em face da sensação de claustrofobia.

RECOMENDAÇÃO

- Em crianças maiores, com maior capacidade de comunicação e compreensão, orientações sobre o funcionamento do sistema e os benefícios esperados geralmente são suficientes para diminuir a ansiedade e permitir o uso da VNI.

- No entanto, para aqueles pacientes que necessitam de sedação, deve-se optar por drogas que induzam uma sedação leve, de modo a melhorar a ansiedade e o desconforto. A cetamina em baixas doses é a droga mais preconizada (ver Capítulo 7), devido ao seu baixo risco de depressão do sistema ventilatório.

- Deve-se sempre afastar a hipótese de hipoxemia e hipercarbia como causas de ansiedade e agitação.

EMBOLIA GASOSA CEREBRAL

- Evento considerado raro. Há um relato de caso na literatura (Hung et al., 1998), em que uma criança de 13 anos de idade, com leucemia e pneumonia por citomegalovírus pós-transplante de medula, foi submetida a tratamento com VNI (IPAP 16 cmH2O, EPAP 5 cmH2O) e fluxo de oxigênio de 12 L/min, para manter uma SaO_2 > 90%. Após 2 semanas de VNI, desenvolveu inicialmente enfisema subcutâneo e, 6 horas depois, hemiparesia direita, com exame de tomografia sugestivo de infarto cerebral. Após 5 dias, houve a permanência do enfisema e a manutenção do quadro neurológico, sendo o paciente submetido à VPMI, e com consequente óbito pelas complicações.

RECOMENDAÇÃO

- Raramente o gás extravasado dos alvéolos pode passar à circulação pulmonar e acarretar uma embolia cerebral. No caso acima descrito, os autores concluíram que um dia antes do aparecimento do enfisema subcutâneo no paciente havia sinais de enfisema intersticial pulmonar. Portanto, sugerem que a melhor ação preventiva são as medidas específicas para controle do barotrauma, incluindo a mudança na estratégia ventilatória assim que um enfisema intersticial pulmonar é detectado.

HIPOPLASIA FACIAL

- Condição pouco considerada. Ocorre em pacientes que utilizam VNI em longo prazo, e em período precoce de vida.

- Há um relato na literatura de paciente que utilizou CPAP noturna por máscara facial dos 5 aos 15 anos de idade, por apresentar apneia obstrutiva do sono em decorrência de obesidade mórbida. Após 10 anos apresentava importante depressão facial na região perinasal, e uma avaliação especializada diagnosticou hipoplasia mandibular (Li et al., 2000).

RECOMENDAÇÃO

■ A monitoração do crescimento maxilomandibular é necessária em crianças mais jovens ou que utilizam a VNI em longo prazo.

■ O reconhecimento precoce pela equipe de saúde é fundamental para que medidas corretivas possam ser tomadas. A alternância periódica dos pontos de pressão da interface pode prevenir o problema.

REINALAÇÃO DE CO_2

■ A possibilidade de reinalação de CO_2 é um aspecto importante a ser considerado na administração do suporte não invasivo.

RECOMENDAÇÃO

■ As máscaras com orifício de exalação podem diminuir a reinalação de CO_2 quando comparadas ao uso de orifícios de exalação no circuito único dos aparelhos de VNI.

■ Observe a Tabela 5.2.

TABELA 5.2
EFEITOS ADVERSOS E RECOMENDAÇÕES

EFEITOS ADVERSOS	RECOMENDAÇÕES
Lesões faciais	• Utilização de máscaras adequadas ao paciente; • Uso de proteção para a pele no local de maior contato.
Necrose de aletas e septo nasais	• Utilização de proteção no local do contato da interface com a pele; • Verificação constante das condições locais da região de contato e readaptação da interface; • Evitar que em recém-nascidos a base da pronga entre em contato com a ponte nasal; • Aquecimento e umidificação do fluxo de gás.
Sangramento nasal	• Aquecimento e umidificação do fluxo de gás.
Sinusite	• Utilizar o tratamento habitual para sinusite.
Irritação ocular	• Utilizar interfaces adequadas, com posicionamento correto; • Consultar o oftalmologista em quadros importantes.
Distensão abdominal	• Avaliar uso terapêutico de sonda gástrica; • Monitoração e reconhecimento precoce por parte da equipe, para medidas corretivas imediatas.
Aspiração do conteúdo gástrico	• A utilização de máscaras nasais é efetiva para a prevenção de aspiração nos pacientes pediátricos.
Efeitos cardiovasculares	• Utilização de valores de IPAP e EPAP adequados.

Continua

SÉRIE FISIOTERAPIA EM NEONATOLOGIA E PEDIATRIA

Continuação

EFEITOS ADVERSOS	RECOMENDAÇÕES
Redução do fluxo sanguíneo cerebral	• Utilização de valores de IPAP e EPAP.
Barotrauma	• Manutenção do equipamento e treinamento da equipe para a utilização correta do método.
Hipoxemia	• Fixação adequada do sistema de VNIPP; • Utilização de equipamentos providos de alarmes e com adequada compensação de perdas, além da monitoração adequada do paciente.
Ansiedade e agitação	• Orientações sobre o funcionamento do sistema de VNIPP e sobre os benefícios esperados, para crianças maiores, com capacidade de comunicação e de compreensão; • Optar pela sedação leve nos pacientes que necessitarem. A cetamina em baixas doses é a droga mais preconizada, pelo baixo risco de depressão do sistema ventilatório; • Monitorização de hipoxemia e hipercarbia como causa de ansiedade e agitação.
Embolia gasosa cerebral	• Prevenção do barotrauma, incluindo a mudança na estratégia ventilatória, assim que for detectado um enfisema intersticial pulmonar.
Hipoplasia facial	• Monitoração do crescimento maxilomandibular em crianças mais jovens ou que utilizam a VNIPP em longo prazo; • Reconhecimento precoce pela equipe de saúde para a adoção de medidas corretivas; • Alternar periodicamente os pontos de pressão da interface.
Reinalação de CO_2	• Utilizar máscaras com orifício de exalação.

REFERÊNCIAS

1. Abdel-Hady H, Matter M, Hammad, et al. Hemodynamic changes during weaning from nasal continuous positive airway pressure. Pediatrics 2008; 122:e1086-90.
2. Alvares BR, Mezzacappa MAMS, Mendes TB. Padrões aéreos normais e patológicos no tubo digestivo do recém-nascido: achados radiológicos. Revista da Imagem 2007; 29(4): 133-8.
3. Elliot MV, Ambrosino N. Noninvasive ventilation in children. Eur Respir J 2002; 20:1332-42.
4. Fauroux B, Lavis JF, Nicot F, et al. Facial side effects during noninvasive positive pressure ventilation in children. Intensive Care Med 2005; 31:965-9.
5. Gregoretti C, Confalonieri M, Navalesi P, et al. Evaluation of patient skin breakdown and comfort with a new face mask for noninvasive ventilation: a multi-center study. Intensive Care Med 2002; 28:278-84.
6. Jatana KR, Oplatek A, Stein M, et al. Effects of nasal continuous positive airway pressure and cannula use in the neonatal intensive care unit setting. Arch Otolaryngol Head Neck Surg 2010; 136(3):287-91.
7. Mahmoud RA, Roehr CC, Schmalisch G. Current methods of non-invasive ventilatory support for neonates. Paediatric Respiratory Reviews 2011; 12:196-205.

8. Pavone M, Verrilo E, Caldarelli V, et al. Non-invasive positive pressure ventilation in children. Early Human Development 2013; 89: S25-S31.
9. Sahni R, Schiaratura M, Polin RA. Strategies for the prevention of continuous positive airway pressure failure. Semin Fetal Neonatal Med 2016; 21(3):196-203.
10. Schonhofer B, Sortor-Leger S. Equipament needs for noninvasive mechanical ventilation. Eur Respir J 2002; 20: 1029-36.
11. Simonds AK. Pneumothorax: an important complication of noninvasive ventilation in neuromuscular disease. Neuromuscul Disord 2004; 14:351-2.

INTERNET (ACESSO LIVRE)

1. Hung SC, Hsu HC, Chang SC. Cerebral air embolism complicating bilevel positive airway pressure therapy. Eur Respir J 1998; 12:235-7. Disponível em: http://erj.ersjournals.com/cgi/reprint/12/1/235.
2. Li KK, Riley RW, Guilleminault C. An unreported risk in the use of home nasal continuous positive airway pressure and home nasal ventilation in children: mid-face hypoplasia. Chest 2000; 117:916-8. Disponível em: http://www. chestjournal.org/cgi/reprint/117/3/916.
3. http://www.intersurgical.com/products/critical-care/starmed-castar-infant-hood-for-cpap-therapy e https://jmlanderos.wordpress.com/2006/09/17/vmni-helmet/

Causas de Falha da Ventilação Não Invasiva (VNI)

Ana Carolina da Silva Coelho
Priscila Pazero

- A ventilação não invasiva (VNI) vem sendo cada vez mais utilizada como forma de suporte ventilatório no âmbito hospitalar e domiciliar, para pacientes tanto adultos como pediátricos/neonatais. Esse fato levou a população científica a estudá-la amplamente a fim de estabelecer suas indicações e contraindicações, bem como suas vantagens e complicações (Tabelas 6.1 e 6.2).[1,2]

TABELA 6.1
INDICAÇÕES E CONTRAINDICAÇÕES DA VNI

INDICAÇÕES DA VNI	CONTRAINDICAÇÕES ABSOLUTAS DA VNI
• IVA hipoxêmica: pneumonia, asma aguda grave, bronquiolite	• Hemorragia digestiva alta, vômitos ou distensão abdominal moderada/grave
• Insuficiência ventilatória pós-extubação	• Ausência de respiração espontânea
• Edema agudo de pulmão	• Trauma cranioencefálico ou de face que não permita ajuste da interface
• Hipoventilação: atelectasia, doenças neuromusculares, apneia obstrutiva do sono	• Pneumotórax não drenado ou pneumonia com pneumatocele
• Patologias crônicas agudizadas: fibrose cística, bronquiolite obliterante	**CONTRAINDICAÇÕES RELATIVAS DA VNI**
	• Adaptação inadequada à interface e/ou agitação psicomotora extrema
	• Persistência de trocas gasosas inadequada com necessidade de FiO_2 elevada

Legenda: IVA = insuficiência ventilatória aguda; FiO_2 = fração inspirada de oxigênio.

TABELA 6.2
VANTAGENS E DESVANTAGENS DA VNI

VANTAGENS DA VNI	COMPLICAÇÕES DA VNI
• Reduz a necessidade de intubação	• Hiperdistensão alveolar
• Reduz a necessidade de sedação	• Lesões de face e de mucosa pela interface
• Reduz a incidência de pneumonia hospitalar associada à ventilação pulmonar mecânica	• Distensão abdominal e exacerbação de refluxo gastresofágico
• Previne internação nas unidades de terapia intensiva	• Diminuição do retorno venoso, do débito cardíaco e da pressão arterial

■ Tais fatores possuem extrema importância na avaliação de populações que apresentam patologias em que a utilização da VNI é válida. Variáveis como a evolução do paciente, treinamento dos profissionais da unidade e custos devem ser avaliadas antes de se determinar se o uso desse procedimento será vantajoso.[3]

■ A falha da VNI é definida como a necessidade de intubação intratraqueal. É muito importante reconhecer precocemente quando a VNI falhou. Sua eficiência depende da indicação, do equipamento adequado e do tipo de paciente. O reconhecimento dos fatores de risco e dos indicadores de falha é importante para evitar a insistência nesse tipo de suporte ventilatório, retardando assim a intubação.[4-9]

FATORES DE RISCO PARA A FALHA DA VNI

ESCOLHA INADEQUADA DA INTERFACE

■ A VNI em neonatologia e pediatria pode ser realizada por meio de diversas interfaces (prongas nasais, máscaras nasais e faciais). A escolha inadequada da interface acarreta problemas técnicos como vazamentos de ar em torno da interface, podendo levar a irritação ocular, lesão na pele, dor, desconforto, agitação, irritabilidade e necessidade de níveis maiores de sedação. Esses efeitos podem resultar em descontinuidade e falha da VNI.[5,10,11]

AGITAÇÃO E FALTA DE COOPERAÇÃO

■ A cooperação do paciente é importante para o sucesso da VNI. A agitação logo após a aplicação da interface muitas vezes pode associar-se a falha da VNI. Isso se deve à dificuldade da sincronização do paciente com o aparelho de ventilação pulmonar mecânica (VPM).[4-6,12]

ASSINCRONIA

■ A coordenação paciente-aparelho de VPM é um fator muito importante, especialmente em crianças.[13] Bernet et al. (2005)[14] observaram que dos 18 pacientes que falharam no uso da VNI quatro foram por assincronia com a ventilação, devido a agitação que não respondeu com sedação leve.

APNEIA

- Campion et al. (2006)[15] avaliaram os fatores preditivos para a falha de VNI em 101 lactentes, com média de idade de 49 dias e diagnóstico de bronquiolite viral aguda, e a apneia foi um fator de risco para a falha da VNI.

CARACTERÍSTICAS DEMOGRÁFICAS

Idade

- Em pediatria e neonatologia a menor idade mostra-se como um fator de risco para a falha da VNI.[15,16]

Peso

- O menor peso está correlacionado aos índices de falha da VNI. Colunga et al. (2009)[13] avaliaram as características demográficas de lactentes em uso da VNI e observaram que o menor peso foi fator preditivo para a falha da VNI. Em seu estudo o grupo que apresentou falha obteve uma média de peso de 6,3 kg e a do grupo com sucesso foi de 9,6 kg.

ESCORE DE GRAVIDADE

- Essouri et al. (2006),[5] em seu estudo de 5 anos em uma unidade de cuidados intensivos (UCI) pediátrica, avaliaram o PRISM II (Pediatric Risk of Mortality) e o PELOD (Paediatric Logistic Organ Disfunction) de dois grupos, tendo o primeiro obtido falha da VNI e o segundo, sucesso. Observaram que o primeiro grupo apresentou maiores valores nos índices quando comparados ao segundo grupo (PRISM II 13 *versus* 9; PELOD 12 *versus* 5).

- Bernet et al (2005).[14] avaliaram fatores para o sucesso e a falha da VNI em lactentes e crianças em IVA. O valor de PIM 2 (Pediatric Index of Mortality II) foi maior no grupo em que a VNI falhou (média de 3,35). Em contrapartida, o grupo que obteve sucesso apresentou uma média de PIM 2 de 2,90.

- Eis a seguir um fluxograma de fatores de risco para a falha da VNI (Figura 6.1).

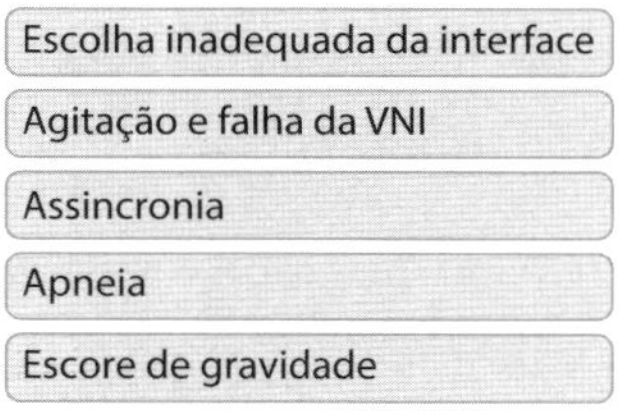

Escolha inadequada da interface

Agitação e falha da VNI

Assincronia

Apneia

Escore de gravidade

Legenda: VNI = ventilação não invasiva

FIGURA 6.1 – Fatores de risco para a falha da VNI.

INDICADORES DE FALHA DA VNI

PRESSÃO ARTERIAL DE OXIGÊNIO (PAO$_2$)

- A PaO$_2$ é um bom parâmetro à resposta da VNI. Caso o paciente apresente a PaO$_2$ menor que 65 mmHg com necessidade de uma fração inspirada de oxigênio (FiO$_2$) maior ou igual a 0,6, isso indicará falha da VNI.[8,10]

PRESSÃO ARTERIAL DE GÁS CARBÔNICO (PACO$_2$)

- Sandrine et al. (2006)[5] analisaram a PaCO$_2$ antes e 2 horas após a realização da VNI no grupo falha vs sucesso (Figura 6.2), demonstrando que o grupo falha apresentou uma PaCO$_2$ maior que o grupo sucesso (50,6 vs 47,6 mmHg) antes da realização da VNI. Esses valores aumentaram após 2 horas da VNI nos grupos (56,9 vs 44,1 mmHg).

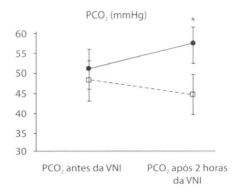

FIGURA 6.2 – Evolução da média do PaCO$_2$ em pacientes que evoluíram com sucesso e falha da VNI. (De Sandrine et al., 2006.[5])

- No estudo observacional de Colunga et al. (2009)[13] com 116 lactentes, foram observadas as variações dos níveis de PaCO$_2$ de 6 a 24 horas de VNI. O grupo que falhou obteve um valor maior de PaCO$_2$ nas primeiras 6 horas comparado ao grupo sucesso (65,9 vs 46,5 mmHg). O valor da PaCO$_2$ aumentou após 24 horas de VNI no grupo falha enquanto o grupo sucesso manteve o valor de PaCO$_2$ (78,1 vs 46,5 mmHg).

FRAÇÃO INSPIRADA DE OXIGÊNIO (FIO$_2$)

- Bernet et al. (2005),[14] estudando crianças com idade média de 3,4 anos, avaliaram os fatores preditivos para falha vs sucesso da VNI. O grupo em que a VNI falhou necessitou de valores de FiO$_2$ maiores (0,8%) do que o grupo sucesso (0,4%). O nível de FiO$_2$ após 1 hora de VNI pode ser um fator preditor para o sucesso.

RELAÇÃO PAO_2/FIO_2

- Villanueva et al. (2005)[17] avaliaram os efeitos da VNI em 23 pacientes de 36,7 meses com IVA hipoxêmica, hipercápnica e após a extubação. Após o uso da VNI houve melhora significativa da relação PaO_2/FiO_2. Yanez et al. (2008)[16] realizaram estudo controlado e randomizado multicêntrico em Santiago no Chile, com 50 pacientes com idade de 1 mês a 15 anos com IVA. Destes, 25 receberam VNI, e, comparando a relação PaO_2/FiO_2 da admissão com os valores após a instituição da VNI, houve uma melhora significativa.[1]

- No estudo de Jaber et al. (2005)[18] com 72 pacientes, em 24 dos quais houve falha no uso da VNI após cirurgia abdominal, dos itens avaliados para predizer critérios para a falha a relação PaO_2/FiO_2 foi menor no grupo falha comparado ao grupo sucesso, estabelecendo uma média, respectivamente, de 123 *vs* 194 mmHg antes do uso da VNI e 138 *vs* 253 mmHg após 1 hora de uso da VNI (Figura 6.3).

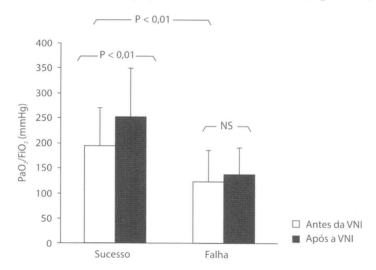

FIGURA 6.3 – Relação PaO_2/FiO_2 obtida antes e após VNI nos grupos sucesso e falha. (De Sandrine et al., 2006.[5])

pH

- O estudo de Prado et al. (2005)[19] com 14 pacientes pediátricos que utilizaram VNI demonstrou que a diminuição do pH para valores menores que 7,25 após a instituição da VNI indica um fator de risco para falha da mesma.

- Bernet et al. (2005)[14] estudaram 42 crianças antes e 1 hora após a realização da VNI. Comparando o grupo falha *vs* sucesso, o valor do pH foi menor no grupo falha antes da VNI (7,28 *vs* 7,25) e após 1 hora da VNI (7,33 *vs* 7,32).

- A Figura 6.4 ilustra a taxa de falha da VNI em quatro ensaios clínicos randomizados. Os três estudos indicados pelas barras pretas foram aqueles nos quais a VNI foi utilizada em insuficiência respiratória aguda leve a moderada, enquanto a barra cinza indica o estudo em que a VNI foi utilizada em insuficiência respiratória aguda grave.[20]

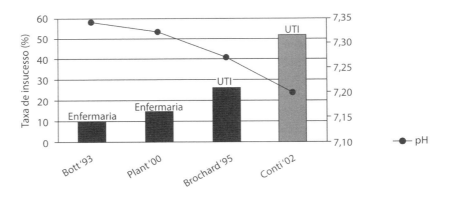

FIGURA 6.4 – Taxa de falha da VNI em quatro ensaios clínicos randomizados. (De Nava et al., 2006.23.)

FREQUÊNCIA RESPIRATÓRIA (FR)

- Sandrine et al. (2006)[5] avaliaram a variação da FR no grupo falha *vs* sucesso da VNI. A FR foi maior no grupo falha tanto antes quanto 2 horas após a VNI, sendo de 54 *vs* 49,3 incursões por minuto (ipm) e de 52,4 *vs* 37,5 ipm, respectivamente (Figura 6.5).

- Num ensaio clínico randomizado[21] avaliando os efeitos da VNI em 16 crianças com 12 anos com obstrução das vias aéreas inferiores, o grupo que utilizou com sucesso a VNI respondeu com uma diminuição significativa da FR.

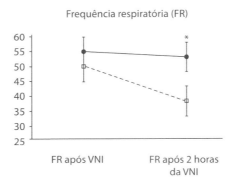

FIGURA 6.5 – Evolução da média de frequência respiratória do grupo sucesso e falha da VNI durante e após 2 horas de VNI. (De Sandrine et al., 2006.[5])

SATURAÇÃO DE PULSO DE OXIGÊNIO (SPO$_2$)

- Uma série retrospectiva com 28 pacientes pediátricos com idades entre 4 meses e 16 anos, que apresentaram IVA hipoxêmica por pneumonia Metha, avaliou os efeitos na SpO$_2$ após o uso da VNI e verificou piora da oxigenação e queda da SpO$_2$ nos pacientes com falha da VNI[22].

SINAIS DE DESCONFORTO RESPIRATÓRIO

- Ativação da musculatura acessória e/ou respiração paradoxal além de tiragens subdiafragmática e intercostal indica má resposta à VNI.[8,10,23]

INSTABILIDADE HEMODINÂMICA

- O uso de drogas vasoativas e arritmias são contraindicações para o uso da VNI.[4] Em uma meta-análise, Agarwal et al. (2007)[24] enfatizam que diminuição da pressão arterial (PA) foi um fator para a falha da VNI.

REBAIXAMENTO DO NÍVEL DE CONSCIÊNCIA

- Uma pontuação de 10 na Escala de Coma de Glasgow indica rebaixamento do nível de consciência, o que contraindica a aplicação da VNI e favorece a indicação de intubação intratraqueal.[8,24,25]

- Um estudo multicêntrico (37 hospitais)[26] analisou 221 pacientes após a extubação que foram randomizados para utilização da VNI. Dos pacientes que falharam, uma das causas identificadas foi a alteração do nível de consciência, tornando o paciente incapaz de tolerar a VNI.

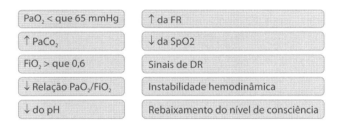

Legenda: VNI = ventilação não invasiva; PaO_2 = pressão de oxigênio alveolar; $PaCO_2$ = pressão parcial de gás carbônico no sangue; FiO_2 = fração inspirada de oxigênio; pH = potencial de hidrogênio; FR = frequência respiratória; SpO_2 = saturação de pulso de oxigênio; DR= desconforto respiratório.

FIGURA 6.6 – **Indicadores de falha da VNI.**

FATORES-CHAVE PARA O SUCESSO DA VNI

- Existem alguns fatores a serem levados em consideração antes, durante e após a aplicação da VNI (Tabela 6.7).[27]

TABELA 6.7
FATORES-CHAVE PARA O SUCESSO DA VNI

Manutenção geral e limpeza do material
Habilidade para reconhecer os problemas e agir corretamente
Selecionar e monitorar o paciente adequadamente
Tratar a condição subjacente agressiva e rapidamente
Manter prontidão para a intubação imediata quando houver falha da VNI

CASO CLÍNICO

- Paciente J.H.G., 1 ano e 2 meses, peso: 7 kg. Portador de síndrome de Down e megacólon congênito (corrigido há 6 meses), dá entrada no pronto-socorro desidratado, descorado, com história de diarreia há 5 dias, tosse produtiva há 3 evoluindo com cansaço após mamada e piora do quadro nas últimas 12 horas. Ao exame físico: sinais de aumento do trabalho ventilatório (tiragens subdiafragmática e intercostais, batimento de aletas nasais e uso de musculatura ventilatória acessória); gasometria arterial acusando acidose mista (pH: 7,30 pCO_2: 58 pO_2: 50 HCO_3:10,6 BE: - 6,2 Sat: 87%). A radiografia de tórax apresenta pequena hipotransparência em terço inferior de hemitórax esquerdo. Paciente foi transferido para a UTI Pediátrica, e a conduta da fisioterapia foi a instalação da VNI em modo *bilevel* com máscara orofacial objetivando reverter o distúrbio ventilatório, amenizando os sinais da IVA e, por consequência, reduzindo os riscos de intubação orotraqueal, bem como a morbimortalidade.

- Após 2 horas em uso contínuo da VNI, o paciente evolui com taquicardia, piora da perfusão periférica, pulsos finos, mantendo os sinais de desconforto ventilatório e com presença de piora laboratorial e radiológica:

  - gasometria arterial: pH: 7,21 pCO_2: 67 pO_2: 68,3 HCO_3: 6,5 BE:-17,9 Sat: 90%;

  - RX: presença de infiltrados difusos em ambos os hemitórax com hipotransparência em dois terços inferiores esquerdos.

- A partir daí, o diagnóstico do paciente foi fechado como choque séptico de foco pulmonar, choque hipovolêmico e distúrbio ácido-base grave. Levando em consideração a piora importante da acidose metabólica, associada à instabilidade hemodinâmica, agravadas pelo insucesso do suporte ventilatório, a fisioterapia discute com a equipe médica, que opta pela IOT.

- Nesse caso, pode-se observar a importância do acompanhamento rigoroso, bem como identificar o mais precocemente possível os fatores que levam à falha da VNI.

REFERÊNCIAS

1. Gonzaga CS, Silva DCB, Alonso CFR, Oliveira CAC, Torreão LA, Troster EJ. Ventilação não invasiva em crianças com insuficiência respiratória aguda – uma revisão sistemática. Einstein 2011; 9(1 Pt 1):90-4.
2. Loh LE, Chan YH, Chan I. Ventilação não-invasiva em crianças. J Pediatr 2007; 87(2 Supl):S91-99.
3. Barbosa AP, Johnston C, Carvalho WB. Série Terapia Intensiva Pediátrica e Neonatal – Ventilação não-invasiva em neonatologia e pediatria. São Paulo: Editora Atheneu, 2007. pp. 267-73.
4. Schettino GPP, Reis MAS, et al. III Consenso Brasileiro de Ventilação Mecânica – Ventilação mecânica não-invasiva com pressão positiva. J Bras Pneumol 2007; 33(Supl 2): S92-S105.
5. Essouri S, et al. Noninvasive positive pressure ventilation: Five years of experience in a pediatric intensive care unit. Pediatr Crit Care Med 2006 7(4).
6. Teague WG. Noninvasive ventilation in the pediatric intensive care unit for children with acute respiratory failure. Wiley-Liss, Inc. 2003.

7. Santiago ICM, Meireles FMS, Kuehner CP, Almeida MA. Conhecimento e experiência de fisioterapeutas sobre ventilação não invasiva. RBPS, Fortaleza, jul./set., 2011; 24(3): 214-20.
8. Holanda MA, et al. Ventilação não-invasiva com pressão positiva em pacientes com insuficiência respiratória aguda: fatores associados à falha ou ao sucesso. J Pneumol nov-dez de 2001; 27: 6.
9. Garpestad E, Hill NS. Noninasive ventilation for acute lung injury? How often should we try, how often should we fail? Critical Care 2006; 10:147.
10. Codazzi D et al. Continuous positive airway pressure with modified helmet for treatment for hipoxemic acute respiratory failure in infants and a preschool population: a feasibility study. Pediatric Crit Care Med 2006; 7: 5.
11. Silva DCB, Foronda FAK, Troster EJ. Ventilação não-invasiva em pediatria. J Pediatr (RJ) 2003; 79 (Supl. 2): S161-S168.
12. Essouri S, et al. Physiological effects of noninvasive positive ventilation during acute moderate hypercapnic respiratory insufficiency in children. Intensive Care Med 2008; 34:2248-55.
13. Colunga JM et al. Predictive factors of non invasive ventilation failure in critically ill children: a prospective epidemiological study. Intensive Care Med 2009; 35:527-36.
14. Bernet V, Hug MI, Frey B. Predictive factors for the success of noninvasive mask ventilation in infants and children with acute respiratory failure. Pediatric Crit Care Med 2005; 6: 6.
15. Campion A, et al. Ventilation non invasive des nourrissons ayant une infection respiratoire severe presumée a virus respiratoire syncitial: faisabilitte et criteries d`echec. Archives de pédiatrie. Vol. 12, N° 11. Elsevier Masson, 2006.
16. Yanez LJ, et al. A prospective, randomized, controlled trial of noninvasive ventilation in pediatric acute respiratory failure. Pediatr Crit Care Med 2008;9(5): 484-9.
17. Villanueva AME, et al. Aplicación de ventilación no invasiva en una unidad de cuidados intensivos pediátricos. An Pediatr 2005;62(1):13-9.
18. Jaber S. Outcomes of patients with acute respiratory failure after abdominal surgery treated with noninvasive positive pressure ventilation. Chest 2005; 128;2688-95.
19. Prado FA, et al. Ventilación no invasiva como tratamiento de la insuficiencia respiratoria aguda en pediatría. Rev Med Chile 2005; 133: 525-33.
20. Stefano N, et al. Time of non-invasive ventilation. Intensive Care Med 2006; 32:361-70.
21. Thill PJ, et al. Noninvasive positive-pressure ventilation in children with lower airway obstruction. Pediatr Crit Care Med 2004;5(4):337-42.
22. Mehta S, Hill NS. Non invasive ventilation. Am J Respir Crit Care Med 2001; 163: 540-77.
23. Nava S, Ceriana P. Causes of failure of noninvasive mechanical ventilation. Respiratory Care March 2004; 49: 3.
24. Agarwall RA, et al. Role of noninvasive positive-pressure ventilation in postextubation respiratory failure: a meta-analysis. Respiratory Care November 2007; 52 :11.
25. Loh LE, Chan YH, Chan I. Noninvasive ventilation in children: a review. J Pediatr (RJ) 2007; 83 (2 Suppl):S91-S99.
26. Esteban A, et al. Noninvasive positive-pressure ventilation for respiratory failure after extubation. N Engl J Med 2004; 350:2452-60.
27. Carvalho, WB; Johnston, C; Barbosa A. Ventilação não invasiva em Pediatria e Neonatologia. São Paulo:Editora Atheneu, 2006.

Sedação e Analgesia do Paciente em Ventilação Não Invasiva (VNI)

Arnaldo Prata Barbosa
Cíntia Johnston

INTRODUÇÃO

- A utilização de analgossedação em terapia intensiva pediátrica (UTIP) e neonatal (UTINeo) tem sido cada vez mais frequente, tanto para pacientes clínicos quanto para pacientes em pós-operatório. Isso se deve a uma difusão crescente dos conhecimentos sobre a dor em crianças, desfazendo mitos equivocados sobre maior tolerância à dor nessa faixa etária, assim como à melhor percepção e compreensão da ansiedade associada à doença de base e ao seu tratamento. Procura-se disseminar a necessidade de humanização e conforto no ambiente das UTIP, e a analgossedação é uma parte desse contexto.

- Dor e ansiedade frequentemente se combinam para compor o quadro de estresse emocional observado no paciente pediátrico. O ambiente estranho, algumas vezes longe dos pais, a sensação de insegurança, os dispositivos instalados de modo constante (como drenos e/ou sondas, dentre outros dispositivos) ou procedimentos invasivos realizados de modo intermitente (punções venosas ou arteriais, curativos, aspirações de vias aéreas, dentre outros procedimentos) são alguns dos fatores que contribuem para esse estresse emocional. Consequentemente, é natural que se recorra ou, pelo menos, se considere o uso de sedação e/ou analgesia nessas situações clínicas.

- No entanto, a utilização de analgossedação durante a VNI oferece muitos desafios, ao mesmo tempo que o conforto, o ambiente humanizado, a redução da dor e da ansiedade continuam sendo objetivos importantes do tratamento em UTIP e UTINeo. A necessidade de maior interação entre o paciente e o aparelho (preservar a capacidade da criança para o disparo do aparelho e manter o sincronismo paciente-aparelho de ventilação mecânica – VM) durante o uso da VNI pressupõe a menor utilização possível de agentes medicamentosos que possam reduzir a capacidade respiratória.

- Entretanto, a habilidade do paciente em cooperar e sincronizar com o aparelho de VM é um fator importante para o sucesso ou a falha da VNI. Em pediatria, essa cooperação é tanto mais facilmente obtida quanto maior for o paciente. Crianças com mais de 10 anos de idade em geral são as que mais cooperam. Crianças menores, principalmente lactentes e pré-escolares, em geral ficam mais agitadas ao serem submetidas à VNI, sobretudo no momento de adaptação da interface, havendo a necessidade de sedação leve em alguns casos.

■ O conforto e a adaptação do paciente e, portanto, a menor necessidade de sedação dependem também do modo de VM e do modelo de interface adotados. Um escape de gás extenso, decorrente da fixação inadequada da interface, por exemplo, pode causar desconforto e assincronia, principalmente se o modo ventilatório utilizado for a PSV, pois fugas importantes interferem de modo significativo com a capacidade de disparo do aparelho de VM. Isso gera tempos inspiratórios prolongados e fluxos altos sobre a face do paciente, interferindo na condução ventilatória (*drive*) e diminuindo a colaboração do paciente. O sincronismo melhora se a fase inspiratória for terminada a tempo e não a fluxo e, fundamentalmente, se um mecanismo compensatório dessas perdas de gás for disponível no equipamento utilizado (exemplo: sistema de *autotracking*, disponível em alguns equipamentos desenvolvidos especificamente para VNI).

■ A utilização de sistemas assisto-controlados (A/C) a volume pressupõe uma programação adequada do volume corrente (VC), sempre prevendo a possibilidade de escape de gás, quase inevitável em pediatria, de modo a atender às necessidades ventilatórias do paciente, diminuindo a agitação e o desconforto.

■ O padrão respiratório também deve ser considerado. Um *drive* diminuído pode significar melhora na ventilação (normalização dos níveis de $PaCO_2$). Entretanto, aumento do *drive* e da assincronia paciente-aparelho de VM pode ocorrer devido a falha no mecanismo de sensibilidade do aparelho ou a alteração da mecânica respiratória do paciente, causas que exigem correção dos parâmetros estipulados, sedação leve, ou reconhecimento de falha da VNI.

■ Em geral, os fatores anteriormente especificados, e ainda muitos outros de origem diversa, podem levar a hipoxemia e hipercapnia e, consequentemente, a agitação e desconforto. Portanto, qualquer fator que leve a essas condições deve ser reconhecido e corretamente abordado pela equipe multiprofissional antes de se considerar necessária a sedação da criança ou de se considerar falha da VNI.

■ Além da atenção a todos esses fatores, é importante tentar transmitir maior segurança ao paciente e à família, por meio de informações claras sobre os procedimentos a serem realizados, com incentivos sucessivos. Essa estratégia, geralmente, é suficiente para obter a colaboração da criança e da família/cuidador, sem a necessidade do uso de sedação ou de ansiólise.

■ Os pacientes pediátricos com insuficiência ventilatória crônica (IVC) que utilizam a VNI apenas durante o período noturno (durante o sono) raramente necessitam de sedação concomitante.

■ A literatura não apresenta protocolos de sedação e analgesia específicos para pacientes submetidos à VNI. A maioria dos autores e dos serviços especializados afirma não utilizar nenhuma medicação sedativa ou usar sedação leve em doses baixas para crianças com idade inferior a 10 anos, que estejam muito ansiosas ou que demonstrem desconforto com o uso da interface, sobretudo durante a adaptação, e nas primeiras horas de uso da VNI.

SÉRIE FISIOTERAPIA EM NEONATOLOGIA E PEDIATRIA

- Quando se opta pela utilização de alguma medicação sedativa ou analgésica, considera-se que os pacientes em VNI devem permanecer em nível de sedação consciente. Por isso, o ideal é usar medicações que tenham efeito mínimo ou ausente na depressão do sistema nervoso central da respiração.

- O intensivista pediátrico, de modo geral, enfrenta alguns desafios no manejo dessas medicações. Administrar a menor dose para conseguir o efeito clínico desejado e prevenir a síndrome de abstinência são alguns deles. Durante o processo de VNI, considera-se principalmente o risco de depressão do sistema nervoso central, que é um paraefeito de muitas dessas medicações, o que torna, muitas vezes, seu uso incompatível com essa forma de suporte ventilatório. É fundamental que os pacientes em uso da VNI mantenham um *drive* ventilatório adequado, de modo a disparar adequadamente o aparelho de VM e possibilitar a ventilação e a oxigenação adequadas.

SEDAÇÃO E ANALGESIA

- De acordo com o American College of Emergency Physicians (ACEP), a American Academy of Pediatrics (AAP), a American Society of Anesthesiologists (ASA) e a Joint Commission on Accreditation of Healthcare Organizations (JCAHO), o termo sedação abrange diferentes níveis de consciência e despertar. De acordo com essas entidades, a sedação pode ser assim definida:

  - *Sedação consciente ou sedação leve e moderada* – a sedação leve é equivalente à ansiólise, e a sedação moderada é uma diminuição do nível de consciência com manutenção dos reflexos protetores de vias aéreas e resposta a estímulos físicos suaves e comandos verbais.

  - *Sedação profunda* – é a diminuição do nível de consciência sem resposta a comandos verbais e perda dos reflexos protetores das vias aéreas, necessitando de suporte ventilatório.

- A progressão entre os diferentes níveis de sedação (moderada, profunda ou anestesia) é variável e individual e pode ocorrer de modo contínuo e progressivo.

- Os grupos de medicações mais utilizadas para sedação consciente, indicadas para uso durante a VNI, são: a cetamina, o midazolam e a dexmedetomidina.

CETAMINA

- Agente sedativo que promove também analgesia e amnésia. Pode ser administrada por vias oral, intramuscular e intravenosa. Preserva os reflexos protetores de vias aéreas e causa mínima depressão ventilatória. Pode ocasionar hipersecreção traqueobrônquica e, em alguns casos, laringoespasmo. A associação com atropina é recomendada a fim de reduzir o efeito hipersecretor, assim como o uso concomitante de midazolam, que reduz a agitação e a disforia, também relacionadas com o uso da cetamina, principalmente em crianças com idade acima de 3 anos. No entanto, essa última associação provoca uma maior duração do efeito sedativo. Outros efeitos colaterais descritos são nistagmo, ataxia, *rash* cutâneo transitório, náuseas e vômitos, aumento da pressão intracraniana e da pressão intraocular. A cetamina tem efeito broncodilatador, apresentando algumas vantagens quando a VNI é indicada pela presença de obstrução das vias aéreas inferiores de pequeno calibre.

- Para muitos autores e serviços especializados, esta é a medicação eleita para uso durante a VNI, preferencialmente em doses baixas, por meio de bolo inicial de 0,25 a 1,0 mg/kg, seguido de infusão contínua, na dose de 0,25 mg/kg/h, ajustada de acordo com a tolerância da criança.

BENZODIAZEPÍNICOS

- São medicações sedativas amplamente utilizadas devido a seus efeitos de ansiólise, amnésia e relaxamento muscular associados. Não conferem analgesia. Esta classe de agentes inclui o diazepam, o lorazepam e o midazolam, sendo este último mais utilizado devido à possibilidade de administração por várias vias (oral, nasal, retal, intramuscular e intravenosa) e por apresentar menor duração de ação em relação aos demais, além de menor risco de depressão ventilatória.

- Os benzodiazepínicos são excelentes coadjuvantes no tratamento da dor quando associados a um analgésico opioide (embora esta associação aumente o risco de depressão ventilatória), ou para diminuir os efeitos adversos de agitação e disforia, observados em alguns pacientes durante o uso da cetamina. Podem ainda apresentar como efeitos adversos excitabilidade paradoxal e hipotensão arterial moderada. O flumazenil é a medicação antagonista que reverte esses efeitos adversos dos benzodiazepínicos.

- Quando a escolha for o midazolam, deve-se procurar usar preferencialmente doses em minibolo (0,05 a 0,1 mg/kg) a critério médico, geralmente mais necessárias durante a adaptação e nas primeiras horas da VNI, enquanto não se conseguem a melhora clínica e a maior colaboração do paciente. Caso essa estratégia não esteja sendo suficiente, pode-se tentar a infusão contínua, também em doses baixas (0,05 a 0,1 mg/kg/h), ajustadas de acordo com a tolerância da criança.

DEXMEDETOMIDINA

- É um agente agonista alfa-2-seletivo, com efeitos sedativos e analgésicos. Potencializa os efeitos hipnótico e analgésico do opioide. Não causa depressão ventilatória e tem poucos efeitos cardiovasculares, como hipotensão arterial e bradicardia, sem repercussão hemodinâmica, na maioria das vezes, e que desaparecem com a interrupção da medicação. Embora bastante utilizada em adultos em pós-operatório, geralmente por curtos períodos (até 24 horas), existem poucos estudos em pediatria. No entanto, os resultados preliminares são promissores, e alguns centros a utilizam em casos selecionados, inclusive durante a VNI, quando indicado.

- O uso dessa medicação na fase inicial da VNI pode facilitar a adaptação e a aceitação pelo paciente pediátrico. No início da administração, níveis séricos terapêuticos são mais rapidamente atingidos com uma infusão de 1 μg/kg em 10 min. A seguir, as taxas de infusão descritas para os pacientes pediátricos variam de 1 a 2 μg/kg/h, devendo ser tituladas de acordo com o efeito desejado.

ACOMPANHANDO O NÍVEL DE SEDAÇÃO

- O acompanhamento clínico constante do paciente durante o processo de VNI é fundamental para avaliar o nível de sedação ideal. O padrão respiratório, a frequência respiratória (FR), a monitoração com oximetria de pulso e a gasometria arterial são indispensáveis para a avaliação adequada do paciente submetido a sedação, mesmo que leve. No entanto, avaliar a dor e a ansiedade do paciente pediátrico nem sempre é fácil. Para ajudar, existem escalas de avaliação que utilizam tanto parâmetros objetivos (frequência cardíaca – FC, pressão arterial – PA, dentre outros sinais vitais) quanto parâmetros subjetivos (choro, mímica facial e agitação, dentre outros sinais clínicos de dor).

- Na Escala Visual de Oucher (Figura 7.1), por exemplo, a criança escolhe a face que melhor se relaciona com o que está sentindo naquele momento. Entretanto, a interpretação desses modelos de escalas para avaliar a dor é subjetiva, e a resposta

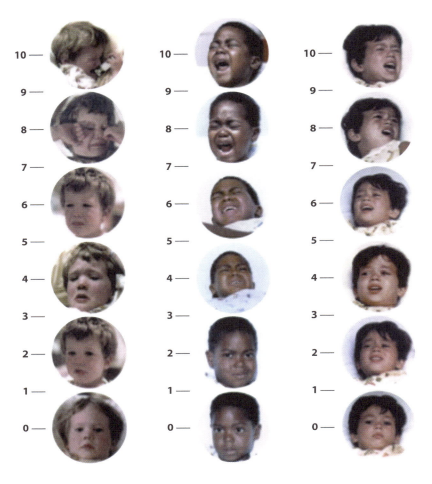

FIGURA 7.1 - Escala Visual de Dor de Oucher. (Adaptado de Young et al., 2005.)

depende da faixa etária da criança e do uso de medicações que diminuem o nível de consciência.

- Para as crianças acima dos 6 anos de idade sugere-se utilizar a Escala Análoga Visual de Dor. Neste caso, oferece-se uma folha de papel com uma linha horizontal em que na extremidade esquerda se coloca "nenhuma dor" e na extremidade direita, "dor insuportável", pedindo-se para a criança fazer um traço na altura da linha que ela considera mais adequada a sua situação. A distância (em milímetros) entre a extremidade esquerda e o traço feito pelo paciente representará o nível de desconforto do momento, que poderá assim ser comparado com outros momentos de avaliação.

- As alternativas utilizadas para acompanhar o nível de sedação são as escalas de Ramsay (Tabela 7.1) ou Comfort (Tabela 7.2). Um nível 2 ou 3 na escala de Ramsay e um nível entre 17 e 26 na escala COMFORT são adequados para a manutenção do paciente pediátrico em VNI.

TABELA 7.1
ESCALA DE SEDAÇÃO DE RAMSAY

PONTUAÇÃO	COMPORTAMENTO DO PACIENTE
1	Acordado, ansioso e/ou agitado.
2	Acordado, cooperativo, orientado e tranquilo.
3	Acordado, responde somente a comandos.
4	Adormecido, resposta rápida a estímulos, como um leve toque na glabela ou estimulação sonora elevada.
5	Adormecido, resposta lenta a estímulos, como um leve toque na glabela ou estimulação sonora elevada.
6	Adormecido, não responde a estímulos

TABELA 7.2
ESCALA COMPORTAMENTAL COMFORT

COMPORTAMENTO DO PACIENTE	PONTUAÇÃO
Nível de consciência	
Sono profundo	1
Sono superficial	2
Sonolento	3
Acordado	4
Agitado	5
Resposta respiratória	
Sem tosse, sem respiração espontânea	1
Movimento respiratório espontâneo	2
Tosse ocasional ou resistência ao respirador	3
Assincronia com o aparelho de VM ou tosse regular	4
Assincronia com aparelho de VM	5

Continua

SÉRIE FISIOTERAPIA EM NEONATOLOGIA E PEDIATRIA

Continuação

COMPORTAMENTO DO PACIENTE	PONTUAÇÃO
Pressão arterial	
Abaixo do nível basal	1
No nível basal	2
Elevações infrequentes > 15% nível basal	3
Elevações frequentes > 15% nível basal	4
Elevação constante > 15% nível basal	5
Tônus muscular	
Totalmente relaxado	1
Tônus muscular diminuído	2
Tônus muscular normal	3
Tônus muscular aumentado	4
Rigidez muscular	5
Comportamento	
Calmo	1
Discretamente ansioso	2
Ansioso	3
Muito ansioso	4
Pânico	5
Movimentos	
Sem movimentos	1
Movimentos ocasionais discretos	2
Movimentos ocasionais frequentes	3
Movimentos vigorosos das extremidades	4
Movimentos vigorosos incluindo cabeça e pescoço	5
Frequência cardíaca	
Abaixo do nível basal	1
No nível basal	2
Elevações infrequentes > 15% nível basal	3
Elevações frequentes > 15% nível basal	4
Elevação constante > 15% nível basal	5
Tensão facial	
Músculos faciais totalmente relaxados	1
Músculos faciais com tônus normal	2
Tensão evidente em alguns músculos faciais	3
Tensão facial completa	4
Músculos faciais contraídos	5

- Um método não invasivo, ainda pouco utilizado em nosso meio, pelo custo relativamente elevado, é o índice biespectral ou BIS® (A-2000 BIS®, Aspect Medical Systems, Inc., Newton, MA, EUA), que se baseia no registro da atividade eletroencefalográfica. É o único método que fornece uma medida objetiva do nível de sedação (Figura 7.2). Índices na faixa de 60 a 80 são observados nos pacientes submetidos à sedação consciente, considerando-se adequados para pacientes em VNI. A leitura do índice biespectral é feita por meio de um sensor adesivo descartável colocado na região frontotemporal (Figura 7.3). O uso do sensor, no entanto, pode representar um fator de estresse e desconforto para alguns pacientes, diminuindo a tolerância.

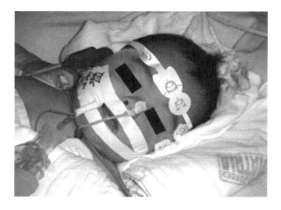

FIGURA 7.2 – Sensor BIS instalado na região frontoparietal do lactente. (Fonte: Bustos BR et al. Rev Chil Pediatr 2007; 78 (6): 592-8.)

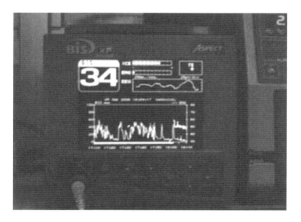

FIGURA 7.3 – Monitor do BIS demonstrando o número do índice, a qualidade do sinal e o índice de eletromiografia. (Fonte: Bustos BR et al. Rev Chil Pediatr 2007; 78 (6): 592-8.)

CONCLUSÕES

■ A analgesia e a sedação são importantes fatores relacionados com o sucesso da VNI, tanto no que se refere à manutenção adequada deste suporte ventilatório quanto à sua retirada (desmame). No entanto, poucos estudos avaliaram até então o protocolo ideal de analgesia e sedação durante o processo de VNI. Esses procedimentos, portanto, ainda são baseados principalmente na experiência das equipes multiprofissionais que conduzem o suporte ventilatório.

REFERÊNCIAS

1. Akingbola AO, Hopkins RL. Pediatric noninvasive positive pressure ventilation. Pediatr Crit Care Med 2001; 2:164-9.
2. Aneja R, Heard AMB, Fletcher JE, et al. Sedation monitoring of children by the Bispectral Index in the pediatric intensive care unit. Pediatr Crit Care Med 2003; 4:60-4.
3. Brochard L. [Non-invasive modalities of mechanical ventilation.] Presse Med 1996: 19;25(31):1407-9.
4. Cantin D, Djeddi D, Carrière V, Samson N, Nault S, Jia WL, Beck J, Praud JP. Inhibitory effect of nasal intermittent positive pressure ventilation on gastroesophageal reflux. PLoS One 2016: 19;11(1):e0146742.
5. Carvalho WB, Fonseca MCM. Pediatric sedation: still a hard long way to go. Pediatr Crit Care Med 2006; 7(2):1-2.
6. Cavari Y, Sofer S, Rozovski U, Lazar I. Non invasive positive pressure ventilation in infants with respiratory failure. Pediatr Pulmonol 2012; 47(10):1019-25.
7. Crain N, Slonim A, Pollack M. Assessing sedation in the pediatric intensive care unit by using BIS and the Comfort scale. Pediatr Crit Care Med 2002; 3:11-14.
8. Demuro JP, Mongelli MN, Hanna AF. Use of dexmedetomidine to facilitate non-invasive ventilation. Int J Crit Illn Inj Sci. 2013;3(4):274-5.
9. Hubmayr RD. The importance of patient/ventilator interactions during noninvasive mechanical ventilation. Acta Anaesthesiol Scand Suppl 1996;109:46-7.
10. Kamerkar A, Hotz J, Morzov R, Newth CJL, Ross PA, Khemani RG. Comparison of effort of breathing for infants on nasal modes of respiratory support. J Pediatr 2017; 185:26-32.e3.
11. Köhler D, Pfeifer M, Criée C. Pathophysiological basis of mechanical ventilation. Pneumologie 2006;60(2):100-10.
12. Lamas A, López-Herce J, Sancho L, Mencía S, Carrillo A, Santiago MJ, Martínez V. Assessing sedation in critically ill children by bispectral index, auditory-evoked potentials and clinical scales. Intensive Care Med 2008;34(11):2092-9.
13. Lamas A, López-Herce J. Monitoring sedation in the critically ill child. Anaesthesia 2010;65(5):516-24.
14. Malviya S, Voepel-Lewis T, Tait AR. A comparison of observational and objective measures to differentiate depth of sedation in children from birth to 18 years of age. Anesth Analg 2006; 102:389-94.
15. Masip J. Non-invasive ventilation. Heart Fail Rev 2007;12(2):119-24.
16. Mondello E, Siliotti R, Noto G, Cuzzocrea E, Scollo G, Trimarchi G, Venuti FS. Bispectral Index in ICU: correlation with Ramsay Score on assessment of sedation level. J Clin Monit Comput 2002;17(5):271-7.
17. Nava S, Ceriana P. Patient-ventilator interaction during noninvasive positive pressure ventilation. Respir Care Clin N Am 2005; 11:281-93.
18. Nunes P, Abadesso C, Almeida E, Silvestre C, Loureiro H, Almeida H. [Non invasive ventilation in a pediatric intensive care unit.] Acta Med Port 2010;23(3):399-404.

19. Sadhasivam S, Ganesh A, Robison A, et al. Validation of the bispectral index monitor for measuring the depth of sedation in children. Anesth Analg 2006; 102:383-8.
20. Teague WG. Noninvasive positive pressure ventilation: current status in pediatric patients. Paediatr Resp Rev 2005; 6:52-60.
21. Tobias JD, Berkenbosch JW. Initial experience with dexmedetomidine in paediatric-aged patients. Ped Anesth 2002; 12:171-5.
22. Tobias JD, Berkenbosch JW. Sedation during mechanical ventilation in patients in infants and children: dexmedetomidine × midazolan. South Med Journ 2004; 97:451-5.
23. Triltsch AE, Welte M, Von Homeyer P et al. Bispectral index-guided sedation with dexmedetomidine in intensive care: a prospective, randomized, double blind, placebo-controlled phase II study. Crit Care Med 2002; 30:1007-14.
24. Twite MD, Zuk J, Gralla J et al. Correlation of the Bispectral Index Monitor with the Comfort scale in the pediatric intensive care unit. Pediatr Crit Care 2005; 6:648-53.

INTERNET (ACESSO LIVRE)

1. British Thoracic Society Standards of Care Committee. Noninvasive ventilation in acute respiratory failure. Thorax 2002; 57:192-211. Disponível em: http://thorax.bmjjournals.com/cgi/reprint/57/3/192
2. Burg J. Sedation, Pediatrics. emedicine journal 2002. Disponível em: http://www.emedicine.com/emerg/topic403.htm
3. Elliott MW, Confalonieri M, Nava S. Where to perform noninvasive ventilation? Eur Respir J 2002; 19:1159-66. Disponível em: http://erj.ersjournals.com/cgi/reprint/19/6/1159
4. Howes MC. Ketamine for pediatric sedation/analgesia in the emergency department. Emerg Med J 2004; 21:275-80. Disponível em: http://emj.bmjjournals. com/cgi/reprint/21/3/275
5. Jaarsma AS, Knoester H, Van Rooyen F et al. Biphasic positive airway pressure ventilation (PeV+) in children. Crit Care 2001; 5:174-7. Disponível em: http://ccforum.com/content/pdf/cc1018.pdf
6. Lago PM, Piva JP, Garcia PCT et al. Analgesia e sedação em situações de emergência e unidades de tratamento intensivo pediátrico. J Pediatr (Rio J) 2003; 79(Supl.2):S223-30. Disponível em: http://www.jped.com.br/Conteudo/03-79-s223/Port.PDF
7. Liesching T, Kwok H, Hill NS. Acute applications of noninvasive positive pressure ventilation. Chest. 2003; 124:699-713. Disponível em: http://www. chestjournal.org/cgi/reprint/124/2/699
8. Ueda T, Tabuena R, Matsumoto H et al. Successful weaning using noninvasive positive pressure ventilation in a patient with status asthmaticus. Intern Med 2004; 43:1060-2. Disponível em: http://www.jstage.jst.go.jp/article/internalmedicine/43/11/1060/_pdf

Insuficiência Ventilatória Aguda e VNI

Cíntia Johnston
Werther Brunow de Carvalho

INTRODUÇÃO

- A insuficiência ventilatória aguda (IVA) hipoxêmica, conceitualmente, se caracteriza por uma diminuição na pressão parcial de oxigênio (PaO_2) com a necessidade da utilização de oxigenoterapia e/ou suporte ventilatório invasivo ou não invasivo. A ventilação não invasiva (VNI) é a primeira indicação de suporte ventilatório na IVA hipoxêmica.

- A IVA é o principal motivo de procura das emergências pediátricas no mundo e no Brasil, assim como a principal causa de internação em Unidade de Terapia Intensiva Pediátrica na faixa etária entre 0 e 3 anos de idade.

- A IVA hipoxêmica é definida quando a relação da pressão parcial de oxigênio e da fração inspirada de oxigênio é menor que 200 mmHg ($PaO_2/FiO_2 < 200$ mmHg). Sugere-se que o grau de esforço respiratório (dispneia, frequência respiratória – FR, uso da musculatura respiratória acessória), saturação pulso de oxigênio – SpO_2 e a relação SpO_2/FiO_2 sejam considerados no momento da avaliação clínica da criança. A gasometria arterial e a radiografia de tórax são exames secundários à avaliação clínica do doente.

- A utilização da VNI para o suporte ventilatório de crianças com IVA hipoxêmica é baseada na experiência clínica de serviços multiprofissionais especializados e delineada em ensaios clínicos publicados principalmente a partir de 2006.

- Os processos fisiopatológicos obstrutivos e restritivos que conduzem à utilização do suporte ventilatório no curso da IVA são idênticos para a VM invasiva e a VNI. A VNI determina a melhora das trocas gasosas e a redução do trabalho respiratório (*work of breathing* – WOB). O volume corrente (VC) obtido durante a VNI é comparável ao observado durante a VM invasiva.

- Os objetivos da VNI dependem do contexto clínico. Durante a descompensação das doenças obstrutivas, como na asma aguda ou na bronquiolite, a VNI deve ser utilizada com o objetivo de diminuir o CO_2 por meio da redução da sobrecarga dos músculos respiratórios e do aumento da ventilação alveolar, estabilizando, consequentemente, o pH sanguíneo até que a alteração de base seja solucionada. Adicionalmente, a VNI auxilia na mobilização da secreção das vias aéreas, pois gera fluxo de ar turbulento na via aérea.

- Na IVA hipoxêmica das doenças restritivas, como a síndrome do desconforto respiratório agudo (SDRA) e pneumonias, o objetivo da VNI é promover um recrutamento alveolar para manter/melhorar a relação PaO_2/FiO_2 (> 300) até a resolução da alteração de base.

- Neste capítulo, serão abordados o reconhecimento da criança gravemente enferma com IVA e a condução inicial da VNI nessa situação clínica de acordo com estudos prévios publicados e com a experiência clínica e científica dos autores.

EM QUAIS MOMENTOS DA IVA INDICAR A VNI?

- Na faixa etária pediátrica e neonatal, a VNI é a primeira opção de suporte ventilatório em diversas situações clínicas. É um método efetivo e seguro. A VNI pode ser indicada e instituída em pediatria e em neonatologia nas seguintes situações:

  1. Como primeira opção de suporte ventilatório: quando aplicada em situações clínicas que cursem com sinais de insuficiência ventilatória aguda (IVA). Exemplo: IVA devido a bronquiolite aguda;

  2. No desmame da VM invasiva: quando instituída imediatamente após a extubação. Exemplos: casos clínicos que cursem com fatores de risco para falha na extubação (tempo de VM $\geq$ 48 horas, desnutrição, doença cardíaca e/ou neurológica associada, DPOC);

  3. Na IVA após a extubação: quando aplicada após 48h da extubação. Situação clínica considerada como falha da extubação. Nesses casos, quando a VNI apresenta sucesso somente quando aplicada em até 3 horas após a extubação; após esse período de tempo a utilização da VNI pode aumentar o risco de morbimortalidade, sendo mais segura a reintubação do paciente.

EM QUAL LOCAL APLICAR A VNI E QUAL MODELO DE EQUIPAMENTO UTILIZAR DE ACORDO COM A GRAVIDADE CLÍNICA DO PACIENTE COM IVA?

- Existem disponíveis no Brasil diversos modelos de equipamentos com a possibilidade de fornecimento de VNI. Entretanto, os equipamentos específicos para VNI permitem ventilar pacientes com peso $\geq$ 5 kg, sendo necessária a utilização de aparelhos de VM invasiva (como modalidades ventilatórias de VNI) para lactentes e recém-nascidos (RNs). A escolha do local de aplicação da VNI e do modelo de equipamento deve ser de acordo com o peso, a idade e a gravidade clínica do paciente (Fluxogramas 8.1 e 8.2).

SÉRIE FISIOTERAPIA EM NEONATOLOGIA E PEDIATRIA

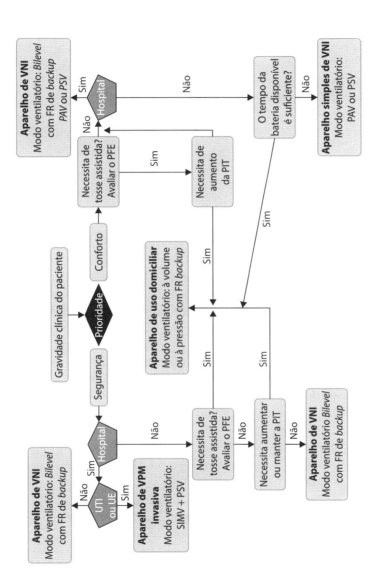

Legenda: FR = frequência respiratória; PEEP = pressão positiva expiratória final; PFE = pico de fluxo expiratório; PSV = ventilação por pressão de suporte; PAV = ventilação proporcional assistida (VPA); PIT = pressão intratorácica.

FLUXOGRAMA 8.1 – Local de aplicação da VNI e modelo de equipamento de acordo com a gravidade clínica do paciente. (Fonte: Johnston C, 2008, adaptado de Vignaux L et al. Intensive Care Med (2007)33:1444-51.)

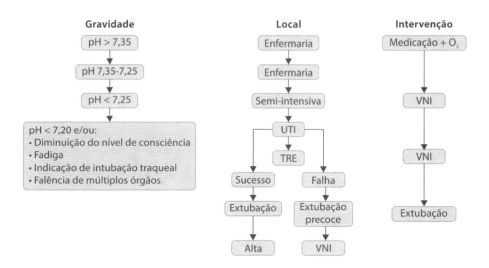

Legenda: VNI= ventilação não invasiva. UTI = Unidade de Terapia Intensiva; TER = Teste de respiração espontânea; O_2 = oxigênio.

FLUXOGRAMA 8.2 – **Gravidade clínica do paciente, local de atendimento e intervenção a ser realizada.** (Fonte: Johnston C 2009, adaptado de Ambrosino N et al. Eur Respir J (2008)31:874-6.)

O QUE AVALIAR NA CRIANÇA COM IVA ANTES DO INÍCIO DA VNI?

- Sinais vitais: frequência respiratória, frequência cardíaca, pressão arterial, SpO_2, temperatura (Tabela 8.1);
- Nível de consciência (Escore de Coma de Glasgow);
- Esforço respiratório (uso da musculatura respiratória acessória);
- Cianose;
- Pulso paradoxal;
- Nível de hidratação;
- Mecânica respiratória: mobilidade e expansibilidade torácica, padrão respiratório, tipo de tórax, força e resistência dos músculos respiratórios, curvas e gráficos de VM, equações respiratórias, dentre outros, a depender do caso clínico;
- Tosse (tipo e frequência);
- Secreção (quantidade e qualidade);
- Ausculta pulmonar;
- Suporte ventilatório (uso prévio? Vai precisar de uso após a alta hospitalar?);
- Fármacos;
- Escores de prognóstico e escores clínicos;

TABELA 8.1
VALORES NORMAIS DOS SINAIS VITAIS PARA LACTENTES E CRIANÇAS

PARÂMETRO	IDADE				
	0-2 MESES	3-12 MESES	1-6 ANOS	7-12 ANOS	13-18 ANOS
FR	-	-	24 ± 3	19 ± 2	17 ± 3
FC	126 ± 20	131 ± 20	88 ± 9	70 ± 8	64 ± 7
PAS	72 ± 10	95 ± 15	93 ± 13	100 ± 10	112 ± 12
PAD	51 ± 9	53 ± 10	55 ± 10	63 ± 10	67 ± 10

FR = frequência respiratória em incursões por minuto (ipm); FC = frequência cardíaca em batimentos por minuto (bpm); PAS = pressão arterial sistólica em milímetros de mercúrio (mmHg); PAD = pressão arterial diastólica em mmHg.

- Exames complementares (a depender do caso clínico).
- Sugere-se a aplicação de escores de prognóstico (exemplo: PRISM ou PIM) e de escores clínicos (exemplo: Escore de Wood-Downes) específicos para a faixa etária neonatal e pediátrica. No final deste capítulo, estão disponíveis alguns exemplos de escores clínicos. Assim também, deve-se considerar a fase da IVA hipoxêmica na qual a criança se encontra (Figura 8.1).

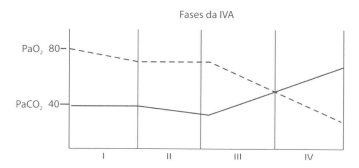

FIGURA 8.1 – Classificação evolutiva da insuficiência ventilatória aguda hipoxêmica.

SELEÇÃO DA CRIANÇA E PARÂMETROS DA VNI

- Os principais determinantes do sucesso da utilização da VNI na IVA hipoxêmica são a escolha criteriosa da criança e da interface (vide capítulo Interfaces), a seleção do modo ventilatório e dos parâmetros da VNI. As crianças que apresentam indicação para esse tipo de suporte ventilatório são aquelas que estão com desconforto respiratório moderado ou moderado-grave; com frequência respiratória (FR) 20-30% acima ou abaixo da FR basal para a idade; com uso da musculatura respiratória acessória; com alterações das trocas gasosas ($PaCO_2$ ≥ 45 mmHg; pH < 7,35; PaO_2/FiO_2 < 200).
- O modo ventilatório da VNI escolhido deverá ser baseado na experiência clínica da equipe multiprofissional associada aos dados de pesquisas clínicas. Por exemplo, estão bem definidos o uso da CPAP no edema agudo de pulmão em todas as

faixas etárias, no pós-operatório de grandes cirurgias abdominais de adultos e na IVA de recém-nascidos (RNs); e o uso da dois níveis de pressão (*bilevel*) nas intercorrências agudas da DPOC e de doenças neuromusculares, na IVA hipoxêmica do paciente no processo de desmame da VM invasiva, para pacientes oncológicos imunossuprimidos e para pacientes com IVA que não responde ao uso de oxigenoterapia de alto fluxo e/ou à CPAP.

■ Os serviços especializados em pediatria utilizam a CPAP para bronquiolite, no desconforto por obstrução das vias aéreas após a extubação e no processo de desmame da VM invasiva. O *bilevel* é aplicado para os pós-operatórios de cirurgias cardíaca, abdominal e de artrodese de coluna pós-correção de escoliose; bronquiolite obliterante; asma aguda grave; no processo de desmame da VM invasiva; em intercorrências agudas das doenças neuromusculares e nas síndromes das apneias obstrutivas do sono com necessidade de aumento do volume corrente ofertado no suporte ventilatório.

■ Embora exista evidência limitada que suporte a utilização da VNI na IVA hipoxêmica para os pacientes com falência de um único órgão, no caso do pulmão, acredita-se que seja um direito do paciente uma triagem utilizando-se a VNI. Entretanto, a intubação traqueal não deve ser postergada nos casos em que não ocorra a melhora rápida nos índices de trocas gasosas ou em que ocorra instabilidade das variáveis clínicas extrapulmonares, pois isso aumenta o risco de morbimortalidade em todas as faixas etárias.

■ A observação clínica da criança é fundamental para o sucesso da VNI. Esse tipo de VM deverá ocasionar o menor desconforto possível à criança, com o menor risco de hipoxemia, mantendo-se a SpO_2 entre 90 e 92% durante seu uso em pediatria e entre 94 e 96% no RN a depender da idade gestacional.

PARÂMETROS DA CPAP

■ Inicia-se a CPAP com nível de pressão de 4 a 6 cm H_2O. O aumento progressivo da pressão de distensão deve ser realizado com aumentos de 1 a 2 cm H_2O a cada 10 minutos, de acordo com a necessidade da criança, avaliando-se o grau de desconforto respiratório (no RN, avaliar principalmente a presença de apneias e de bradicardia) e a SpO_2.

■ Um efeito adverso da pressão de distensão é a redução do retorno venoso e o aumento da pós-carga de ventrículo esquerdo (Figura 8.2), o que pode ser parcialmente avaliado verificando-se a variação da onda de pulso na curva pletismográfica do oxímetro de pulso (Figura 8.3). Caso ocorra redução da onda de pulso, estará ocorrendo um efeito hemodinâmico na criança, e a pressão de distensão deverá ser reduzida para um valor de 2 a 3 cm H_2O abaixo do utilizado, verificando-se logo após se houve um aumento da amplitude da onda de pulso.

PARÂMETROS PARA OS DOIS NÍVEIS DE PRESSÃO (*BILEVEL*)

■ Para instituir-se o modo ventilatório *bilevel* para o suporte ventilatório nas situações clínicas que cursam com IVA em pediatria, sugere-se iniciar com parâmetros baixos

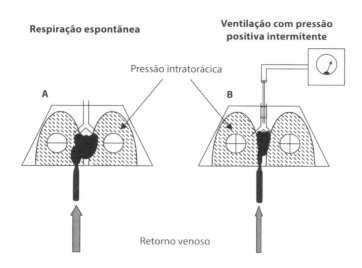

FIGURA 8.2 – Comparação dos efeitos da pressão positiva nas vias aéreas na pressão intratorácica em respiração espontânea (A) *versus* após a aplicação de pressão positiva nas vias aéreas (B). Observe o aumento da pressão intratorácica em B e a consequente redução do retorno venoso de sangue para o coração. (Fonte: autores.)

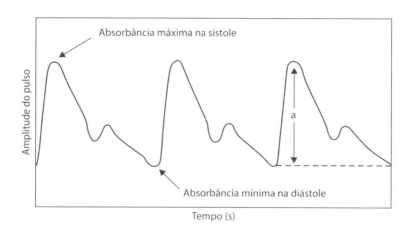

FIGURA 8.3 – Onda de pulso da pletismografia da oximetria de pulso. Observe a variação da onda de pulso ao incrementar ou diminuir os parâmetros da VNI, especialmente ao realizar alterações na pressão positiva expiratória final (PEEP). (Fonte: autores.)

em pediatria. Inicia-se com um EPAP entre 4 e 5 cmH_2O e com um IPAP entre 8 e 12 cmH_2O, uma frequência de ciclagem do aparelho correspondente a dois terços da FR normal para a faixa etária, ou seja, uma frequência de segurança (*backup*) de 12 a 15 ciclos por minuto (cpm).

- Com esses parâmetros iniciais, procura-se manter um VC expiratório de 10 a 12 mL/kg e uma $SpO_2 \geq 90\%$, com uma $FiO_2 < 50\%$. Se não ocorrer uma melhora clínica e redução do desconforto respiratório (redução da FR da criança associada a uma

$SpO_2 \geq 90\%$) após 15 minutos, devem-se aumentar os valores de EPAP e IPAP de 1 a 2 cmH_2O com a finalidade de aumentar o volume corrente ofertado.

- Em neonatologia, os parâmetros de IPAP devem ser mais elevados, em torno de 16 cmH_2O, devido principalmente à resistência aumentada das vias aéreas superiores dos RNs; a FR inicial da VNI deve ser próxima realizada pelo RN (vide capítulo Parâmetros iniciais da VNI).

- Sugere-se o Fluxograma 8.3 para conduzir o processo de VNI nessas condições clínicas.

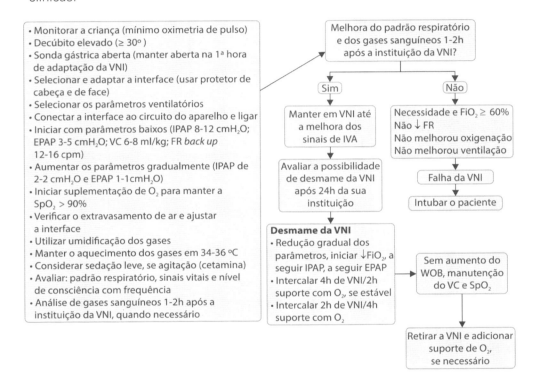

FLUXOGRAMA 8.3 – Condução da VNI em pediatria.

CONSIDERAÇÕES FINAIS

- Os fatores principais para o sucesso da aplicação da VNI na IVA hipoxêmica estão relacionados com a seleção cuidadosa da criança e da interface e com a aplicação de protocolos clínicos estabelecidos. A falha da VNI atrasa potencialmente a possibilidade da instituição da VM invasiva, podendo contribuir para a morbimortalidade. Equipe multiprofissional (fisioterapeutas, médicos e enfermagem) treinada, disponibilidade de material para reanimação e monitoração (mínimo oximetria de pulso) são aspectos mandatórios para a segurança na instituição da VNI na criança gravemente enferma.

SÉRIE FISIOTERAPIA EM NEONATOLOGIA E PEDIATRIA

ESCALAS E ESCORES CLÍNICOS

ESCORE DE WOOD-DOWNES PARA BRONQUIOLITE

PONTO	SIBILOS	TIRAGEM	FREQUÊNCIA RESPIRATÓRIA	FREQUÊNCIA CARDÍACA	VENTILAÇÃO	CIANOSE
0	Não	Não	< 30	< 120	Boa Simétrica	Não
1	Final da expiração	Subcostal intercostal	31-45	> 120	Regular Simétrica	Sim
2	Toda expiração	+ supraclavicular + batimento de asa de nariz	40-60		Muito diminuída	
3	Inspiração e expiração	+ intercostal + supraesternal	> 60		Tórax silencioso	

Bronquiolite: (Leve: 1-3; Moderada: 4-7; Grave: 8-14). (Fonte: Carvalho WB, Johnston C, Fonseca MC. Bronchiolitis and Pneumonia. In: Nichols DG. (Org.). Rogers' Textbook of Pediatric Care. Philadelphia: Lippincott Williams & Wilkins, 2008.)

ESCORE CLÍNICO DE WOOD PARA ASMA MODIFICADO PARA BRONQUIOLITE M-WCAS

	0	0,5	1	2
$SatO_2$	≥ 95%, no ar ambiente	≥ 90% e < 95%, no ar ambiente	≥ 90%, com $FiO_2 > 0,21\%$	≥ 90%, com $FiO_2 > 0,21\%$
Sons inspiratórios	Normal	Levemente desigual	Marcadamente Desigual	Ausente/reduzido
Sibilos expiratórios	Nenhum	Leve	Moderado	Marcado
Uso de musculatura acessória	Nenhuma	Leve	Moderado	Máximo
Função cerebral	Normal	Agitado quando perturbado	Deprimido/agitado	Marcadamente deprimido/coma

Escore ≥ 5 = crises moderadas e severas

(Fonte: Martinón et al., 2002.)

ESCORE DE WOOD-DOWNES PARA ASMA

VARIÁVEL	0	1	2
PaO_2 mmHg	70-100 ar ambiente	≤ 70 ar ambiente	< 70 FiO_2 40%
Cianose	ausente	+ ar ambiente	+ FiO_2 40%
Murmúrio vesicular	normal	desigual	↓ ou ausente
Musc. acessória	ausente	moderado	máximo
Sibilos	ausente	moderado	máximo
Função cerebral	normal	Deprimido ou agitado	comatoso

Fonte: Wood-Wownes, 1978.

VOLUME – VENTILAÇÃO NÃO INVASIVA

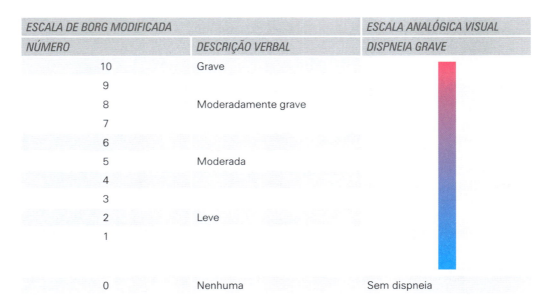

ESCALA DE BORG MODIFICADA		ESCALA ANALÓGICA VISUAL
NÚMERO	DESCRIÇÃO VERBAL	DISPNEIA GRAVE
10	Grave	
9		
8	Moderadamente grave	
7		
6		
5	Moderada	
4		
3		
2	Leve	
1		
0	Nenhuma	Sem dispneia

ESCORE DE WESTLEY PARA OBSTRUÇÃO DE VIAS AÉREAS SUPERIORES

SINTOMA	ESCORE
ESTRIDOR INSPIRATÓRIO	
Nenhum	0
Quando agitado	1
Em repouso	2
RETRAÇÕES DA MUSCULATURA VENTILATÓRIA	
Nenhuma	0
Leve	1
Moderada	2
Grave	3
ENTRADA DE AR	
Normal	0
Diminuída	1
Muito diminuída	2
CIANOSE EM AR AMBIENTE	
Nenhuma	0
Com agitação	4
Em repouso	5
NÍVEL DE CONSCIÊNCIA	
Normal	0
Desorientado	5

Crupe: Level: 1 → 2; Moderado: 3 → 8; Grave: 9 → 17. (Fonte: Westley et al., 1978.)

SÉRIE FISIOTERAPIA EM NEONATOLOGIA E PEDIATRIA

ESCORE DE SILVERMAN-ANDERSEN PARA AVALIAR A INSUFICIENCIA RESPIRATÓRIA AGUDA DE RECÉM-NASCIDOS

	Parte superior do tórax	Parte inferior do tórax	Retração xifoide	Movimento do queixo	Gemido expiratório
Grau 0	Sincronizado	Sem tiragens	Nenhum	Nenhum movimento do queixo	Nenhum
Grau 1	Atraso na inspiração	Apenas visível	Apenas visível	Queixo desce lábios fechados	Audível somente à ausculta com estetoscópio
Grau 2	Gangorra	Marcado	Marcado	Lábios separados	Orelha nua

Fonte: Silverman WA, Andersen DH, 1956.

AVALIAÇÃO NEUROLÓGICA
ESCORE DE COMA DE GLASGOW

- Avalie da seguinte forma:

VERIFIQUE
Fatores que interferem na comunicação, capacidade de resposta e outras lesões.

OBSERVE
A abertura ocular, o conteúdo do discurso e os movimentos dos hemicorpos direito e esquerdo.

ESTIMULE
Estimulação sonora: ordem em tom de voz normal ou em voz alta.
Estimulação física: pressão na extremidade dos dedos, trapézio ou incisura supraorbitária.

PONTUE
De acordo com a melhor resposta observada

Abertura ocular

Critério	Verificado	Classificação	Pontuação
Olhos abertos previamente à estimulação	✓	Espontânea	4
Abertura ocular após ordem em tom de voz normal ou alta	✓	Ao som	3
Abertura ocular após estimulação da extremidade dos dedos	✓	À pressão	2
Ausência persistente de abertura ocular, sem fatores de interferência	✓	Ausente	1
Olhos fechados devido a fator local	✓	Não testável	NT

Continua

Continuação

Resposta verbal

Critério	Verificado	Classificação	Pontuação
Resposta adequada relativamente ao nome, local e data	✓	Orientada	5
Resposta não orientada mas comunicação coerente	✓	Confusa	4
Palavras isoladas inteligíveis	✓	Palavras	3
Apenas gemidos	✓	Sons	2
Ausência de resposta audível, sem fatores de interferência	✓	Ausente	1
Fator que interfere com a comunicação	✓	Não testável	NT

Melhor resposta motora

Critério	Verificado	Classificação	Pontuação
Cumprimento de ordens com 2 ações	✓	A ordens	6
Elevação da mão acima da clavícula ao estímulo na cabeça ou pescoço	✓	Localizadora	5
Flexão rápida do membro superior ao nível do cotovelo, padrão predominante não anormal	✓	Flexão normal	4
Flexão do membro superior ao nível do cotovelo, padrão predominante claramente anormal	✓	Flexão anormal	3
Extensão do membro superior ao nível do cotovelo	✓	Extensão	2
Ausência de movimentos dos membros superiores/inferiores, sem fatores de interferência	✓	Ausente	1
Fator que limita resposta motora	✓	Não testável	NT

Locais para estimulação física

Pressão na extremidade dos dedos   Pinçamento do trapézio   Incisura supraorbitária

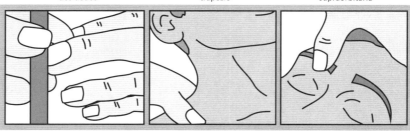

Caraterísticas da resposta em flexão
Baseado em Van Der Naalt 2004
Ned Tijdschr Geneeskd

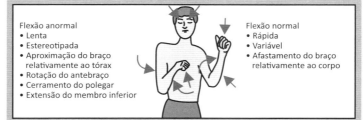

Flexão anormal
- Lenta
- Estereotipada
- Aproximação do braço relativamente ao tórax
- Rotação do antebraço
- Cerramento do polegar
- Extensão do membro inferior

Flexão normal
- Rápida
- Variável
- Afastamento do braço relativamente ao corpo

Caraterísticas da resposta em flexão
Para informação adicional e demonstração em vídeo, visite *www.glasgowcomascale.org*.
Baseado no design gráfico de Margaret Frej, derivado dos layouts e ilustrações do *Medical Illustration MI • 26B093*.
© Sir Graham Teasdale 2015.

Fonte: Institute of Neurological Sciences NHS Greater Glasgow and Clyde.
Acessível em www.glasgowcomascale.org.

AVALIAÇÃO NEUROLÓGICA – ESCORE DE SEDAÇÃO

ESCORE DE SEDAÇÃO DE RAMSAY

	PONTOS
Nível de alerta	
• Paciente ansioso e agitado ou relaxado ou ambos	1
• Paciente cooperativo, orientado e tranquilo	2
• Paciente responde apenas a ordens verbais	3
Nível de adormecimento dependente da resposta a uma leve batida na glabela ou a um estímulo sonoro	
• Resposta ativa	4
• Resposta lenta	5
• Resposta ausente	6

Fonte: (Namigar T et al., 2017).

REFERÊNCIAS

1. Addala D, Shrimanker R, Davies MG. Non-invasive ventilation: initiation and initial management. Br J Hosp Med (Lond) 2017: 2; 78(9):C140-C144.
2. Al-Rajhi A, Murad A, Li PZ, Shahin J. Outcomes and predictors of failure of non-invasive ventilation in patients with community acquired pneumonia in the emergency department. Am J Emerg Med. 2017 Aug 7. pii: S0735-6757(17)30663-0.
3. Amimoto Y, Tamura N, Kitaura N, Hirata O, Arashin O, Wago M. Two cases of young children with acute severe asthma treated by noninvasive positive pressure ventilation via a helmet. Arerugi 2017;66(2):112-7.
4. Antonelli M, Conti G, Moro ML, et al. Predictors of failure of noninvasive positive pressure ventilation in patients with acute hypoxemic respiratory failure: a multi-center study. Intensive Care Med 2001; 27:1718-28.
5. Arnim AOVSA, Jamal SM, John-Stewart GC, Musa NL, Roberts J, Stanberry LI, Howard CRA. Pediatric respiratory support technology and practices: A global survey. Healthcare (Basel) 2017 Jul 21;5(3). pii: E34.
6. Brochard L. Mechanical ventilation: invasive versus noninvasive. Eur Respir J Suppl. 2003 Nov;47:31s-37s.
7. Burns KE, Snuff T, Adhhikari NK, et al. Bilevel noninvasive positive pressure ventilation for acute respiratory failure. Crit Care Med 2005; 33:1477-83.
8. Caples SM, Gay PC. Noninvasive positive pressure ventilation in the intensive care unit: a concise review. Crit Care Med 2005; 33:2651-8.
9. Cross AM, Cameron P, Kierce M, et al. Noninvasive ventilation in acute respiratory failure. Emerg Med 2003; 20:531-4.
10. De Jesus Rojas W, Samuels CL, Gonzales TR, McBeth KE, Yadav A, Stark JM, Jon C, Mosquera RA. Use of nasal non-invasive ventilation with a RAM cannula in the outpatient home setting. Open Respir Med J 2017 Jul 21;11:41-46.
11. Doyle LW, Carse E, Adams AM, Ranganathan S, Opie G, Cheong JLY; Victorian Infant Collaborative Study Group. Ventilation in extremely preterm infants and respiratory function at 8 years. N Engl J Med 2017 Jul 27;377(4):329-337.
12. Evans TW. International Consensus Conferences in Intensive Care Medicine: noninvasive positive pressure ventilation in acute respiratory failure. Intensive Care Med 2001; 27:166-78.
13. Fedor KL. Noninvasive respiratory support in infants and children. Respir Care. 2017;62(6):699-717.

14. Hilbert G, Gruson D, Vargas F, et al. Noninvasive ventilation in immunosuppressed patients with pulmonary infiltrates, fever, and acute respiratory failure. N Engl J Med 2001; 344:481-7.
15. Keenan SP, Sinuff T, Cook DJ, et al. Does noninvasive positive pressure ventilation improve outcome in acute hypoxemic respiratory failure? A systematic review. Crit Care Med 2004; 32:2516-23.
16. Keenan SP. Noninvasive positive pressure ventilation for patients with acute hypoxemic respiratory failure? Expert Rev Respir Med 2008; 2(1):55-62.
17. Lee EP, Hsia SH, Hsiao HF, Chen MC, Lin JJ, Chan OW, Lin CY, Yang MC, Liao SL, Lai SH. Evaluation of diaphragmatic function in mechanically ventilated children: An ultrasound study. PLoS One 2017 Aug 22;12(8):e0183560.
18. Leroue MK, Good RJ, Skillman HE, Czaja AS. Enteral nutrition practices in critically ill children requiring noninvasive positive pressure ventilation. Pediatr Crit Care Med. 2017 Aug 12.
19. Mastouri M, Amaddeo A, Griffon L, Frapin A, Touil S, Ramirez A, Khirani S, Fauroux B. Weaning from long term continuous positive airway pressure or noninvasive ventilation in children. Pediatr Pulmonol 2017 Jul 17.
20. Oakley E, Chong V, Borland M, Neutze J, Phillips N, Krieser D, Dalziel S, Davidson A, Donath S, Jachno K, South M, Fry A, Babl FE. Intensive care unit admissions and ventilation support in infants with bronchiolitis. Emerg Med Australas 2017;29(4):421-428.
21. Pedersen MB, Vahlkvist S. Comparison of CPAP and HFNC in management of bronchiolitis in infants and young children. Children (Basel) 2017:20;4(4).
22. Pierson DJ. History and epidemiology of noninvasive ventilation in the acute-care setting. Respir Care 2009; 54(1):40-52.
23. Pincelli MP, Park M, Jardim C, et al. Wich positive end-expiratory pressure (PEEP) should be used during noninvasive positive pressure ventilation in acute lung injury/acute respiratory distress syndrome? Crit Care 2004; 8:S1-S5.
24. Ribeiro SNS, Fontes MJF, Bhandari V, Resende CB, Johnston C. Noninvasive ventilation in newborns ≤ 1,500 g after tracheal extubation: randomized clinical trial. Am J Perinatol 2017 Apr 18.
25. Romans RA, Schwartz SM, Costello JM, Chanani NK, Prodhan P, Gazit AZ, Smith AH, Cooper DS, Alten J, Mistry KP, Zhang W, Donohue JE, Gaies M. Epidemiology of noninvasive ventilation in pediatric cardiac ICUs. Pediatr Crit Care Med 2017 Jul 22.
26. Romero-Dapueto C, Budini H, Cerpa F, Caceres D, Hidalgo V, Gutiérrez T, Keymer J, Pérez R, Molina J, Giugliano-Jaramillo C. Pathophysiological basis of acute respiratory failure on non-invasive mechanical ventilation. Open Respir Med J 2015 26; 9:97-103.
27. Singh G, Pitoyo CW. Non-invasive ventilation in acute respiratory failure. Acta Med Indones 2014;46(1):74-80.
28. Smallwood CD, Walsh BK. Noninvasive monitoring of oxygen and ventilation. Respir Care 2017;62(6):751-64.
29. Squadrone V, Coha M, Cerutti E, et al. Continuous positive airway pressure for treatment of postoperative hypoxemia. JAMA 2005; 293:589-95.
30. Venkatraman R, Hungerford JL, Hall MW, Moore-Clingenpeel M, Tobias JD. Dexmedetomidine for sedation during noninvasive ventilation in pediatric patients. Pediatr Crit Care Med 2017 Sep;18(9):831-837.
31. Zaman-Haque A, Campbell C, Radhakrishnan D. The effect of noninvasive positive pressure ventilation on pneumonia hospitalizations in children with neurological disease. Child Neurol Open 2017 Jan 10;4:2329048X16689021.
32. Zeng JS, Qian SY. [Clinical application of noninvasive positive pressure ventilation in children.] Zhonghua Er Ke Za Zhi 2017: 4;55(5):321-3.

SÉRIE FISIOTERAPIA EM NEONATOLOGIA E PEDIATRIA

INTERNET (ACESSO LIVRE)

1. Antonelli M, Conti G, Bufi M, et al. Noninvasive ventilation for treatment of acute respiratory failure in patients undergoing solid organ transplantation: a randomized trial. JAMA 2000; 283:235-41. Disponível em: http://jama.ama-assn.org/cgi/reprint/283/2/235.
2. Auriant I, Jallot A, Herve P, et al. Noninvasive ventilation reduces mortality in acute respiratory failure following lung resection. Am J Respir Crit Care Med 2001; 164:1231-5. Disponível em: http://ajrccm.atsjournals.org/cgi/reprint/164/7/1231.
3. Keenan SP, Powers C, McCormack DG, et al. Noninvasive positive pressure ventilation for postextubation respiratory distress: a randomized controlled trial. JAMA 2002; 287:3238-44. Disponível em: http://jama.ama-assn.org/cgi/reprint/287/24/3238.
4. Martin TJ, Hovis JD, Constantino JP, et al. A randomized, prospective evaluation of noninvasive ventilation for acute respiratory failure. Am Respir Crit Care Med 2000; 161:807-13. Disponível em: http://ajrccm.atsjournals.org/cgi/reprint/161/3/807.

Aplicabilidade da VNI na Insuficiência Ventilatória Crônica

9

Arnaldo Prata Barbosa
Thaís de Barros Mendes Lopes
Vanessa Cristina Waetge Pires de Godoy

INSUFICIÊNCIA VENTILATÓRIA CRÔNICA NA INFÂNCIA

- Com o avanço da terapia intensiva neonatal e pediátrica, a prática clínica precisa estar voltada também para o grande número de pacientes com morbidades de doenças adquiridas ou com a maior sobrevida dos pacientes com doenças congênitas de caráter crônico. Dentre essas, as mais frequentes são as morbidades neurológicas e cardiorrespiratórias.

- Existem diversas causas de insuficiência ventilatória crônica (IVC) na infância, relacionadas a: lesões pulmonares adquiridas e congênitas; alterações dos músculos respiratórios (especialmente do diafragma) ou da caixa torácica; obstrução das vias aéreas superiores de caráter crônico. A Figura 9.1 apresenta alguns exemplos de causas de IVC na infância.

- Todas as doenças relacionadas à IVC têm em comum o fato de aumentarem o gasto metabólico e energético da criança, que ocorre devido ao maior trabalho respiratório (*work of breathing* – WOB) e ao consumo energético dos músculos respiratórios. Essa situação clínica impõe à criança, em desenvolvimento, o risco de ganho ponderal inadequado e de baixa estatura (Fluxograma 9.1).

- Fatores que contribuem para o atraso no desenvolvimento neuropsicomotor (DNPM) da criança: hipoxemia noturna (e a diurna, nas fases mais avançadas da doença), as alterações no padrão do sono com trocas gasosas inadequadas (principalmente durante a fase de movimentos rápidos dos olhos – REM) e as frequentes internações hospitalares por intercorrências agudas.

- Para muitas crianças, é estreito o limite entre a IVC compensada e a IVC descompensada. Vários fatores favorecem a descompensação; dentre eles, os mais frequentes são as infecções (sobretudo do sistema respiratório), as alterações nutricionais e eletrolíticas, assim como o tratamento inadequado e/ou a baixa aderência do paciente e/ou da família/cuidador às medidas preventivas ou de tratamento de médio e longo prazos.

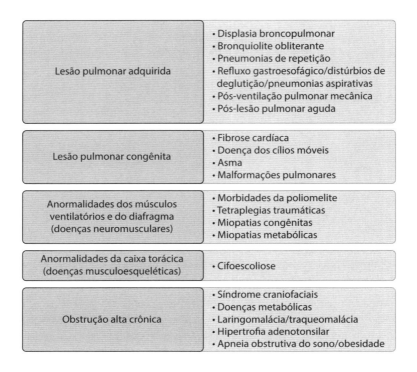

Figura 9.1 – Causas de insuficiência ventilatória crônica na infância. (Fonte: autores.)

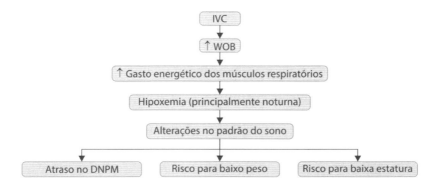

VNI = ventilação não invasiva; IVC = insuficiência ventilatória crônica; WOB = work of breathing; DNPM = desenvolvimento neuropsicomotor. (Fonte: autores.)

FLUXOGRAMA 9.1 – Insuficiência ventilatória crônica em pediatria e sua relação com o DNPM, baixo peso e baixa estatura

- Com o aumento da sobrevida (mesmo que a cura de algumas doenças de base não tenha sido estabelecida) esforços têm sido realizados para programar/implementar novas medidas terapêuticos, a fim de melhorar tanto a qualidade de vida das crianças quanto, idealmente, a função pulmonar e reduzir a morbimortalidade.

SÉRIE FISIOTERAPIA EM NEONATOLOGIA E PEDIATRIA

- Nesse contexto, a VNI é um importante método de suporte ventilatório na presença da agudização das doenças crônicas. Trata-se de uma opção segura para proporcionar ao paciente crônico um estilo de vida mais próximo ao de uma criança saudável da mesma faixa etária, pois possibilita a escolaridade regular, a alimentação oral, a fonação e apresenta relação direta com a qualidade de vida desses pacientes.

MECANISMOS DE AÇÃO DA VENTILAÇÃO NÃO INVASIVA NA INSUFICIÊNCIA VENTILATÓRIA CRÔNICA

PREVENÇÃO E TRATAMENTO DA HIPOVENTILAÇÃO ALVEOLAR

- Diferentes causas podem comprometer o sistema respiratório, levando à hipoventilação alveolar: fraqueza muscular, *drive* ineficaz, obstrução das vias aéreas, lesão direta do tecido pulmonar ou o seu desenvolvimento anormal (hipoplasia pulmonar). A hipoventilação alveolar, por sua vez, resulta em hipoxemia e hipercapnia.

- Em geral, a hipoventilação noturna precede a falência ventilatória, que ocorrerá com a criança no estado de vigília. O uso isolado da oxigenoterapia, apesar de melhorar a hipoxemia e diminuir a pressão arterial pulmonar, não altera a progressão da doença e pode piorar a hipercapnia, por diminuir a condução ventilatória (*drive*). A VNI reduz a hipoventilação e atenua a diminuição do volume corrente (VC) em pacientes com doença pulmonar crônica moderada. Sua utilização durante o período noturno resulta em melhora na oxigenação e na qualidade do sono.

DIMINUIÇÃO DO TRABALHO MUSCULAR RESPIRATÓRIO

- Com o aumento do VC e do volume minuto (V_E), a VNI reduz tanto o WOB quanto o gasto energético. Em pacientes pediátricos com doenças crônicas pode haver ganho ponderal significativo após a instituição da VNI em longo prazo.

PREVENÇÃO DE ATELECTASIAS

- O uso da pressão positiva no final da expiração (EPAP) aumenta a capacidade residual funcional (CRF), previne atelectasias pulmonares e facilita a percepção do início da inspiração no paciente com pressão positiva expiratória final (PEEP) intrínseca elevada (auto-PEEP).

- A EPAP auxilia também na redução da sobrecarga diafragmática. Seu uso, aliado à pressão positiva inspiratória (IPAP), é mais eficaz do que a IPAP isoladamente na melhora dos parâmetros gasométricos.

REGULAÇÃO DO CENTRO RESPIRATÓRIO

- No paciente com IVC ocorre uma diminuição significativa na sensibilidade do centro respiratório ao gás carbônico (CO_2), que só passa a responder a níveis elevados de pressão parcial de gás carbônico ($PaCO_2$). O uso da VNI diminui o limiar da resposta ao CO_2 do centro respiratório, tornando o *drive* respiratório mais eficaz durante o período diurno e assim melhorando as trocas gasosas.

PERMEABILIDADE DAS VIAS AÉREAS

- As vias aéreas superiores têm de estar pérvias para que a resistência à entrada de ar durante a VNI não aumente. Caso haja uma obstrução parcial, esta pode ser diminuída pelo efeito de distensão das vias aéreas ocasionada pela EPAP.

MELHORA DA QUALIDADE DO SONO

- Mesmo no indivíduo normal, o sono interfere no padrão respiratório. Durante a fase de sono REM, a resposta do *drive* respiratório à hipoxemia e à $PaCO_2$ diminui, provocando a redução do V_E. Nessa fase, o estímulo da musculatura intercostal e das vias aéreas superiores também diminui. Esta característica fisiopatológica se acentua no paciente com sobrecarga muscular e com reserva cardiopulmonar limitada (como ocorre na doença pulmonar obstrutiva crônica – DPOC), induzindo à hipoventilação noturna. Se o indivíduo apresentar sintomas diurnos (cefaleia matinal, sonolência e cansaço; despertar frequentemente durante a noite) o seu grau de hipoventilação noturna é acentuado, sendo necessária uma avaliação detalhada da função pulmonar e dos motivos da alteração do sono.

- Nesses casos, o uso da VNI possibilita a melhora das trocas gasosas, a estabilização dos processos que afetam a mecânica respiratória e o alívio dos sintomas da hipoventilação crônica.

REDUÇÃO DA AUTO-PEEP

- O WOB de pacientes com DPOC agudizada é decorrente do aumento da resistência das vias aéreas, que pode aumentar na presença de auto-PEEP. Nesses casos, a aplicação de EPAP pode reduzir o WOB sem causar hiperinsuflação pulmonar ou alterações hemodinâmicas.

- O Fluxograma 9.2 apresenta um resumo dos mecanismos de ação da VNI nas situações clínicas que cursem com IVC.

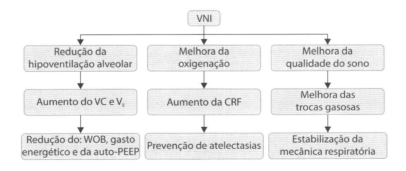

VNI = ventilação não invasiva; VC = volume corrente; V_E = volume minuto; CRF = capacidade residual funcional; PEEP = pressão positiva expiratória final; WOB = work of breathing. (Fonte: autores.)

FLUXOGRAMA 9.2 – **Mecanismos de ação da VNI na IVC.**

ASPECTOS DA VENTILAÇÃO NÃO INVASIVA DOMICILIAR

- Uma das aplicações de maior impacto da VNI é a possibilidade do seu uso domiciliar por pacientes pediátricos com doenças crônicas.

- A VNI melhora a qualidade de vida da criança, pois diminui a necessidade de traqueostomia, melhora a qualidade do sono e das trocas gasosas e reduz o WOB. Busca-se reduzir o número de hospitalizações, lentificar a piora da função pulmonar, melhorar a função da musculatura respiratória e, consequentemente, diminuir os custos inerentes ao processo fisiopatológico da IVC e da internação hospitalar.

- O uso da VNI, desde que o ambiente domiciliar esteja estruturado, minimiza o risco de infecções, favorece melhores condições de crescimento/desenvolvimento para a criança e estreita os laços familiares. Com a monitoração e cuidados apropriados, o uso domiciliar desse suporte ventilatório não aumentou a incidência de óbitos ou de readmissões na UTI. Entretanto, a indicação domiciliar da VNI deve ser precisa. A família deve ser bem orientada e auxiliada por uma equipe multiprofissional (médicos, enfermagem, fisioterapeutas e psicólogos) treinada e disponível 24 horas.

- Uma das contraindicações ao uso domiciliar da VNI é a falta de habilidade da família para lidar ou compreender o suporte ventilatório e/ou a monitoração oferecida. Outras contraindicações incluem a necessidade de frações inspiradas de oxigênio (FiO_2) elevadas, necessidade de parâmetros ventilatórios elevados ou de suporte por mais de 16 horas ao dia, existência de comorbidades (disfunção bulbar com distúrbio de deglutição importante ou a presença de deformidade significativa das vias aéreas superiores) que prejudiquem a segurança do fornecimento do suporte ventilatório à criança.

- A VNI geralmente é aplicada, no caso de doenças crônicas, por um período diário de 6 a 10 horas, preferencialmente durante o sono. Por proporcionar descanso e recuperação dos músculos respiratórios, melhora da complacência pulmonar e diminuição do limiar de CO_2 do centro respiratório, a VNI torna o *drive* mais eficaz durante o período diurno, melhorando, consequentemente, as trocas gasosas. Porém, se a criança necessitar desse suporte ventilatório por um período diário maior do que 16 horas por dia, deve ser realizada uma avaliação de custo-benefício ao paciente/família/cuidadores e analisada a possibilidade de traqueostomia.

- A escolha do aparelho para realizar a VNI deve ser criteriosa. Essa definição deve considerar as características da doença de base e as do paciente, a adequação do modo ventilatório, os custos, a segurança e as características técnicas do método de fornecimento de suporte ventilatório (ver Capítulo 1).

- Apesar de o uso da pronga nasal para lactentes oferecer uma melhor adaptação, ela não é capaz de ofertar uma pressão positiva eficaz para uso contínuo domiciliar, em função do constante deslocamento e de muita fuga de gás pela boca.

- Mais detalhes sobre a aplicabilidade da VNI domiciliar podem ser encontrados no Capítulo 18 deste livro.

ASPECTOS DA APLICABILIDADE DA VNI NA AGUDIZAÇÃO DA INSUFICIÊNCIA VENTILATÓRIA CRÔNICA NA UNIDADE DE TERAPIA INTENSIVA (UTI)

- Na UTI, a principal indicação da VNI nos casos de doenças crônicas é a agudização da IVC associada ou não ao edema pulmonar cardiogênico e a atelectasias pulmonares.

- Nesses casos, a VNI reduz a incidência de intubação intratraqueal, colaborando para a redução da sedação e analgesia, assim como contribui na prevenção da redução da atrofia da musculatura respiratória, diminuindo assim complicações respiratórias (pneumonia associada a VPM, atelectasias, lesão pulmonar associada à VPM). Entretanto, o atraso na indicação de intubação traqueal e o prolongamento na utilização da VNI podem aumentar a morbidade e a mortalidade na UTI pediátrica.

- O sucesso da VNI depende, fundamentalmente, do cuidado na seleção dos pacientes. Os preditores de sucesso incluem nível de consciência normal, hipercapnia e acidose não muito acentuadas e rápida resposta (em torno de 2 horas) na melhora clínica geral do paciente.

APLICABILIDADE DA VENTILAÇÃO NÃO INVASIVA NAS DOENÇAS RESPIRATÓRIAS CRÔNICAS MAIS FREQUENTES EM PEDIATRIA

FIBROSE CÍSTICA

- A fibrose cística ou mucoviscidose é uma doença autossômica recessiva, responsável por elevada morbimortalidade e por alto custo econômico, dados o potencial de cronicidade e a necessidade de acompanhamento por uma equipe multiprofissional (médicos, fisioterapeutas, enfermeiros, nutricionistas, psicólogos) durante toda a vida.

- É uma das principais causas de DPOC grave em crianças. Sua patogenia envolve a fluidificação e a remoção inadequadas da secreção das vias aéreas inferiores (por alterações nos canais de cloro). O muco das vias aéreas fica menos hidratado e fluido, tornando-se uma secreção viscosa que tende a obstruir as vias aéreas de pequeno calibre, favorecendo as infecções de repetição e o desenvolvimento de bronquiectasias nos pulmões.

- Tendo em vista a inexistência de tratamento curativo para a mucoviscidose e sabendo que essa doença crônica progressiva acomete um ou mais órgãos (sistemas: respiratório, gástrico, genitourinário, reprodutivo, dentre outros) do corpo humano, são necessárias medidas de prevenção e de tratamento na iminência de risco de agudização da IVC, o que interfere na qualidade de vida dos pacientes.

- Nesse contexto, a VNI apresenta um papel significativo. Pode ser utilizada em pacientes com DPOC avançada ou para pacientes que aguardam por transplante pulmonar, renal ou hepático, havendo aumento na sobrevida dos pacientes submetidos à VNI.

SÉRIE FISIOTERAPIA EM NEONATOLOGIA E PEDIATRIA

- Em pacientes com mucoviscidose a VNI pode ser aplicada para auxiliar na remoção de secreção das vias aéreas, assim como para auxiliar na manutenção e na abertura de áreas pulmonares colapsadas. Os pacientes têm preferência quando as intervenções de fisioterapia são realizadas com o auxílio da VNI, o que aumenta a aderência deles ao tratamento. Os fisioterapeutas relatam que a aplicação da pressão positiva (por meio da VNI) com os objetivos de mobilização e eliminação de secreção das vias aéreas e de manutenção e ganho de volumes pulmonares apresenta um melhor aproveitamento do paciente e superior eficácia na mobilização e eliminação da secreção das vias aéreas, assim como melhor eficácia na manutenção e ganho de volumes pulmonares comparativamente a métodos convencionais de fisioterapia respiratória (exemplos: tapotagem e vibração torácica manual).

- Estudos fisiológicos mostraram aumento no V_E, acompanhado de diminuição da sobrecarga da musculatura respiratória e do WOB, com efeito positivo na ventilação alveolar dos pulmões de pacientes com mucoviscidose. A melhora da ventilação alveolar e o repouso da musculatura respiratória são efeitos esperados com o uso da VNI, assim como melhora na tolerância a exercícios e redução do grau de dispneia. Porém, não existem, até o momento, dados que comprovem o efeito real na melhora, em longo prazo, da função pulmonar, na redução da mortalidade e nos custos do tratamento.

- A desnutrição que acompanha os casos de fibrose cística contribui para a fadiga muscular progressiva. Essa fadiga pode ser revertida com o uso da VNI, mantendo a estabilidade ventilatória dos pacientes.

- Ainda não há consenso sobre o modo ventilatório para o suporte ventilatório não invasivo mais adequado para a faixa neonatal e pediátrica com diagnóstico de mucoviscidose. VNI é mais adequada. O modo de ventilação com suporte de pressão (PSV) permite o ajuste dos tempos inspiratório e expiratório. Essa modalidade é a preferida entre os pacientes, por oferecer maior conforto. O modo assistido e controlado a volume (A/C) possui a vantagem de garantir um volume fixo a cada ciclo ventilatório, mas pode aumentar a pressão inspiratória das vias aéreas (PIP), tornando-se pouco tolerável. Ambos os modos ventilatórios, durante a VNI, diminuem a sobrecarga dos músculos respiratórios

- O aumento da frequência respiratória (FR) mandatória (FR de *backup*) é um fator importante na diminuição do esforço respiratório de pacientes jovens com fibrose cística. A FR alta, de dois ou três ciclos por minuto (cpm) abaixo da FR determinada pelo paciente, aproxima-se mais da ventilação controlada, reduzindo o esforço necessário para ciclar o aparelho de VNI, além de prevenir, durante o período noturno, a queda na saturação de pulso de oxigênio (SpO_2).

- Outro fator relevante é a sensibilidade de disparo do ciclo ventilatório (*trigger*). Essa sensibilidade é diretamente proporcional tanto ao esforço do paciente quanto à FR final. Portanto, quanto mais acurado o sensor de sensibilidade, mais adequada será a ventilação proporcionada. Considerando que, em geral, os sensores de sensibilidade são de melhor qualidade nos modos controlados a pressão, a utilização preferencial dessa alternativa se justifica.

- O modo ventilação proporcional assistida (VPA) apresenta melhor adaptação paciente-aparelho de VPM, pois o gradiente de pressão oferecido pelo aparelho depende do esforço respiratório. Comparada à PSV, a VPA produz efeitos similares em relação ao conforto relatado por pacientes adultos, no aumento do V_E, nas medidas gasométricas e no esforço do músculo diafragma. Porém, quando a PSV é aplicada, esses efeitos são conseguidos por meio da pressão média das vias aéreas (MAP) mais alta.

- Embora fiquem claros o interesse crescente pelo assunto e o potencial de inserção desse método na rotina clínica diária no manejo da fibrose cística, ainda se fazem necessárias pesquisas para definir – entre outras questões – o melhor modo de VNI para esses pacientes, especialmente pediátricos e neonatais.

DISPLASIA BRONCOPULMONAR

- Em virtude de sua complexa fisiopatologia e pela alta incidência, principalmente entre os lactentes, a displasia broncopulmonar (DBP) deve ser discutida como um caso à parte, apesar de pertencer ao grupo das doenças obstrutivas.

- Em geral, a DBP afeta prematuros submetidos, nos primeiros dias de vida, à oxigenoterapia e à VPM invasiva. Desde seu primeiro relato, em 1960, novas terapias (uso de corticosteroides antes do parto e uso precoce de surfactante pulmonar exógeno) têm contribuído para a redução da gravidade dessa doença, embora sua incidência tenha aumentado devido à maior sobrevida dos prematuros.

- A DBP constitui uma das principais causas de IVC em lactentes, ocasionando hospitalizações frequentes, baixo ganho pondero-estatural e aumento da mortalidade. Foi demonstrado que a oxigenoterapia, em longo prazo, reduz a incidência de morte súbita do lactente, a frequência de diminuição da SpO_2, a hipertensão pulmonar e a obstrução reversível de vias aéreas, melhorando assim o crescimento e beneficiando o DBPM.

- A hipercapnia é observada somente nos casos mais graves de DBP. A hipoxemia pode ser precipitada ou agravada por fatores como sono, alimentação, agitação e infecções. A taquipneia é um parâmetro importante para a avaliação dos lactentes, visto que pode estar relacionada ao baixo ganho ponderal.

- A hiper-reatividade brônquica é a principal característica da DBP, levando muitas vezes à ventilação assistida prolongada, geralmente por meio da traqueostomia. Nesses casos, o uso da VNI é limitado pela necessidade de altas pressões de pico inspiratórias na tentativa de vencer a grande resistência das vias aéreas e o aumento da reatividade brônquica. Se administrada de maneira inadequada, cursa, muitas vezes, com a piora do aprisionamento de ar.

- Há muitos relatos de sucesso de sua utilização nesse grupo de doentes, como no desmame da VPM invasiva, tornando a traqueostomia desnecessária. O uso de dois níveis pressóricos, como IPAP e EPAP, é interessante para esse tipo de paciente, a fim de que situações como as de aprisionamento de ar sejam evitadas.

- A VNI na DBP é então indicada nos casos em que a oxigenoterapia em longo prazo (suficiente na maioria das situações clínicas) não contribui de modo significativo para a redução da taquipneia e do esforço respiratório, que prejudicam o ganho ponderal.

DOENÇA PULMONAR OBSTRUTIVA CRÔNICA (DPOC)

- A hiperinsuflação pulmonar em pacientes com DPOC e a retificação diafragmática dificultam o WOB e o suprimento sanguíneo adequado para a musculatura respiratória, ocasionando, consequentemente, fadiga. Nesses casos, a VNI oferece repouso aos músculos cronicamente fatigados, melhorando a função pulmonar, as trocas gasosas e a sensação de bem-estar.

- A VNI, quando utilizada no longo prazo em pacientes com DPOC, proporciona uma curva de sobrevida semelhante à dos pacientes com traqueostomia, ventilados mecanicamente. Porém a aderência desses pacientes à VNI tende a diminuir com o passar do tempo, geralmente a partir de três anos de uso.

- A VNI parece ser bem tolerada, de fácil administração e eficaz como tratamento da apneia obstrutiva do sono, por vezes presente nos pacientes com DPOC. Porém, os pacientes que parecem obter mais benefício com esse tipo de intervenção são os que apresentam hipercapnia diurna com quedas de SpO_2 à noite. A dificuldade de manter, durante a noite, o acoplamento adequado da interface pode levar a um maior índice de lesões cutâneas e, até mesmo, à obstrução venosa e das vias aéreas superiores.

- Algumas indicações da VNI para paciente com DPOC estável são consensuais após o ajuste inicial do tratamento com broncodilatadores, oxigênio e correção das comorbidades associadas.

- O Quadro 9.1 resume as principais características de um aparelho de VNI para uso na DPOC não agudizada.

- A *bronquiolite obliterante* cursa com grande lesão encontrada em bronquíolos e pequenas vias aéreas e granulação tecidual, o que leva a obstrução crônica das vias aéreas inferiores. Eventualmente, podem ser encontrados ainda fibrose importante e colapso das unidades alveolares. A fisiopatologia frequentemente se refere a uma infecção pulmonar. Porém, alguns casos estão relacionados a inalação de substâncias químicas, doenças do tecido conjuntivo, drogas ou transplante de pulmão. Na maioria dos casos o prognóstico é restrito, com evolução para DPOC e quadro fibrótico progressivo, o qual nem sempre responde à corticoterapia. O suporte ventilatório prolongado muitas vezes se faz necessário, e a VNI domiciliar é indicada para a maioria dos casos.

QUADRO 9.1 – CARACTERÍSTICAS MÍNIMAS DE UM APARELHO DE VENTILAÇÃO NÃO INVASIVA PARA USO NA DPOC NÃO AGUDIZADA

- Frequência controlada
- Ventilação assistida
- FiO$_2$ 21%, opcional até 40%
- Pressão inspiratória, no mínimo até 30 cmH$_2$O
- PEEP, opcional até 15 cmH$_2$O
- Bateria (2 horas no mínimo) ou *no-break*
- Válvula de segurança para inspiração (*pop-off*)
- Mecanismo antiasfixia
- Interfaces (máscaras, peça bucal)
- Reinalação de CO$_2$ mínima
- Fluxo inspiratório mínimo de 60 L/min a 20 cmH$_2$O
- Umidificação opcional
- Tolerância a vazamentos
- Monitor de pressão opcional
- Monitor de volume opcional
- Alarme de alta pressão opcional
- Alarme de desconexão opcional
- Alarme de falta de energia opcional
- Alarme de falta de bateria

VENTILAÇÃO NÃO INVASIVA NA AGUDIZAÇÃO DA DOENÇA PULMONAR OBSTRUTIVA CRÔNICA

■ No caso da agudização da DPOC, os objetivos da VPM, invasiva ou não, são a redução do WOB e da hipercapnia (melhorando o pH) e o alívio da dispneia e do desconforto respiratório que acompanham a IVA, garantindo um V$_E$ adequado, até que a causa da agudização seja revertida.

■ Não há dúvidas sobre os benefícios da VNI na agudização da DPOC, principalmente quando administrada precocemente. Apresenta efeitos na redução das taxas de intubação traqueal, nas complicações nosocomiais, na mortalidade, no tempo de internação e no custo hospitalar.

■ Os benefícios da VNI podem ser previstos por meio da melhora do conforto do paciente, da melhora da gasometria arterial, da redução na FR e do uso de musculatura respiratória acessória. Porém, a VNI não deve ser de utilização prolongada se esses parâmetros não melhorarem nas primeiras 1 a 2 horas. Antes de se considerar que houve falha na tentativa de administração da VNI deverão ser descartados fatores prejudiciais reversíveis, como os escapes de gás através da interface ou da cavidade oral do paciente, interface inadequada (por exemplo, máscara orofacial em paciente com expectoração volumosa, situação em que a máscara nasal seria mais adequada), assincronia do paciente com o equipamento de VPM, ansiedade excessiva, dificultando a adaptação, falta de preparo prévio do paciente por uma equipe multiprofissional, parâmetros inadequados, dentre outros.

SÉRIE FISIOTERAPIA EM NEONATOLOGIA E PEDIATRIA

- Se o paciente estiver clinicamente confortável, não há necessidade de aumentar a pressão ofertada, pois a avaliação subjetiva se correlaciona com os outros aspectos de monitoração invasivos (medidas da redução do WOB por meio das pressões esofágica, diafragmática e intragástrica). O uso de pressão excessiva proporciona maior assincronia, maior escape de gás e atrofia da musculatura respiratória.

- A pré-seleção adequada da pressão, com o objetivo de atingir a maior redução possível na $PaCO_2$, é benéfica, e o maior escape de gás por meio da interface – quando utilizadas altas pressões – não impede o aumento do volume-minuto. Esse tipo de ventilação mais agressiva (com níveis de IPAP que chegam a 28 cmH_2O) pode ser bem tolerado, até mesmo por longos períodos.

- A Tabela 9.1 sugere os parâmetros iniciais e os cuidados ao indicar e instituir o suporte ventilatório não invasivo nas situações clínicas que cursem com DPOC agudizada.

- Associada ao tratamento medicamentoso (corticosteroides, broncodilatadores e antibióticos), a VNI deve ser instituída como estratégia de primeira linha na intervenção precoce à IVA (antes da descompensação do pH com piora da acidose respiratória), evitando-se a falência ventilatória e a necessidade de intubação traqueal.

- A maioria dos pacientes com DPOC e IVA que necessitam de VPM apresenta dificuldade de desmame da VPMI. A incidência de falha da VNI nesses casos varia entre 9 e 50%. O pH e a $PaCO_2$, após 2 horas de VNI, são preditores de sucesso ou falha da VNI.

TABELA 9.1
PARÂMETROS INICIAIS PARA A VENTILAÇÃO NÃO INVASIVA NOS CASOS DE DOENÇA PULMONAR OBSTRUTIVA CRÔNICA AGUDIZADA

AVALIAÇÃO INICIAL DO PACIENTE
Grau de insuficiência ventilatória aguda
Nível de consciência
Oximetria de pulso
Pico de fluxo expiratório
PARÂMETROS VENTILATÓRIOS INICIAIS DA VENTILAÇÃO NÃO INVASIVA
PEEP ≤ 8 cmH_2O
VC entre 6-8 mL/kg
FR de *backup* entre 12-16 cpm
Modos ventilatórios: *Bilevel* a pressão ou a volume (sugerido uso de aparelho de VPM invasiva)
CUIDADOS IMPORTANTES
Assincronia paciente – aparelho de VPM
Piora da hiperinsuflação dinâmica
Auto-PEEP

Fonte: Johnston C. et al, 2014.

- A falha tardia da VNI na agudização da DPOC é caracterizada por piora do quadro clínico – 48 horas após seu início – com incidência de aproximadamente 20%. Essa falha está associada a um pior prognóstico, principalmente quando a intubação traqueal é postergada. Por esses e outros fatores, o paciente deve ser continuamente monitorado e contar com assistência integral de equipe multiprofissional e experiente nesse tipo de suporte ventilatório. A acidose respiratória – um fator prognóstico importante – pode ser eficazmente revertida pela VNI.

- Em casos tardios graves de agudização, a VNI pode ser benéfica – apesar de a indicação precoce ser a mais precisa. Quando indicada após falha do tratamento convencional, os pacientes apresentaram taxas de sobrevida semelhantes às dos submetidos à VPMI. Apesar de uma grande porcentagem de pacientes não ter respondido à VNI, não houve diferença no seu prognóstico, o que reforça a indicação da VNI como tentativa inicial – mesmo nos casos mais avançados de falência ventilatória –, desde que não haja comprometimento do estado mental por hipercapnia acentuada.

- Após o início da utilização da VNI nos casos de agudizações de DPOC, diversas evidências têm apontado para um efeito global positivo, com menos readmissões hospitalares em um ano, comparativamente à VPMI. Isso ocorre, provavelmente, devido a menores graus de atrofia e perda muscular durante a VNI, pois com o seu uso não são necessárias altas doses de sedação, o que resulta em um efeito benéfico sobre a musculatura, que é *ajudada* em vez de ser *substituída*.

VNI EM OUTRAS CAUSAS DE IVC NA INFÂNCIA

DOENÇAS MUSCULOESQUELÉTICAS

- A deformidade da parede torácica, encontrada nos casos de doenças musculoesqueléticas, faz com que os músculos ventilatórios tenham de trabalhar em desvantagem mecânica, dificultando a tosse e levando à fadiga muscular, à redução da CRF, às atelectasias e, mais tardiamente, às alterações de trocas gasosas. Nos casos que cursam com hipoventilação, a VNI é instituída como intervenção de primeira linha, evitando, em muitas situações, a traqueostomia.

- Como representantes desse grupo serão citadas as deformidades da caixa torácica, sendo a cifoescoliose a anormalidade mais típica e frequente.

- O *pectus excavatum* é uma anormalidade geralmente isolada, que raramente resulta em doença pulmonar restritiva ou que necessita de tratamento cirúrgico. Já a escoliose acentuada, em geral, é acompanhada por alteração da função pulmonar e, em alguns casos, *cor pulmonale*. Antes de realizar procedimentos cirúrgicos corretivos, é importante identificar o grau da insuficiência ventilatória, uma vez que a dor e o uso de gesso podem agravar a restrição torácica e prejudicar a tosse. Em casos mais graves (capacidade vital abaixo de 40 a 50%), o uso de VNI pode ser necessário nos períodos pré-operatório e pós-operatório.

- Outras anormalidades mais raras, como a acondroplasia e a distrofia torácica asfixiante, são de maior gravidade. A acondroplasia, que em parte se deve às dimensões reduzidas da caixa torácica, está associada a várias complicações ventilatórias

SÉRIE FISIOTERAPIA EM NEONATOLOGIA E PEDIATRIA

e à IVC. Na distrofia torácica asfixiante, a deformidade torácica é tão acentuada que a morte ocorre até o final da lactância. Em comum essas doenças apresentam tendência à hipoventilação alveolar. Nesses casos, há uma relação direta entre o grau de fraqueza muscular e a hipercapnia. Porém, outros fatores como a curvatura da coluna espinal e o controle central da ventilação também são relevantes. A oxigenoterapia – como tratamento único –, além de nem sempre ser suficiente para a resolução dos sintomas, pode acentuar a retenção de CO_2.

■ A VNI é vantajosa nesses casos, pois aumenta o VC e a complacência pulmonar, ocasionando redução do espaço morto, por meio do recrutamento das áreas atelectásicas. A correção da acidose e da hipoxemia, isoladamente, melhora a contratilidade muscular.

■ A VNI durante o período noturno melhora a sobrevida dos pacientes com anormalidades da caixa torácica. Esses pacientes devem ser sempre avaliados em relação à necessidade de assistência não invasiva após um episódio de insuficiência ventilatória aguda hipercápnica.

■ As indicações do uso de VNI em doenças musculoesqueléticas são apresentadas na Tabela 9.2.

TABELA 9.2
INDICAÇÕES DE VNI NAS DOENÇAS MUSCULOESQUELÉTICAS

PRESENÇA DE SINTOMAS
Dispneia
Fadiga
Cefaleia matinal
Outros

PELO MENOS UM CRITÉRIO FISIOLÓGICO
$PaCO_2$ = 45 mmHg
Oximetria noturna demonstrando SaO_2 = 88% por 5 minutos consecutivos
Capacidade vital forçada < 50% do previsto

■ Não existe consenso sobre o modo ventilatório adequado (volume controlado ou pressão controlada) para pacientes com doenças musculoesqueléticas. Embora dados epidemiológicos tenham sugerido uma preferência no uso da ventilação a pressão na assistência domiciliar, estudos clínicos têm demonstrado não haver diferenças entre os dois modos, em termos de evolução clínica – índices gasométricos, qualidade do sono e outros indicadores de saúde. Assim, atualmente a escolha do modo ventilatório ainda envolve, de maneira substancial, fatores subjetivos, como a adaptação do paciente, a experiência da equipe e os custos.

■ As contraindicações da VNI assemelham-se às indicações de traqueostomia, isto é, falência ou má aderência ao tratamento não invasivo ou proteção ineficaz das vias aéreas com remoção inadequada de secreções.

■ Espera-se com o uso da VNI nesses pacientes uma redução na mortalidade em longo prazo – até 80% em 5 anos – e na necessidade de hospitalização e de assistência ventilatória invasiva. Ademais, a melhora na expectativa e na qualidade de vida são fatores importantes, enquanto se aguarda um tratamento definitivo.

OBSTRUÇÃO CRÔNICA DE VIAS AÉREAS SUPERIORES

- A obstrução crônica de VAS é uma causa importante de insuficiência ventilatória hipoxêmica e hipercápnica em crianças, podendo levar, com o passar do tempo, a diferentes graus de hipertensão pulmonar, *cor pulmonale* ou até morte súbita. Dentre as doenças que podem cursar com obstrução crônica das VAS, destacam-se a obesidade, a hipertrofia adenotonsilar, a hipoplasia de face, a laringomalacia, a traqueomalacia e as síndromes craniofaciais.

- Com a obstrução crônica das VAS, ocorre colapso dos tecidos moles durante a inspiração, impondo ao diafragma uma carga mecânica adicional que pode resultar em hipoventilação por fadiga desse músculo. O tratamento cirúrgico, com remoção ou alívio da obstrução, quando possível, está indicado. A VNI entra como tratamento nos casos persistentes, evitando a traqueostomia.

- Na laringomalacia os parâmetros devem ser aumentados até o desaparecimento do estridor, da tiragem e dos sintomas e sinais de hipoventilação noturna. A deformidade secundária da parede torácica e o baixo ganho de peso podem ser completamente revertidos com a VNI. A doença em geral se resolve após o segundo ano de vida. Em torno de 14% dos casos precisam de tratamento antes dessa idade.

- A EPAP pode aliviar a obstrução por dois mecanismos:
  1. mantendo as VAS permeáveis;
  2. por meio do aumento da CRF que, por reflexo, dilata a faringe.

- Apesar de o uso da CPAP ser geralmente suficiente nos casos de obstrução das VAS, a adição da IPAP diminui a sobrecarga muscular e contribui para maior sincronia criança-aparelho de VPM.

FISIOTERAPIA

- A criança saudável, principalmente o recém-nascido e o lactente, apresenta desvantagem funcional ventilatória devido a certas características morfológicas do sistema ventilatório, como alvéolos em menor quantidade, ausência ou diminuição da ventilação colateral (poros de Kohn e canais de Lambert), costelas horizontalizadas, alta complacência da caixa torácica, baixa complacência do parênquima pulmonar, alta resistência nas vias aéreas, diafragma apresentando inserção mais horizontal e suas fibras resistentes à fadiga em menor quantidade, além de grandes períodos em sono REM. Essas peculiaridades resultam em maior tendência aos assincronismos toracoabdominais e distorção da caixa torácica durante a ventilação. Tais alterações do movimento ventilatório, sobretudo nas fases de agudização, podem evoluir para ventilação paradoxal, insuficiência ventilatória e fadiga muscular ventilatória.

SÉRIE FISIOTERAPIA EM NEONATOLOGIA E PEDIATRIA

- Em pacientes com IVC, observam-se, por meio da semiótica torácica, as desvantagens biomecânicas no complexo ventilatório acometido. Essas desvantagens se evidenciam nos movimentos assincrônicos entre o compartimento torácico e o abdominal e pelas deformidades toracoabdominais. Nessa condição, tanto a musculatura diafragmática quanto os músculos acessórios da inspiração estarão trabalhando sob constante esforço, o que resultará em encurtamento desses músculos. Portanto, faz-se necessária a intervenção terapêutica muscular a fim de capacitar os músculos ventilatórios para facilitar a sua função.

- Os músculos ventilatórios possuem funções singulares nas atividades ventilatórias e não ventilatórias. Entretanto, sua principal função é deslocar a caixa torácica sincronicamente, movendo o ar para dentro e para fora dos pulmões. Para que isso ocorra com menor gasto energético é necessário que a ação dos músculos inspiratórios e expiratórios ocorra de maneira coordenada. Essa coordenação está relacionada a fatores como sincronismo de movimentos entre o tórax e o abdome; coordenação antigravitacional de atividades desenvolvidas pelos músculos ventilatórios; percepção do grau de carga imposta sobre o sistema ventilatório, assim como as alterações geométricas da caixa torácica. Quando são submetidos à sobrecarga imposta pela IVC, os músculos apresentam alterações quanto à força de contração e relaxamento por uso excessivo e inadequado. Esse mecanismo extenuante contribuirá evolutivamente para as alterações morfofuncionais em todo o complexo ventilatório e consequentemente para o maior consumo energético, podendo induzir a processos catabólicos.

- Dentre os benefícios do uso da VNI para os pacientes com IVC, destacam-se o auxílio no transporte mucociliar, consequente a melhora na troca gasosa e também a diminuição da atividade incoordenada dos músculos ventilatórios, por meio do repouso muscular proporcionado pela pressão de suporte. Entretanto, em alguns casos a VNI pode estar associada a assincronia ventilatória.

- Com base nos dados descritos anteriormente, a fisioterapia para a criança com IVC e em uso de VNI deverá ser constituída por técnicas que facilitem principalmente a biomecânica ventilatória. Entretanto, é essencial considerar as fases do desenvolvimento sensório-motor da criança e como esta se relaciona consigo mesma e com o meio no qual está inserida. Alguns estudos demonstraram que o uso da VNI quando comparada ao método tradicional de fisioterapia, além de ter sido capaz de facilitar a liberação de secreções das vias aéreas, foi o método preferido pelos pacientes.

- Como proposta fisioterapêutica, consideraremos, neste capítulo, o método do reequilíbrio toracoabdominal (RTA). Esse método tem por objetivo incentivar a ventilação pulmonar e promover a higiene brônquica por meio do sinergismo muscular, que se perde na presença de disfunção ventilatória. Essa técnica busca a reabilitação da função pulmonar de modo integral, abordando a interação do paciente com o meio ambiente.

- O RTA foi assim denominado porque as alterações mecânicas resultantes de doenças pulmonares demonstram desequilíbrio de forças entre os músculos inspiratórios e expiratórios. Tal desequilíbrio muscular associado a alterações volumétricas pulmonares modifica o ponto de equilíbrio do tórax, deslocando-o no sentido inspiratório em doenças obstrutivas e no sentido expiratório em doenças restritivas.

- O tratamento baseado no método RTA é constituído por manuseios dinâmicos orientados pela biomecânica ventilatória normal e pela fisiopatologia das disfunções ventilatórias. É caracterizado por posicionamento adequado, alongamento passivo, alongamento ativo, alongamento ativo-assistido, fortalecimento muscular, apoios manuais, massagens e manobras miofasciais (Figura 9.2).

- A aplicação adequada do método resultará em redução do esforço muscular ventilatório, melhora da higiene brônquica, desbloqueio do tórax e integração entre a ventilação e as atividades não ventilatórias.

- A avaliação e a condução terapêutica são baseadas em padrões de comportamento da biomecânica, como respiração, postura, integração entre postura e respiração, assincronismos e distorções toracoabdominais. O fisioterapeuta deve ter conhecimento a respeito da postura e do movimento normal em diferentes etapas do desenvolvimento para que seja possível recuperar a coordenação entre a respiração e as outras atividades funcionais. Dentre as sequelas posturais encontradas nesses casos destacam-se a elevação das costelas e do esterno, elevação dos ombros, encurtamento da musculatura cervical, assimetrias torácicas, alterações de tônus e força da musculatura abdominal. Os parâmetros utilizados como critério de elegibilidade e resposta à terapêutica incluem variáveis como ausculta pulmonar, sinais vitais, saturação de oxigênio, análise dos gases sanguíneos, estudo da imagem pulmonar e teste de função pulmonar, além das alterações posturais e do movimento ventilatório.

- A importância de evitar a evolução das deformidades torácicas reside no fato de que os músculos ventilatórios só conseguem trabalhar economizando energia quando atuam de maneira sinérgica. Nas deformidades torácicas, os músculos ventilatórios iniciam a contração inspiratória em uma posição encurtada, o que os coloca em desvantagem na curva tensão-comprimento e mantém o sistema ventilatório em desvantagem mecânica.

- A otimização da função diafragmática tem importante papel na melhora da qualidade do fluxo inspiratório e expiratório. À medida que a demanda ventilatória vai diminuindo, há melhora na qualidade do fluxo de ar nas vias de condução; o menor turbilhonamento exerce influência na diminuição na resistência das vias aéreas.

- Com relação à frequência do tratamento fisioterapêutico, é necessário que haja sistematização nos procedimentos. Todavia, devemos sempre considerar as condições clínicas, laboratoriais, nutricionais e emocionais do paciente. A criança com IVC deve receber tratamento ambulatorial mínimo de três vezes por semana. No entanto, nas fases de agudização, o tratamento deve ser efetuado pelo menos uma vez ao dia. Se possível, a criança nessa condição deve ser tratada duas vezes ao dia.

- Uma das vantagens do RTA é que durante e após o tratamento não ocorrem alterações negativas dos parâmetros ventilatórios. O padrão de ventilação melhora gradativamente durante a terapia, e, à medida que as correções mecânicas são realizadas, a criança passa por um processo de alívio do desconforto ventilatório.

SÉRIE FISIOTERAPIA EM NEONATOLOGIA E PEDIATRIA

- A técnica de RTA facilita também a adaptação da interface de VNI, pois proporciona uma melhora imediata do esforço ventilatório. A ajuda inspiratória para os pacientes obstrutivos deve ser utilizada sempre que houver esforço ventilatório importante, e, nos restritivos, a técnica contribui para aumentar o VC e a mobilização de secreções.

- O uso de RTA associado à VNI em tratamentos domiciliares tem contribuído para a redução da reinternação hospitalar de crianças com IVC, mesmo aquelas com múltiplos acometimentos, como na encefalopatia. Esses efeitos são relatados pela experiência dos profissionais do Programa de Assistência Domiciliar Interdisciplinar (PADI), vinculado ao Instituto Fernandes Figueira (Rio de Janeiro, RJ).

- Durante o tratamento, é essencial o estabelecimento de um vínculo afetivo entre a criança e o terapeuta. A criança precisa ter a certeza de que vai encontrar apoio, acolhimento e segurança em um momento especial, no qual tem dificuldade de manter a ventilação, que é sua maior fonte de relação com a vida. O respeito a esses princípios pode facilitar o trabalho, apontar soluções criativas e tornar prazerosos o momento da terapia e seus resultados.

- É importante enfatizar que a indicação do tratamento fisioterapêutico deve ser precoce para que a abordagem global da criança seja possível. As chances de minimizar as morbidades e recuperar as funções serão maiores.

- É importante inserir a família no processo terapêutico da criança. Orientações quanto à postura e aos posicionamentos podem contribuir para a diminuição dos eventos de broncoaspiração e facilitar a ventilação. Além disso, alguns manuseios básicos devem fazer parte da orientação para otimizar a tosse e reduzir o esforço muscular ventilatório. O esclarecimento familiar em relação ao prognóstico, extraindo o máximo do potencial da criança, torna mais positivo o investimento pessoal dos pais e cria uma atmosfera de confiança, essencial para a melhora do quadro clínico.

ASPECTOS PRÁTICOS

- Dentre os fatores que favorecem o sucesso da VNI, destacam-se: pequena quantidade de secreções, dentição intacta, pontuações favoráveis em escores de gravidade, sincronia dos ciclos ventilatórios, capacidade de proteger a via aérea, resposta precoce do pH, PCO_2 e FR. No mesmo sentido, a escolha da interface adequada é essencial para evitar escapes e diminuir o desconforto.

- Entretanto, o atraso na indicação de traqueostomia pode ocasionar morbidade desnecessária no paciente totalmente dependente da VNI (ciclos controlados), com deglutição dificultada, piora do nível de consciência, dificuldade de proteção da via aérea pela doença de base e naqueles com secreção abundante.

- A monitoração da criança, tanto nas fases iniciais quanto no uso da VNI domiciliar, é fundamental para seu sucesso. Os sinais vitais devem ser sempre acompanhados, avaliando-se também os parâmetros gasométricos, dados subjetivos de conforto e adaptação do paciente.

VOLUME – VENTILAÇÃO NÃO INVASIVA

- As crianças menores apresentam maior dificuldade de adaptação à VNI, o que pode requerer um grau mínimo de sedação para que haja maior sincronia criança-aparelho de VPM. A umidificação do sistema pode evitar o ressecamento da mucosa e reduzir a sensação de desconforto. O uso de sondas nasais ou orais para alimentação deve ser postergado durante a fase inicial de adaptação, de modo a evitar o aumento do escape de gás. É fundamental a participação da família na adaptação do paciente e em seu preparo antes da alta hospitalar. O suporte psicológico das crianças e de seus familiares auxilia na condução do caso.

- Outro aspecto prático de grande importância é o efeito de broncodilatadores ofertados a pacientes por meio do circuito de VNI, que opera com fluxos muito maiores (60 a 180 L/min) do que os utilizados em nebulizações habituais (8 a 12 L/min). É esperada menor eficácia dos broncodilatadores, sendo, portanto, necessário o aumento da dose administrada, embora a sua dose ideal ainda não esteja estabelecida.

- Quando comparado à administração por dosímetro inalatório (MDI – *metered-dose inhaler*), o nebulizador parece ofertar uma maior quantidade de medicação, apesar de não haver diferenças da eficácia entre ambos. Porém, o MDI deve ser aplicado no início da inspiração. Tanto o nebulizador quanto o MDI devem ser conectados o mais próximo possível do paciente – de preferência nas proximidades do orifício de escape de gás. Quanto maiores forem a FR e a pressão inspiratória instituídas, maior é a oferta dos broncodilatadores, e esta é inversamente proporcional ao aumento da EPAP.

- O modo ventilatório deve ser escolhido de acordo com o caso. A CPAP ajuda a ultrapassar o limiar inspiratório – imposto pela PEEP intrínseca –, impedindo o colapso dinâmico das pequenas vias aéreas e reduzindo, por fim, o WOB. Porém, seu uso é insuficiente para pacientes com hipoventilação mais acentuada. Embora a pressão de suporte não garanta um VC mínimo, ela é capaz de compensar eventuais escapes que ocorram durante a ventilação, permitindo maior sincronia. O modo assistido-controlado a volume garante o VC, porém com altas pressões inspiratórias, que acabam limitando a aceitação do paciente. Apesar de a pressão de suporte ser mais bem tolerada, o tempo inspiratório pode ficar muito prolongado quando o escape de gás for intenso. Os aparelhos de VPM modernos são capazes de limitar o tempo inspiratório máximo.

- Os objetivos principais da ventilação devem ser a diminuição do WOB e a promoção do conforto do paciente. A IPAP inicial deve ser baixa – em torno de 8 cmH$_2$O, devendo ser gradativamente aumentada, até que os objetivos sejam atingidos. Níveis acima de 20 cmH$_2$O são pouco tolerados pelas crianças. A EPAP pode ser aumentada, de acordo com a doença de base e o volume pulmonar estimado pela radiografia de tórax ou pelas curvas do próprio aparelho. As crianças que precisam de IPAP acima de 20 cmH$_2$O e EPAP acima de 10 cmH$_2$O devem ser reavaliadas quanto à necessidade de outras intervenções, como a VPMI. Na Figura 9.3 sugere-se um fluxograma almejando o sucesso da VNI na IVC.

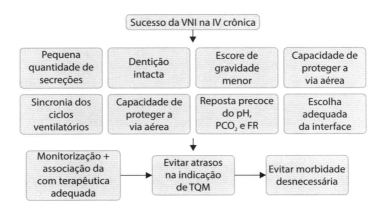

Figura 9.3 – **Sugestão de cuidados necessários para o sucesso da ventilação não invasiva (VNI) para os casos clínicos que cursem com insuficiência ventilatória crônica (IVC).**

CONSIDERAÇÕES FINAIS

- A utilização da VNI em longo prazo é capaz de preservar a complacência da caixa torácica em lactentes e crianças pequenas, visto que a hipoventilação crônica tanto pode alterá-la quanto comprometer o crescimento adequado do tecido pulmonar. Embora essa questão necessite de estudos controlados randomizados e multicêntricos, foi seguramente demonstrado que a VNI pode estabilizar e melhorar tanto parâmetros fisiológicos (ventilação, gasometria, índice de massa corporal) quanto os sintomas subjetivos nos pacientes com fibrose cística nas fases avançada e terminal.

- Após um ano de tratamento com VNI, adultos com doença pulmonar restritiva e doença da caixa torácica apresentaram redução significativa da hipertensão pulmonar e melhora nas trocas gasosas. Houve também melhora da ventilação espontânea em função do aumento da massa de músculos inspiratórios em pacientes com DPOC e do aumento do *drive* ventilatório nos pacientes com doença restritiva. A queda da PCO_2 levou à diminuição dos níveis de bicarbonato, o que é um importante indicador da melhora da qualidade de vida desses pacientes. No entanto, não há ainda evidências consistentes de efeito similar em pediatria.

- Como perspectiva futura, há necessidade do desenvolvimento de aparelhos específicos para a faixa etária pediátrica, principalmente lactentes.

- São necessários ainda estudos clínicos controlados e randomizados para esclarecer a eficácia da VNI na redução da mortalidade das crianças cronicamente ventiladas, na redução das comorbidades e nas possíveis alterações na dinâmica pulmonar, expressas por meio da melhora nas provas de função pulmonar e nos parâmetros gasométricos. As evidências ainda são limitadas.

REFERÊNCIAS BIBLIOGRÁFICAS

1. Akingbola OA, Hopkins RL. Pediatric noninvasive positive pressure ventilation. Pediatr Crit Care Med 2001; 2:164-9.
2. Annane D, Chevrolet JC, Chevret S et al. Nocturnal mechanical ventilation for chronic hypoventilation in patients with neuromuscular and chest wall disorders. Cochrane Database Syst Rev 2005; (2):CD001941.
3. Azeredo CAC. Método Reequilíbrio toracoabdominal. In: Azeredo CAC, ed. Fisioterapia respiratória moderna. São Paulo:Manole; 1993. p. 14.
4. _____. Reeducação da função muscular respiratória. In: Azeredo CAC, ec. Fisioterapia respiratória moderna. São Paulo:Manole; 1993. pp. 13-14.
5. Balfour-Lynn IM, Primhak RA, Shaw BNJ. Home oxygen for children: who, how and when? Thorax 2005; 60:76-81.
6. Bancalari E, Wilson-Costello D, Visen SC. Management of infants with bronchopulmonary dysplasia in North America. Early Hum Dev 2005;81:171-9.
7. Baraldi E, Filippone M, Trevisanuto D, et al. Pulmonary function until two years of life in infants with bronchopulmonary dysplasia. Am J Respir Crit Care Med 1997; 155:149-55.
8. Brochard L, Mancebo J, Wysocki M, et al. Noninvasive ventilation for acute exacerbations of chronic obstructive pulmonary disease. N Engl J Med 1995; 333:817-22.
9. Caples SM, Gay PC. Noninvasive positive pressure ventilation in the intensive care unit: a concise review. Crit Care Med 2005; 33:2651-8.
10. Chatmongkolchart S, Schettino GP, Dilman C, et al. In vitro evaluation of aerosol bronchodilator delivery during noninvasive positive pressure ventilation: Effect of ventilator settings and nebulizer position. Crit Care Med 2002; 30:2515-9.
11. Conti G, Antonelli M, Navalesi P, et al. Noninvasive vs. conventional mechanical ventilation in patients with chronic obstructive pulmonary disease after failure of medical treatment in the ward: a randomized trial. Intensive Care Med 2002; 28:1701-7.
12. Colunga JM, Pons M, Lopez Y, Solana MJ, Rey C, Camblor PM, Nunez AR, Herce JL, Medina A, Abadesso C, Teresa MAG, Gaboli M, Lopez MG, Sanchez MG, Revilla PM, Calvar AG, Onate E. Predicting non-invasive ventilation failure in children from the SpO2/FiO2 (SF) ratio. Intensive Care Med 2013; 39:1095–103.
13. Dohna-Schwake C, Stehling F, Tschiedel E, Wallot M, Mellies U. Non-invasive ventilation on a Pediatric Intensive Care Unit: feasibility, efficacy, and predictors of success. Pediatric Pulmonology 2011; 46:1114–20.
14. Dominguez SS, Komiyama S. Cuidados fisioterápicos ao recém-nascido em ventilação mecânica. In: Kopelman B, Miyoshi M e Guinsburg R, eds. Distúrbios respiratórios no período neonatal. São Paulo:Editora Atheneu; 1998. pp. 527-41.
15. Efrati O, Modan-Moses D, Barak A et al. Long-term noninvasive positive pressure ventilation among cystic fibrosis patients awaiting lung transplantation. Isr Med Assoc J 2004;6:527-30.
16. Elliot MW. Noninvasive ventilation in acute exacerbations of chronic obstructive pulmonary disease: a new gold standard? Intensive Care Med 2002;28: 1691-4.
17. Essouri S, Nicot F, Clement A, et al. Noninvasive positive pressure ventilation in infants with upper airway obstruction: comparison of continuous and bilevel positive pressure. Int Care Med 2005; 31:574-80.
18. Falsaperla R, Elli M, Pavone P, Isotta G, Lubrano R. Noninvasive ventilation for acute respiratory distress in children with central nervous system disorders. Respiratory Medicine 2013; 107:1370-5.
19. Fauroux B, Lofaso F. Noninvasive mechanical ventilation: when to start for what benefit? Thorax 2005; 60:979-80.

20. Fauroux B, Louis B, Hart N, et al. The effect of back-up rate during noninvasive ventilation in young patients with cystic fibrosis. Intensive Care Med 2004; 30: 673-81.
21. Fauroux B, Nicot F, Essouri S, et al. Setting of noninvasive pressure support in young patients with cystic fibrosis. Eur Respir J 2004; 24:624-30.
22. Fauroux B, Pigeot J, Polkey MI, et al. In vivo physiologic comparison of two ventilators used for domiciliary ventilation in children with cystic fibrosis. Crit Care Med 2001; 29:2097-105.
23. Fitzgerald D, Van Asperen P, O'Leary P et al. Sleep, respiratory rate, and growth hormone in chronic neonatal lung disease. Pediatr Pulmonol 1998; 26:241-9.
24. Jacob SV, Coates AL, Lands LC, et al. Long-term pulmonary sequelae or severe bronchopulmonary dysplasia. J Pediatr 1998; 133:193-200.
25. Keenan SP, Kernerman PD, Cook DJ, et al. Effect of noninvasive positive pressure ventilation on mortality in patients admitted with acute respiratory failure: A meta-analysis. Crit Care Med 1997; 25:1685-92.
26. Lima MP. Alterações do tórax e do abdome nas doenças pulmonares. In: Ferreira ACP, Troster EJ, eds. Atualização em terapia intensiva pediátrica. Rio de Janeiro: Interlivros, 1996. pp. 71-2.
27. Lima MP. Reequilíbrio toracoabdominal na asma grave. In: Ferreira ACP, Troster EJ, eds. Atualização em terapia intensiva pediátrica. Rio de Janeiro: Interlivros; 1996. pp. 73-4.
28. Lima MP. Tórax enfisematoso – tratamento fisioterápico. Série Fisioterapia no Hospital Geral. SUAM 1986; 9:273-87.
29. Lima MP, Costa AM, Ramos JRM, et al. Avaliação dos efeitos do reequilíbrio toracoabdominal, sobre a mecânica da caixa torácica de recém-nascidos prematuros. Revista Brasileira de Fisioterapia 2000; 4: 45.
30. Lombet J. Home management of bronchopulmonary dysplasia. Arch Pediatr 1998; 5:442-8.
31. Mckenzie DK, Gandevia SC, Gorman RB, et al. Dynamic changes in the zone of apposition and diaphragm length during maximal respiratory efforts. Thorax 1994; 49: 634-8.
32. Moran F, Bradley J. Noninvasive ventilation for cystic fibrosis. Cochrane Database Syst Rev 2003; (2):CD002769.
33. Neill NO. Improving ventilation in children using bilevel positive airway pressure. Pediatric Nurs 1998; 24:377-83.
34. Padman R, Lawless ST, Kettrick RG. Noninvasive ventilation via bilevel positive airway pressure support in pediatric practice. Crit Care Med 1998; 26:169-73.
35. Peter JV, Moran JL, Phillips-Hughes J, et al. Noninvasive ventilation in acute respiratory failure – a meta-analysis update. Crit Care Med 2002; 30:555-62.
36. Pavone M, Verrillo E, Caldarelli V, Ullmann N, Cutrera R. Non-invasive positive pressure ventilation in children. Early Human Development 2013; 89:S25-S31.
37. Quinnell TG, Pilsworth S, Shneerson JM, et al. Prolonged invasive ventilation following acute ventilatory failure in COPD. Weaning results, survival, and the role of noninvasive ventilation. Chest 2006; 129:133-9.
38. Razlaf P, Pabst D, Mohr M, Kessler T, Wiewrodt R, Stelljes M, Reinecke H, Waltenberger J, Berdel W E, Lebiedz P. Non-invasive ventilation in immunosuppressed patients with pneumonia and extrapulmonary sepsis. Respiratory Medicine 2012; 106: 1509-16.
39. Road JD. Assisted ventilation for chronic neuromuscular disorders. Thorax 2000; 55:1-2.
40. Sackner MA, Gonzales H, Rodriguez M, et al. Assessment of asynchronous and paradoxic motion between rib cage and abdomen in normal subjects and in patients with chronic obstructive pulmonary disease. Am Rev Resp Dis 1984; 130:588-93.
41. Smith VC, Zupancic JA, McCormick MC, et al. Rehospitalization in the first year of life among infants with bronchopulmonary dysplasia. J Pediatr 2004;144:799-803.
42. Teague WG. Noninvasive positive pressure ventilation: current status in paediatric patients. Paediatr Resp Rev 2005;6:52-60.

43. Truwit JD, Bernard GR. Noninvasive ventilation – Don't push too hard. N Engl J Med 1994;350;24:2512-5.
44. Tuggey JM, Elliott MW. Randomised crossover study of pressure and volume noninvasive ventilation in chest wall deformity. Thorax 2005; 60:859-64.
45. Vaschetto R, Turucz E, Dellapiazza F, Guido S, Colombo D, Cammarota G, Della Corte F, Antonelli M, Navalesi P. Noninvasive ventilation after early extubation in patients recovering from hypoxemic acute respiratory failure: a single-centre feasibility study. Intensive Care Med 2012; 38:1599–606.
46. Wallis C. Noninvasive home ventilation. Paediatr Resp Rev 2000; 1:165-71.
47. Windisch W, Kostié S, Dreher M, et al. Outcome of patients with stable COPD receiving controlled noninvasive positive pressure ventilation aimed at a maximal reduction of Pa(CO2). Chest 2005; 128:657-62.

INTERNET (ACESSO LIVRE)

1. Ambrosio IU, Woo MS, Jansen MT, et al. Safety of hospitalized ventilator-dependent children outside of the intensive care unit. Pediatrics 1998; 101:257-9. Disponível em: http://pediatrics.aappublications.org/cgi/reprint/101/2/257.
2. Baydur A, Layne E, Aral H, et al. Long term noninvasive ventilation in the community for patients with musculoskeletal disorders: 46 year experience and review. Thorax 2000; 55:4-11. Disponível em: http://thorax.bmjjournals.com/cgi/content/full/55/1/4.
3. Branconnier MP, Hess DR. Albuterol delivery during noninvasive ventilation. Resp Care 2005; 50:1649-53. Disponível em: http://www.rcjournal.com/contents/12.05/12.05.1649.pdf.
4. British Thoracic Society Standards of Care Committee. Noninvasive ventilation in acute respiratory failure. Thorax 2002; 57:192-211. Disponível em: http://thorax.bmjjournals.com/cgi/reprint/57/3/192.
5. Clinical indications for noninvasive positive pressure ventilation in chronic respiratory failure due to restrictive lung disease, COPD, and nocturnal hypoventilation – a consensus conference report. Chest 1999; 116:521-34. Disponível em: http://www.chestjournal.org/cgi/reprint/116/2/521.
6. Diaz O, Iglesia R, Ferrer M, et al. Effects of noninvasive ventilation on pulmonary gas exchange and hemodynamics during acute hypercapnic exacerbations of chronic obstructive pulmonary disease. Am J Resp Crit Care Med 1997; 156:1840-5. Disponível em: http://ajrccm.atsjournals.org/cgi/reprint/156/6/1840.
7. Fauroux B, Boule M, Lofaso F, et al. Chest physiotherapy in cystic fibrosis: improved tolerance with nasal pressure support ventilation. Pediatrics 1999; 103:E32. Disponível em: http://pediatrics.aappublications.org/cgi/reprint/103/3/e32.pdf.
8. Fauroux B, Itti E, Pigeot J, et al. Optimization of aerosol deposition by pressure support in children with cystic fibrosis: an experimental and clinical study. Am J Respir Crit Care Med 2000; 162:2265-71. Disponível em: http://ajrccm.atsjournals.org/cgi/reprint/162/6/2265.
9. Fauroux B, Pigeot J, Polkey MI, et al. Chronic stridor caused by laryngomalacia in children. Am J Resp Crit Care Med 2001; 164: 1874-8. Disponível em: http://ajrccm.atsjournals.org/cgi/reprint/164/10/1874.
10. Holland AE, Denehy L, Ntoumenopoulos G, et al. Noninvasive ventilation assists chest physiotherapy in adults with acute exacerbations of cystic fibrosis. Thorax 2003; 58:880-4. Disponível em: http://thorax.bmjjournals.com/cgi/reprint/58/10/880.
11. Lightowler J, Wedzicha JA, Elliott MW, et al. Noninvasive positive pressure ventilation to treat respiratory failure resulting from exacerbations of chronic obstructive pulmonary disease: Cochrane systematic review and meta-analysis. BMJ 2003; 326(7382): 185. Disponível em: http://bmj.bmjjournals.com/cgi/reprint/326/7382/185.

SÉRIE FISIOTERAPIA EM NEONATOLOGIA E PEDIATRIA

12. Monte LF, Silva Filho LV, Miyoshi MH, et al. Displasia broncopulmonar. J Pediatr (Rio J) 2005; 81:99-110. Disponível em: http://www.jped.com.br/Conteudo/05-81-02-99/Port.PDF.
13. Moretti M, Cilione C, Tampieri A, et al. Incidence and causes of noninvasive mechanical ventilation failure after initial success. Thorax 2000; 55:819-25. Disponível em: http://thorax.bmjjournals.com/cgi/reprint/55/10/819.
14. Plant PK, Elliott MW. Chronic obstructive pulmonary disease *9: Management of ventilatory failure in COPD. Thorax 2003; 58:537-42. Disponível em: http://thorax.bmjjournals.com/cgi/reprint/58/6/537.
15. Puckree T, Cerny F, Bishop B. Abdominal motor unit activity during respiratory and nonrespiratory tasks. J Appl Physiol 1998; 84:1707-15. Disponível em: http://jap.physiology.org/cgi/reprint/84/5/1707.
16. Schönhofer B, Barchfeld T, Wenzel M, et al. Long term effects of noninvasive mechanical ventilation on pulmonary haemodynamics in patients with chronic respiratory failure. Thorax 2001; 56:524-8. Disponível em: http://thorax. bmjjournals.com/cgi/reprint/56/7/524.
17. Serra A, Polese G, Braggion C, et al. Noninvasive proportional assist and pressure support ventilation in patients with cystic fibrosis and chronic respiratory failure. Thorax 2002; 57:50-4. Disponível em: http://thorax.bmjjournals.com/cgi/reprint/57/1/50.
18. Silva DCB, Foronda FAK, Troster EJ. Ventilação não-invasiva em pediatria. J Pediatr (Rio J) 2003; 79(Supl. 2):S161-8. Disponível em: http://www.jped. com.br/conteudo/03-79-S161/port.pdf.
19. Todisco T, Baglioni S, Eslami A, et al. Treatment of acute exacerbations of chronic respiratory failure. Integrated use of negative pressure ventilation and noninvasive positive pressure ventilation. Chest 2004; 125:2217-23. Disponível em: http://www.chestjournal.org/cgi/reprint/125/6/2217.
20. Turkington PM, Elliott MW. Rationale for the use of noninvasive ventilation in chronic ventilatory failure. Thorax 2000; 55:417-23. Disponível em: http://thorax.bmjjournals.com/cgi/reprint/55/5/417.
21. Vittacca M, Nva S, Confalonieri M, et al. The appropriate setting of noninvasive pressure support ventilation in stable COPD patients. Chest 2000; 118:1286-93. Disponível em: http://www.chestjournal.org/cgi/reprint/118/5/1286.
22. Zanchet RC, Chagas AMA, Melo JS, et al. Influência do método Reequilíbrio Toracoabdominal sobre a força muscular respiratória de pacientes com fibrose cística. Jornal Brasileiro de Pneumologia 2006; 32:123-9. Disponível em: http://www.jornaldepneumologia.com.br/PDF/2006_32_2_7_portugues.pdf.

Ventilação Não Invasiva nas Doenças Neuromusculares

10

Bruno César Piedade de Lima
José Luis Rodigues Barbosa

INTRODUÇÃO

- Sob a denominação genérica de doenças neuromusculares (DNM), agrupam-se diferentes afecções, hereditárias ou adquiridas, que afetam especialmente a unidade motora, composta por motoneurônio medular, raiz nervosa, nervo periférico, junção mioneural e músculo. As doenças que afetam o sistema corticoespinhal (trato piramidal), o cerebelo e as vias espinocerebelares também entram no grupo de DNM. Entretanto, nas crianças, a maior parte dessas afecções é geneticamente determinada, sendo as doenças neuromusculares adquiridas bem mais raras do que em adultos (frequência de 1:1.000). Dentre as distrofias musculares, temos a proporção de 1:2.000 pessoas e, em sua forma grave, a de Duchenne, essa proporção é de 1 para cada 3.500 indivíduos do sexo masculino.

- Alguns conceitos são fundamentais para entendermos as bases da ventilação não invasiva (VNI) por pressão positiva e o manejo clínico dos pacientes com DNM.

FALÊNCIA VENTILATÓRIA E DE OXIGENAÇÃO

- Na corrente sanguínea encontram-se dois gases de grande importância, o oxigênio (O_2), que de certa maneira é ligado diretamente na hemoglobina e forma a oxi-hemoglobina, e o dióxido de carbono (CO_2), que forma a carboxi-hemoglobina. Estima-se a pressão de normalidade do CO_2 em nível arterial com oscilação de 35 e 45 mmHg.

- Dos músculos responsáveis pela inspiração considerados como principais, destacam-se o diafragma, que corresponde cerca de 2/3, e a musculatura intercostal. Portanto, quando se comparam os indivíduos com musculatura ventilatória normal atingidos por processos pulmonares em relação àqueles com DNM encontram-se diferenças, destacando-se a hipóxia decorrente do processo fisiopatológico pulmonar. Nessas condições de hipóxia, o controle ventilatório cerebral, de certa maneira, faz com que a musculatura ventilatória trabalhe de modo mais efetivo e numa frequência maior, o que acarreta uma ventilação pulmonar mais efetiva, porém os níveis de CO_2 caem abaixo do normal. Entretanto, em pacientes com hipóxia devido à doença pulmonar, o tratamento resulta em administração de O_2, sendo justificada nesses casos em razão da falência de oxigenação decorrente da hipóxia. Em pacientes neuromusculares, esse processo raramente ocorre, exceto naqueles em que há doença pulmonar aguda concomitante.

- Consequentemente, podemos destacar um grupo em que ocorrem a falência muscular, que resulta em uma ventilação inadequada, e o déficit de remoção de secreções broncopulmonares. A musculatura inspiratória, que por sua vez é enfraquecida, tem uma amplitude de movimentos diminuída, acarretando a subventilação. Nos centros de controle do cérebro, certos mecanismos compensatórios fazem com que o organismo se adapte a essa nova situação de hipoventilação, para evitar uma sobrecarga na musculatura ventilatória. Essa adaptação ocorre por meio de uma maior tolerância a níveis maiores de CO_2; com o aumento da $PaCO_2$, ou hipercapnia, é insidioso e evolui progressivamente com a doença. Com relação à hipoxemia, a manutenção de níveis alterados de saturação de O_2 (SaO_2) irá depender da relação ventilação-perfusão e da presença, em região pulmonar, de microatelectasias ou de tampões de secreção, que são fatores que contribuem para o desequilíbrio dessa relação. Porém, na insuficiência ventilatória, raramente encontramos hipoxemia sem concomitante hipercapnia. A musculatura bulbar desempenha um papel fundamental na proteção das vias aéreas. Por um lado, assegura uma deglutição normal de saliva e de alimentos, prevenindo episódios recorrentes de broncoaspiração, e, por outro, mantém a patência da via aérea, sobretudo durante a fase de aceleração do fluxo expiratório associado à tosse.

- Existem distúrbios nutricionais, como obesidade, devida a pouca ou nenhuma mobilidade, e desnutrição, devida a transtornos de sucção e deglutição. Dentre os efeitos da desnutrição sobre a função ventilatória, estão a redução da massa muscular e a redução da força de contração, da resistência e da capacidade vital.

- Há mecanismos fisiológicos que garantem que ocorra a afinidade do oxigênio pela hemoglobina, porém o aumento da $PaCO_2$, o aumento de temperatura corporal, o aumento da concentração de íon hidrogênio e a diminuição dos níveis de 2,3-difosfoglicerato fazem que com essa afinidade seja diminuída.

- A falência na ventilação está ligada primeiramente às alterações musculares que de certa maneira levam a alterações da mecânica ventilatória. Inicialmente a falência ventilatória ocorre no sono profundo, na fase de movimentos rápidos dos olhos (sono REM), quando o diafragma tem sua ação praticamente total na ventilação. Com isso a redução da atividade das musculaturas intercostal e diafragmática durante essa fase acarreta a síndrome pulmonar restritiva, gerando a redução dos volumes e capacidades pulmonares.

- Um fato de grande importância é que, nos casos em que a hipoxemia é secundária à hipercapnia, a suplementação de oxigênio e a consequente normalização dos níveis de O_2 fazem com que os quimiorreceptores periféricos da aorta e da carótida não sejam estimulados e, assim, não enviem informações ao controle central, que de certa forma tentaria aumentar o ritmo e a frequência ventilatória, levando a hipercapnia a tornar-se mais grave. O paciente torna-se comatoso (narcose pelo CO_2) e, sequencialmente, há parada ventilatória.

- A amplitude ventilatória reduzida faz com que algumas áreas pulmonares não se expandam, resultando, então, em atelectasias. Isso poderá tornar o quadro ventilatório pior e mais intenso, a hipercapnia mais importante e uma aproximação maior do coma.

- A hipercapnia durante o dia poderá ocorrer com o decréscimo da capacidade vital forçada (CVF) para menos de 40% do predito. Com isso, há um incremento da dessaturação noturna devido à alteração na curva de dissociação da hemoglobina (menor afinidade da hemoglobina pelo O_2, resultante da hipercapnia). Durante o dia, quando ocorre uma $PaCO_2$ maior que 45 mmHg, também é um sinal de hipoventilação noturna em 91% dos casos e um excesso de base (BE) maior que 4 mmol/L, em 55% dos casos.

- Os pacientes que estão com baixa SaO_2 durante o dia têm grande dessaturação à noite, visto já estarem com hipercapnia e, portanto, com uma tendência a uma menor afinidade do O_2 pela hemoglobina. Entretanto, a falência ventilatória não ocorre repentinamente. Os pacientes, apesar da doença neuromuscular, conseguem manter uma situação estável por um bom período.

- A presença de infecções do trato respiratório é responsável por 85% dos casos de falência ventilatória nessa população. Nessa situação, a musculatura encontra-se obrigada a trabalhar de modo mais intenso, podendo ocorrer a fadiga. A presença de secreções e, principalmente, a dificuldade de removê-las, pela impossibilidade de uma tosse efetiva, corroboram o quadro clínico.

- Há um bloqueio da via aérea, diminuição da capacidade vital (CV) e dos volumes respiratórios. A multiplicação bacteriana é o passo seguinte que acomete essa população, resultando em pneumonias, hospitalização, intubação intratraqueal e necessidade de suporte ventilatório.

- Analisando por esse lado, deve-se ter objetivos a serem seguidos em pacientes com DNM:

  1. manutenção da complacência pulmonar e da caixa torácica;
  2. auxílio à musculatura ventilatória expiratória.

COMPLACÊNCIA PULMONAR E DA CAIXA TORÁCICA E SUA MANUTENÇÃO

- Normalmente a maturidade do tecido pulmonar é atingida por volta dos 19 anos, época em que as pessoas têm seu pico de CV. O que pode ocorrer a partir desse momento é um decréscimo de 1 a 2% ao ano (que corresponde cerca de 30 mL) durante toda a vida do indivíduo. No caso da caixa torácica, como para tantas outras articulações, há necessidade de manter sua amplitude de movimento.

- A progressão da DNM leva a redução dos volumes torácicos durante a inspiração. Em alguns casos de certas doenças especificas o resultado desse processo poderá gerar o subdesenvolvimento pulmonar e a deformidade da caixa torácica. Com a redução da CV, apenas algumas porções do pulmão poderão ser expandidas durante cada respiração.

- O uso de inspirômetros de incentivo ou de ventilações profundas impossibilita a expansão dos pulmões além de sua CV. Para a prevenção de contraturas da caixa torácica, preservação de sua amplitude de movimentos e diminuição das restrições pulmonares, há necessidade de exercícios regulares de empilhamento de ar (*air-stacking*).

- O *empilhamento de ar* refere-se a insuflações que são adicionadas aos pulmões de modo a expandi-los até sua capacidade máxima. O paciente inspira profundamente, e consecutivamente novos volumes de ar são disponibilizados através das interfaces. Esses volumes são mantidos no pulmão pelo fechamento da glote até a expansão pulmonar e da caixa torácica se completar e a retenção pela glote não puder mais ocorrer. Dispositivos tais como bolsa autoinflável, ventiladores a volume e o Cough Assist são os mais indicados para fornecimento de ar para o exercício.

- A *capacidade de insuflação máxima* é determinada dando-se ao paciente o maior volume de ar que ele consegue segurar mantendo a glote fechada. Dispositivos tais como bolsa autoinflável, ventiladores a volume e o Cough Assist são os mais indicados para realizar essa técnica.

- A *respiração glossofaríngea* (RFG) é uma outra maneira de fazer empilhamento de ar ou hiperinsuflação, descrita no início dos anos 1950. São usadas a língua e a musculatura faríngea para projetar bolos de ar para dentro dos pulmões, como auxílio à inspiração. Inicialmente um bolo de ar é engolido e mantido com o fechamento da glote. A seguir outro bolo é adicionado ao primeiro e mantido. O processo se repete até o momento que o paciente não consegue mais segurar o ar com a glote fechada e dá início à expiração. Uma respiração geralmente consiste em seis a nove bolos de 40 a 200 mL cada.

- Dentre as principais funções da RGF, destacam-se o aumento da efetividade da tosse, o aumento do volume da fala e a normalização de seu ritmo, o aumento e/ou a manutenção da complacência pulmonar e a prevenção de microatelectasias.

- Os exercícios de empilhamento de ar devem ser realizados no mínimo três vezes ao dia, 10 a 15 repetições, quando a CVF for 1.500 mL ou 70% do predito. Os objetivos primordiais dessa prática são a manutenção da amplitude de movimento, o aumento da capacidade máxima de insuflação para maximizar o pico de fluxo de tosse, a manutenção ou o aumento da complacência pulmonar e torácica, a prevenção ou a eliminação de atelectasias e a manutenção da possibilidade de uso de VNI.

AUXÍLIO À MUSCULATURA VENTILATÓRIA EXPIRATÓRIA

- Uma tosse comum requer, para sua insuflação inicial, aproximadamente 85% a 90% da capacidade pulmonar total (CPT). Momentaneamente, o ar é aprisionado pelo fechamento da glote ocasionado pela elevação das pressões intratorácica e intra-abdominal (acima de 200 cmH$_2$O). De maneira abrupta, ocorrem a abertura glótica e a contração da musculatura expiratória (músculos intercostais e abdominais), sendo expulsa uma quantidade de cerca de 2.500 mL de ar. Esse pico de fluxo em normalidade chega a oscilar entre 6 e 17 L/s.

- Um pico de fluxo de tosse menor que 160 L/min ou 2,7 L/s não tem fluxo adequado para a eliminação de secreções, necessitando assim de auxílio para isso. Nos pacientes com DNM, frequentemente a musculatura expiratória não tem a capacidade de criar um fluxo adequado para a expulsão de secreções.

- Quando relacionados estes valores e o pico de fluxo abaixo do limite crítico de 160 L/min, ocorre uma tosse ineficaz que, em processos gripais, pode tornar alto o risco de se adquirir pneumonias.

- A mensuração desses valores de pico de fluxo de tosse pode tanto ser da forma ativa quando da assistida, e que podem ser verificadas com um simples dispositivo denominado de *peak flow* (mensura o pico de fluxo expiratório). Lembre-se que, quando o fluxo de tosse estiver abaixo de 270 L/min, a CVF estará em torno de 1.500 mL ou 70% do predito.

- No entanto podemos auxiliar na tosse, isso quando este paciente não atingir o fluxo mínimo de tosse (160 L/min ou 2,7 L/s). Este auxílio pode ser realizado de duas formas: auxílio manual por meio do empilhamento de ar ou da prensa abdominal; auxílio mecânico por meio de máquinas simuladoras da tosse ou da tosse assistida.

INTERFACES

- A interface ótima para VNI ainda não foi identificada nas DNM. Apesar do potencial que a interface tem de influenciar a tolerância do paciente à VNI e alterar os benefícios desta, as evidências na literatura que corroboram uma interface em detrimento de outra são limitados. A escolha da interface deverá ser feita pelo profissional e pelo paciente de forma conjunta tomando em consideração a anatomia da face, problemas como obstrução nasal, grau de dependência do ventilador e tipo de ventilador, levando conforto ao paciente e evitando efeitos adversos como dor no nariz, vazamento de ar ao redor dos olhos e da boca e claustrofobia.

- Os principais modelos de interfaces são:

  - Interface oral (peça oral): bastante utilizada nos EUA Oferece bastante conforto e não produz escaras. Utilizada somente no período diurno e com aparelhos de VNI a volume.

  - Interface nasal: necessita de uma adaptação e da utilização de algum grau de pressão sobre as narinas para uma vedação adequada. Diminui a sensação de claustrofobia e permite que o paciente mantenha um contato global com o ambiente e boa visibilidade. A preferência por esta interface é de 2/3 dos pacientes que usam a VNI só para dormir.

- Interface oronasal: descrita primeiramente para assistência ventilatória noturna em 1989, sendo primordialmente usado nos casos em que há respirações bucal ou hipotonia da musculatura oral, situações que mantêm a boca aberta.

- Interface de face total: recobrem toda a face do paciente, além de ser recentemente lançada, visa a minimizar pequenas escaras em pacientes que utilizam VNI por tempo prolongado. É também uma alternativa para os pacientes que não toleram outros tipos de máscara.

INDICAÇÕES DO USO DA VNI NA DNM

- A indicação do uso da VNI inicialmente pode ser necessária nos distúrbios ventilatórios do sono, onde o déficit muscular se agrava principalmente em decúbito dorsal ou ventral, tendo como finalidade melhorar a qualidade do sono, diminuir sonolência diurna e diminuir a taxa de declínio da função pulmonar. O Consenso da American Thoracic Society Documents, de março de 2004 prioriza a utilização da dessaturação noturna e que se inicia a partir de uma CVF menor que 40% do predito, como um dos parâmetros orientadores da indicação de VNI.

- A VNI durante o período diurno pode ser utilizada para restaurar a hipoxemia, reexpandir áreas de hipoventilação e microatelectasias pulmonares, remover o excesso de dióxido de carbono do sangue e adequar o trabalho e o padrão ventilatório.

CONTRAINDICAÇÕES DO USO DA VNI NA DNM

- Acompanhamento familiar/social inadequado;
- Necessidade de ventilação contínua (relativa);
- Comprometimento severo de deglutição;
- Obstrução de via aérea;
- Incapacidade de proteção da via aérea com risco de broncoaspiração;
- Falta de colaboração.

PRESENÇA DE SINTOMAS DE HIPOVENTILAÇÃO ALVEOLAR CRÔNICA

- Fadiga;
- Dispneia;
- Cefaleia matinal bifrontal;

- Despertar noturno associado à displasia e/ou taquicardia;
- Dificuldade para despertar;
- Perda de Peso;
- Diminuição da libido;
- Depressão;
- Policitemia;
- Ansiedade;
- Irritabilidade;
- Edema de membros inferiores;
- Insuficiência cardíaca direita;
- Pesadelos frequentes muitas vezes associados à sufocação;
- Déficit de atenção momentâneo;
- Sonolência diurna excessiva.

CUIDADOS E COMPLICAÇÕES DURANTE A UTILIZAÇÃO DA VNI NA DNM

- Deve-se estar atento e monitorar continuamente a criança em suporte ventilatório não invasivo, pois este também possui riscos e efeitos adversos. A escolha da interface adequada irá permitir um melhor ajuste à face, uma menor pressão possível sobre a pele para evitar úlceras de pressão e escape de ar. O ideal é utilizar uma proteção na pele no local de maior contato para evitar as lesões e posicionar corretamente para que a interface acople na face.

- Atenção quanto à possibilidade de distensão abdominal é fundamental, pois poderá levar à restrição ventilatória, regurgitação de conteúdo gástrico, aumento do risco de broncoaspiração, dentre outros.

- Ao iniciar a VNI, cuidado para não utilizar parâmetros iniciais muito elevados, evitando a hiperdistensão alveolar, o aumento da pressão transpulmonar e efeitos hemodinâmicos indesejados (por exemplo, altos valores de pressão positiva expiratória final resultando em redução importante do débito cardíaco).

- Sugere-se observar o risco de complicações da VNI nos casos de DNM (Quadro 10.1) que, apesar de raros, podem ocorrer.

QUADRO 10.1 – POSSÍVEIS COMPLICAÇÕES DA VENTILAÇÃO NÃO INVASIVA COM PRESSÃO POSITIVA NAS DNM

- Claustrofobia;
- Eritema ou ulceração da base do nariz (mais frequente);
- Pequenas irritações ou úlceras de pele;
- Necrose facial;
- Lesão da asa do nariz (pronga nasal);
- Dermatite irritativa;
- Úlcera;
- Conjuntivite irritativa;
- Sinusite;
- Distensão abdominal com insuflação gástrica;
- Vômitos;
- Aspiração de conteúdo gástrico para as vias aeres inferiores;
- Remoção inadvertida da máscara (risco potencial de vida);
- Hiperinsuflação pulmonar;
- Ressecamento oral e nasal;
- Barotrauma (muito raramente);
- Hipotensão.

Sugestão de fluxograma para a avaliação do paciente com DNM

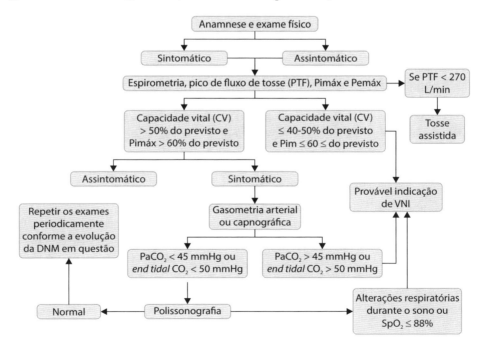

FIGURA 10.1 – Fluxograma para avaliação funcional de paciente com doenças neuromusculares.

SÉRIE FISIOTERAPIA EM NEONATOLOGIA E PEDIATRIA

REFERÊNCIAS

1. Carvalho WB, Horigoshi NK. Conceitos Básicos e Contraindicações da VNIPP. In: Ventilação Não Invasiva em Neonatologia e Pediatria. Vol 1 – Série Terapia Intensiva Pediátrica e Neonatal. São Paulo: Editora Atheneu; 2007.
2. Fernandes AC, Ramos ACR, Casalis MEP, Hebert SK. Medicina e Reabilitação: Princípios e ptrática. Vol 1. São Paulo: Editora Artes Médicas, 2007.
3. Guilleminault C, Philip P, Robinson A. Sleep and neuromuscular disease: bilevel positive airway pressure by nasal mask as a treatment for sleep disordered breathing in patients with neuromuscular disease. J Neurol Neurosurg Psychiatry. 1998;65(2):225-32.
4. Simonds AK, Muntoni F, Heather S, Fielding S. Impact of nasal ventilation on survival in hypercapnic Duchenne muscular dystrophy. Thorax. 1998;53(11):949-52.
5. Partridge R. Fatty degeneration of muscle. Med Times Gaz 1847; 5: 944 apud Kenneth LT. Origins and early descriptions of Duchenne muscular dystrophy. Muscle & Nerve 2003; 28: 402-22.
6. Bach JR, Alba AS, Bohatiuk G: Mouth intermittent positive pressure ventilation in the management of postpolio respiratory insufficiency. Chest 1987;91(6):859-64
7. AMERICAN THORACIC SOCIETY CONSENSUS STATEMENT. Respiratory care of the patient with Duchenne muscular dystrophy. Am J Respir Crit Care Med 2004;170:456-65
8. Bach JR. Mechanical insufflation/exsufflation: has it come of age? A commentary. Eur Respir J. 2003;21(3):385-6
9. CONSENSUS CONFERENCE. Clinical indications for noninvasive positive pressure ventilation in chronic respiratory failure due to restrictive lung disease, COPD, and nocturnal hypoventilation--a consensus conference report. Chest 1999;116:521-34.
10. Yáñez SB. Aspectos nutricionales en enfermedades respiratórias crónicas del niño. Neumologia Pediatrica, 2007; 2(1): 1-67.
11. Barbosa AP, Johnston C, Carvalho WB. Ventilação não-invasiva em neonatologia e pediatria. São Paulo,Ed Atheneu, 2007.
12. Fauroux B, Lavis JF, Nicot F et al. Facial side effects during noninvasive positive pressure ventilation in children. Intensive Care Med 2005; 31:965-9.
13. Gregoretti C, Confalonieri M, Navalesi P et al. Evaluation of patient skin break-down and confort with a new face mask for noninvasive ventilation: a multi-center study. Intensive Care Med 2002; 28:278-84.
14. Carvalho WB, Johnston C. The fundamental role of interfaces in noninvasive positive pressure ventilation. Pediatr Crit Care Med 2006;7(5):495-6.
15. Villanueva AM, et al. Aplicación de ventilación no invasiva em uma unidad de cuidados intensivos pediátricos. An Pediatr (Barc) 2005;62(1):13-9.
16. Elliott MW. The interface:crucial for successful noninvasive ventilation. Eur Respir J 2004;23:7-8. Disponível em: http://ersj.org.uk/cgi/reprint/23/1/7
17. Fortenberry JD, et al. Management of Pediatric Acute Hypoxemic Respiratory Insufficiency with Bilevel Positive Pressure (BIPAP) Nasal Mask Ventilation. Chest 1995;(108):1059-64. Disponível em: http://chestjournal.chestpubs.org/content/108/4/1059.full.pdf+html
18. Holanda MA, et al. Ventilação não-invasiva com pressão positiva em pacientes com insuficiência respiratória aguda: fatores associados à falha ou ao sucesso. J Pneumol. 2001;27(6):301-309. Disponível em: http://www.scielo.br/pdf/jpneu/v27n6/a03v27n6.pdf
19. Schneider E, Duale C, Vaille JL, et al. Comparson of tolerance of facemask vs. mouthpiece for non-invasive ventilation. Anesthesia 2006; 61:20-3.
20. Annane D, Chevrollet JC, Chevret S, Raphael JC. Nocturnal mechanical ventilation for chronic hipoventilation in patients with neuromuscular and chest wall disorders (Cochrane Review). In: The Cochrane Library, Issue 4 2000. Oxford: Update software.

21. Bach JR. A Comparison of long term Ventilatory Suport alternatives from the perspective of the pacient and care giver. Chest 1993;104:1702 – 6.
22. Bach JR (ed). Guide to the Evolution and Management of Neuromuscular Disease. Philadelphia, Hanley &Belfus 1999; 67 - 122.
23. Bach JR. Intensive care protocol. Página eletrônica http://www.doctorbach.com/icu.htm
24. Bach JR (ed). Management of Pacients with Neuromuscular Disease. Philadelphia, Hanley & Belfus 2004; 155- 299.
25. Bach JR. Mechanical Insufflation – Exsufflation. Comparison of peak expiratory flows with manually assisted and unassisted coughing techniques. Chest (104):1553 - 62
26. Bach JR (ed). Non Invasive Mechanical Ventilation. Philadelphia, Hanley & Belfus 2002; 45 - 222.
27. Bach JR. Pulmonary rehabilitation considerations for Duchenne muscular dystrophy: the prolongation of life by respiratory muscle aids. Crit Ver Phys Rehabil Med 1992; 3 239 – 269.
28. Bach JR (ed). Pulmonar Rehabilitation: The Obstructive and Paralytic Conditions. Philadelphia, Hanley & Belfus 1996; 275 - 352.
29. Bach JR. Update and perspective on noninvasive respiratory muscle aids. Chest 1994, 105:1538 – 44.
30. Bach JR, Baird JS, Plosky D, Nevado J, Weaver B. Spinal muscular atrophy type 1: management and outcomes. Pediatr Pulmonol 2002; 34:16-22.
31. Bach JR, FCCP, Ichikawa Y, Kim H. Prevention of pulmonary morbidity for patients with Duchenne muscular dystrophy. Chest 1997; 112:1024 – 1028.
32. Bach JR, Goncalves M: Ventilator weaning by lung expansion and decannulation. Am J Phys Med Rehabil 2004; 83:560–568.
33. Bach Jr, Kang SW. Maximum Insuflation Capacity: The relationship with vital capacity and cough flows for pacients with neuromuscular disease.
34. Bach JR, Merino EG. Prolongation of Life by Noninvasive Ventilation and Mechanically Assisted Coughing. American Journal of Phisical Medicine (81) 6.
35. Bach JR, Niranjan V, Weaver B. Spinal Muscular Atrophy type 1. A noninvasive respiratory management approach. Chest 2000; 117:1100 – 05.

Apneia Obstrutiva do Sono e VNI

11

Carolina Lemos Nogueira Cobra
Fernanda Luisi

SONO

- O sono é um fenômeno cíclico complementar ao de vigília, essencial ao ser humano, pois durante aproximadamente um terço de sua vida o homem permanece dormindo. Por meio de estudos encefalográficos, demonstrou-se que ele pode ser dividido em dois estágios distintos: fase REM (do inglês, *Rapid Eye Moviment*) e fase não REM.

- A fase REM, ou fase dos movimentos rápidos dos olhos, corresponde a aproximadamente 25% do tempo total do sono. Nessa fase, normalmente a pessoa costuma sonhar, a respiração torna-se irregular, a atividade da musculatura ventilatória diminui e ocorre o relaxamento da musculatura esquelética. Em razão da ocorrência dessas alterações fisiológicas, facilita-se o estabelecimento do processo patológico da apneia do sono.

- A apneia do sono, de uma maneira geral, pode ser definida como paradas repetidas e temporárias da respiração durante o sono. Existem diferentes critérios para se definir a apneia, mas o consenso é de que os portadores dessa síndrome apresentam pelo menos cinco ou mais interrupções da respiração por hora de sono, podendo chegar a mais de 300 apneias por noite.

- Os distúrbios do sono são entidades pouco conhecidas e de manifestação insidiosa. Os principais distúrbios do sono na criança são:

  - Síndrome de apneia obstrutiva do sono;

  - Morte súbita do lactente;

  - ALTE (*apparent life threatening event*): risco iminente de vida;

  - Síndrome de hipoventilação alveolar congênita.

- A síndrome da apneia obstrutiva do sono (SAOS) é caracterizada pela obstrução parcial ou total das vias aéreas superiores durante o sono, o que pode determinar alterações nos gases sanguíneos, na qualidade do sono, no ronco primário, além de síndromes com alterações da resistência de vias aéreas superiores (VAS) e hipoventilação obstrutiva.

ESPECTRO DA SAOS

- Ronco primário – Síndrome da resistência de VAS
- Hipoventilação obstrutiva – Apneia obstrutiva do sono

PATOLOGIA

- A faringe é o segmento colapsável das VAS, e, devido às suas múltiplas funções (deglutição e fonação), deve-se manter permeável na maior parte do tempo para a respiração (Figura 11.1). A pressão negativa intraluminal que ocorre durante a inspiração é contrabalançada pelos músculos dilatadores da faringe.

- Nas crianças predispostas, o relaxamento das VAS determina a obstrução das mesmas. Posteriormente, ocorre a interrupção da ventilação pulmonar, o que determina as alterações dos gases sanguíneos que podem levar a criança a apresentar arritmias cardíacas, aumentando o risco de óbito. Nos casos em que há recuperação da criança, observam-se o aumento do tônus muscular e a normalização da respiração.

- Quando o relaxamento das VAS ocorre de maneira frequente, tornando-se uma síndrome crônica, observam-se modificações na qualidade do sono, com manifestações de irritabilidade, cansaço ao longo do dia, dificuldade de aprendizagem, déficit de atenção, aumento das alterações cardiovasculares e hipoxemia, que é um dos sinais clínicos indicativos de SAOS grave.

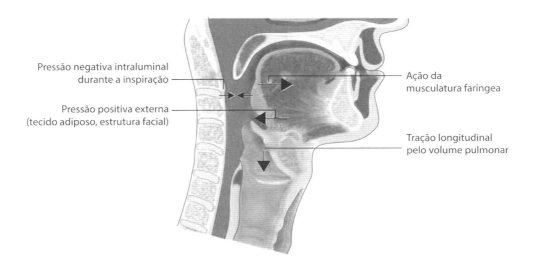

FIGURA 11.1 – Patologia da síndrome da apneia obstrutiva do sono.

ESQUEMA CONCEITUAL (FIGURA 11.2)

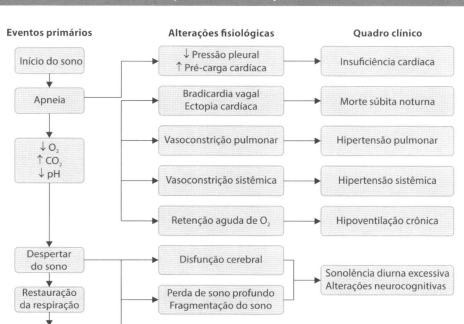

FIGURA 11.2 – Sequência de eventos, alterações fisiológicas e clínicas na síndrome da apneia obstrutiva do sono (SAOS).

- Essas sintomatologias podem ser agravadas no período do inverno, na vigência de doenças infecciosas das vias aéreas e na rinite alérgica. No exame físico (Tabela 11.1), é importante avaliar a permeabilidade das cavidades nasais, a presença de pólipos ou de atresias de cóanas e desvios do septo nasal. Além disso, devem-se observar a presença de macroglossia, o tamanho das tonsilas palatinas (amígdalas) e a abertura da orofaringe (escala de Mallampati). Quanto menor for a abertura da orofaringe, maior será a dificuldade para a intubação intratraqueal.
- Algumas síndromes são acompanhadas de diminuição da abertura da orofaringe e de macroglossia. Outras situações podem estar associadas à SAOS, tais como: malformações craniofaciais, *pectus escavatum,* obesidade, desnutrição, alterações neuromusculares e atraso do desenvolvimento neuropsicomotor (para avaliar, sugerem-se a escala de Bayle para recém-nascidos, Denver II para crianças de até 6 meses e Alberta para crianças de 0 a 6 anos de idade).
- A prevalência de SAOS na criança é de 1% a 3%, e o ronco primário é de 7% a 12% dos casos, apresentando pico de incidência entre os 3 e 6 anos de idade. Os principais fatores de risco são a hipertrofia das tonsilas palatinas e a presença de adenoides. Nos lactentes destacam-se as malformações craniofaciais.

VOLUME – VENTILAÇÃO NÃO INVASIVA

TABELA 11.1
SINTOMAS NOTURNOS, SINTOMAS DIURNOS E EXAME FÍSICO DA CRIANÇA COM SAOS

SINTOMAS NOTURNOS	SINTOMAS DIURNOS	EXAME FÍSICO
Ronco	Cefaleia matinal	O exame físico está associado aos fatores de risco e às complicações do distúrbio
Dificuldade respiratória	Respiração ruidosa	
Apneias seguidas de roncos ressuscitativos (ARR)	Obstrução nasal	Fatores de risco que devem ser observados:
	Respiração oral	
Sudorese abundante	Sonolência excessiva	• Hipertrofia de tonsilas palatinas
Sono agitado	Alterações de comportamento	
	Hiperatividade	• Respiração bucal
	Falta de atenção	• Fácies adenoidiana
	Agressividade	

APRESENTAÇÕES EM CASOS MAIS GRAVES
Palidez durante o sono
Cianose
Diurese
Parada cardiorrespiratória

■ Os roncadores primários são aqueles que, além do quadro clínico, apresentam índice de apneia-hipopneia (IAH) menor do que um evento por hora, apresentando $SaO_2 = 90\%$ e pico de $CO_2 = 53$ mmHg no exame de polissonografia (PSG).

■ As apneias são divididas em graus de gravidade, considerando-se de grau incipiente até 5 apneias/hora; grau leve, de 5 a 14 apneias/hora; grau moderado, de 15 a 29 apneias/hora; e grau grave, de 30 ou mais apneias/hora.

■ Os portadores da síndrome da apneia do sono na infância apresentam IAH = 5 eventos por hora, queda de $SaO_2 = 90\%$ e hipoventilação, com $PaCO_2 > 50$ mmHg por mais de 10% do tempo de sono. Os fatores de risco para a SAOS podem ser estruturais ou funcionais (Tabela 11.2).

TABELA 11.2
FATORES DE RISCO PARA APNEIA OBSTRUTIVA DO SONO

ESTRUTURAIS	FUNCIONAIS
• *Nariz:* rinite alérgica, desvio de septo, pólipos, atresia de cóanas.	• *Controle neural alterado:* lesão de SNC (PC), disfunção do tronco cerebral (Arnold-Chiari, meningomielocele).
• *Outras estruturas anatômicas de VAS:* hipertrofia de tonsilas palatinas e adenoides, obesidade, macroglossia, laringomalacia.	• *Hipotonia muscular:* distrofias musculares, síndrome de Down e hipotireoidismo.
• *Craniofacial:* hipoplasia mesofacial (síndrome de Apert), hipoplasia mandibular (micrognatia, síndrome de Pierre-Robin).	• *Drogas:* sedativos, anestésicos, narcóticos, álcool e anti-histamínicos
• Infiltração de tecidos moles	• *Outros:* privação do sono, tabagismo passivo, prematuridade.
• (mucopolissacaridose – síndrome de Hurler).	
• *Tumores:* de vias aéreas ou do SNC (p. ex., epilepsias, meduloblastoma).	

DIAGNÓSTICO

■ A polissonografia é o melhor método para o estudo do sono. Avalia sua qualidade, eficiência (período efetivo de sono, descontados os despertares, em relação ao total), a distribuição e a duração dos vários estágios, a presença de eventos ventilatórios, bem como as consequências cardiopulmonares.

■ Os eventos ventilatórios são as apneias obstrutivas, as hipopneias e as apneias mistas. Esses eventos associam-se a queda de SaO_2, aumento do CO_2 e alterações do ritmo cardíaco. A criança com SAOS pode apresentar hipoventilação obstrutiva, caracterizada por ronco contínuo, pelo movimento paradoxal da caixa torácica e por alterações dos gases sanguíneos, sem necessariamente apresentar hipoxemia ou hipercapnia. Esse exame também é importante para identificar a gravidade dessa síndrome, o processo de tratamento e a monitoração da criança.

■ A frequência de apneias e hipopneias é expressa pelo índice de apneia-hipopneia (IAH). Este índice corresponde à soma do número de apneias e hipopneias dividida pelo total de horas de sono. A classificação da gravidade é expressa conforme o número de eventos por hora, sendo: IAH = 5-15 eventos/h (leve); IAH = 15-30 eventos/h (moderada) e IAH > 30 eventos/h (grave).

■ O exame com fibra óptica é necessário e muito importante, pois pode definir os locais exatos de estreitamento da VAS e alguns fatores de risco estruturais para o desenvolvimento da SAOS (Tabela 11.2), como a relação da adenoide com as cóanas; da base da língua e da orofaringe com a parede posterior da faringe; o colapso laterolateral das tonsilas palatinas; os sinais de refluxo esofagogástrico e as alterações glóticas ou subglóticas.

■ Nos portadores de alterações nasais (como a hipertrofia dos cornetos inferiores, os desvios septais, a atresia de cóanas ou pólipos), a cirurgia nasal deve ser realizada, tendo em vista a necessidade da patência nasal para a adaptação e colocação da CPAP, mesmo nas crianças com quadro grave de SAOS.

■ O diagnóstico deve se iniciar com uma avaliação minuciosa, baseada em entrevistas com o próprio paciente e seus familiares, a fim de se confirmar a hipótese diagnóstica de apneia do sono. Os exames específicos que poderão ser solicitados são a eletromiografia, a oximetria transcutânea, a filmagem sonorizada do sono, o eletroencefalograma, a polissonografia, o eletro-oculograma, além de outros, dependendo da etiologia da causa primária da SAOS.

■ Após o diagnóstico de apneia do sono, é importante a classificação do grau de apneia. Em casos leves, como nos problemas da articulação temporomandibular (ATM) e/ou de oclusão dentária, o tratamento pode ser feito com o uso de aparelho intraoral ou por correção bucomaxilar. Já nos casos moderados, e principalmente nos mais graves, é necessária a participação de uma equipe multiprofissional, composta por médicos, fisioterapeutas, enfermeiras e familiares treinados. A atuação fisioterapêutica concentra-se em estabelecer o suporte ventilatório mecânico não invasivo domiciliar, adequando a melhor terapia possível a cada caso, com o propósito de manter as VAS permeáveis, impedindo seu colapso, principalmente na fase inspiratória. Para isso, dois modos ventilatórios podem ser indicados: CPAP ou *bilevel*.

- A CPAP mantém a pressão positiva tanto na fase inspiratória quanto na expiratória. A adaptação é feita com o uso de máscaras faciais ou nasais. Geralmente as máscaras faciais são utilizadas em pacientes que apresentam escape de ar pela boca, e as nasais, para aqueles colaborativos. A instituição da CPAP requer uma faixa de variação da pressão entre 5 e 20 cmH_2O, com valor inicial ideal para supressão da apneia e do ronco entre 6 e 12 cmH_2O.

- A CPAP tem-se mostrado eficaz na SAOS moderada a grave, e a sua correta utilização proporciona a melhora das comorbidades, da sintomatologia noturna (diminuição de apneias/hipopneias, aumento da saturação da oxiemoglobina e diminuição dos despertares noturnos), da sintomatologia diurna (diminuição da hipersonolência diurna e aumento do estado de alerta), das comorbidades neurocognitivas e cardiovasculares e da qualidade de vida.

- O *bilevel* pode ser aplicado em crianças que necessitem de pressões elevadas, acima de 15 cmH_2O, para manter diferentes níveis de pressão nas fases inspiratória e expiratória.

- Contudo, entre esses dois modos de suporte ventilatório, a CPAP parece ser mais eficaz e com menores efeitos colaterais. Tanto esse modo ventilatório de VNI quanto a BiPAP®, via de regra, são utilizados durante o período noturno para tratamentos domiciliares, embora nos pacientes com hipercapnia diurna seu uso se faça necessário também durante o dia. Em terapia intensiva, esses modos ventilatórios têm sido frequentemente utilizados no período pré ou pós-extubação, ou como primeira opção de suporte de VPM para diversas doenças.

ESQUEMA CONCEITUAL

- Diagnóstico e tratamento da SAOS (Figura 11.3).

CASO CLÍNICO

- Paciente P.L.C., 3 anos e 2 meses, sexo masculino, natural e procedente da cidade de São Paulo, com peso de 12 kg, apresenta queixa principal de dificuldade para respirar durante o sono. Foi internado em um hospital de referência com saturação de hemoglobina durante o sono de 70 a 80% em ar ambiente, sem febre, com rinorreia, vômitos e diarreia. Mãe refere que paciente iniciou com quadro de "falta de ar" súbita durante o sono há 15 dias, associado a tiragem intercostal e subcostal, com piora do quadro há 5 dias. Apresenta sonolência excessiva durante o dia e alterações de comportamento, com períodos de hiperatividade e agressividade. Antecedentes pessoais de roncos noturnos desde os 9 meses de idade, respiração oral, pausas respiratórias durante o sono e rinopatia alérgica. Pai, mãe e irmã de 12 anos hígidos e irmão de 8 anos em acompanhamento com otorrinolaringologia devido a roncos noturnos. Solicitada avaliação da otorrinolaringologia e observadas respiração ruidosa, tiragem intercostal e subcostal, maxila retroposicionada, amígdalas hipertróficas (grau 3+/4+) e rinorreia espessa bilateral, sem lesões em pregas vocais, valécula livre com boa fenda glótica e presença de secreção em laringe.

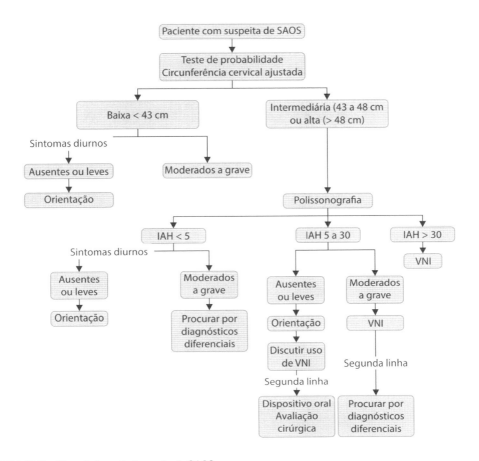

FIGURA 11.3 – Diagnóstico e tratamento da SAOS.

Realizados raios X de tórax, evidenciando atelectasia em lobo médio direito, nasofibroscopia com presença de hipertrofia de adenoide e polissonografia com IAH 30, mantendo sintomas diurnos. Paciente com prescrição de inalação com adrenalina e corticosteroide nasal, fisioterapia respiratória, e indicada utilização de VNI noturna. Com melhora gradual do padrão respiratório noturno e do quadro clínico, paciente recebe alta, com acompanhamento ambulatorial, mantendo uso de VNI noturna, sem conduta cirúrgica no momento.

REFERÊNCIAS

1. Cooper VG, Veale D, Griffiths CJ, et al. Value of nocturnal oxygen saturation as a screening test for sleep apnea. Thorax 1991; 46:586-8.
2. Ferguson KA, Cartwright R, Rogers R, et al. Oral appliances for snoring and obstructive sleep apnea: a review. Sleep 2006; 29:244-62.
3. Fredrickson P. Insomnia associated with specific polysomnographic findings. In: Krueger H. Principles and Practice of Sleep Medicine. 2nd ed. Philadelphia: Saunders, 1994. p. 553.

4. Krieger J. Pulmonary hypertension, hypoxemia and hypercapnia in obstructive sleep apnea patients. Chest 1989; 96:729-37.
5. Manreza MLG, Grossmann RM, Valério RMF. Epilepsia, infância e adolescência. São Paulo: Editora Lemos, 2003. pp. 191-202.
6. National Commission on Sleep Apnea Disorders Research. Wake-up America: a national sleep alert. Washington DC: Government Printing Office, 1995:2:10.
7. Nunes ML, Marrone ACH. Semiologia neurologia. Porto Alegre: EdiPucRS, 2002. pp. 485-94.
8. Pack A. Objective measurement of patterns of nasal CPAP use by patients with obstructive sleep apnea. Am Rev Respir Dis 1993; 147:887-95.
9. Phillipson EA. Sleep apnea. In: Kasper DL, Braunwald E, Fauci AS, et al. Harrison's Principles of Internal Medicine. 16th ed. New York: McGraw Hill, 1998. pp. 1573-5.
10. Prendergast TJ. Sleep-related breathing disorders. In: Tierney LM Jr., McPhee SJ, Papadakis MA, eds. Current Medical Diagnosis & Treatment 2006. 45th ed. New York:McGraw Hill, 2005.
11. Sangal RB, Thomas L, Mittler MM. Disorders of excessive sleepiness. Treatment improves ability to stay awake but does not reduce sleepiness. Chest 1992; 102:699-703.
12. Strollo PJ Jr, Sanders MH, Atwood CW. Positive pressure therapy. Clin Chest Med 1998; 19:55-68.
13. Tecklin JS. Fisioterapia pediátrica. 3a ed. Porto Alegre:Artmed, 2002. pp. 440-441.
14. West J. Fisiologia pulmonar. São Paulo: Manole, 2002.
15. Squire LR, Bloom FE, McConnell SK, Roberts JL, Spitzer NC, Zigmond MJ, eds. Fundamental Neuroscience. 2nd ed. San Diego, Academic Press, 2003.
16. Joo EY, Tae WS, Han SJ, Cho JW, Hong SB. Reduced cerebral blood flow during wakefulness in obstrutive sleep apnea-hypopnea syndrome. Sleep 2007; 30(11): 1515-20.
17. Stpnowsky CJ, et al. Social-cognitive correlates of CPAP adherence in experienced users. Sleep Medicine 2006; 7:350-6.
18. Barnes M, et al. Efficacy of positive airway pressure and oral appliance in mild to moderate obstructive sleep apnea. Am J Respir Crit Care Med 2004;170:656-64.

INTERNET (ACESSO LIVRE)

1. Almeida RG. Clínica de pneumologia e distúrbios do sono. Tipos de tratamentos. Disponível em: http://www.clinar.com.br/tiposdetrata.htm
2. Montserrat JM, Montserrat F, Hernandes L, et al. Effectiveness of CPAP treatment in daytime function in sleep apnea syndrome. a randomized controlled study with an optimized placebo. Am J Respir and Crit Care Medicine 2001; 164:608-13. Disponível em: http://ajrccm.atsjournals.org/cgi/reprint/164/4/608
3. Sociedade Brasileira de Pneumologia e Tisiologia. Apneia do sono. Disponível em: http://www.sbpt.org.br/asp/Leigos_ApneiaSono_01.as

Ventilação Não Invasiva no Período Neonatal

12

Josy Davidson
Ana Silvia Scavacini
Priscila Cristina João

INTRODUÇÃO

- Nas últimas décadas, com o desenvolvimento de novas terapêuticas e avanços tecnológicos, tem-se observado o aumento na sobrevida de recém-nascidos prematuros (RNPT), principalmente os de muito baixo peso. Embora tenha ocorrido redução na mortalidade, observa-se a elevação das morbidades, especialmente complicações pulmonares como a displasia broncopulmonar (DBP), devido à necessidade de suporte ventilatório que, em geral, os recém-nascidos de muito baixo peso necessitam nas primeiras horas de vida.[1,2,3,4]

- Assim, a ventilação mecânica invasiva, embora seja essencial para a sobrevivência dos recém-nascidos (RN) pode levar à ocorrência de complicações como lesões da via aérea, pneumonia, sepse, síndrome de escape de ar e DBP.[5,6]

- Na tentativa de minimizar a lesão pulmonar e complicações da ventilação mecânica invasiva e diminuir a incidência de DBP, procura-se retirar o suporte ventilatório precocemente, assim que possível. Entretanto, os RN muitas vezes são extubados e, pela hipotonia muscular fisiológica e instabilidade de gradil costal, necessitam ainda de um suporte ventilatório para que tenham sucesso na extubação.[7] Assim, a ventilação não invasiva (VNI), ou seja, técnica de ventilação mecânica que permite incrementar a ventilação alveolar por meio de interface sem uso de prótese endotraqueais,[1] tem sido utilizada rotineiramente nas unidades de terapia intensiva neonatais (UTIN) ao redor do mundo.[8,9]

- Estudos em animais demonstram que a VNI utilizada precocemente reduz a lesão pulmonar[10] que ocorre em razão dos efeitos citotóxicos e edematogênicos da ventilação pulmonar mecânica, e acarreta diminuição da septação alveolar.[4,10,11]

VOLUME – VENTILAÇÃO NÃO INVASIVA

HISTÓRICO DO USO DA CPAP NASAL (NCPAP) EM RECÉM-NASCIDOS

- A VNI em RNPT tem sido utilizada desde a década de 1970, tendo sido seu primeiro relato em 1971,[12] com os objetivos de:

  - aumentar a capacidade residual funcional (CRF), adequar os distúrbios da relação ventilação-perfusão, reduzir o *shunt* intrapulmonar e consequentemente melhorar a oxigenação arterial;

  - prevenir o colapso alveolar e melhorar a complacência pulmonar, estabilizando o volume corrente; preservar a função do surfactante alveolar;

  - estabilizar a caixa torácica e otimizar a atividade do diafragma;

  - redistribuir o líquido pulmonar;

  - estabilizar e aumentar o diâmetro das vias aéreas superiores, prevenindo a sua oclusão e diminuindo a sua resistência.[3,13]

- Entretanto, a idealização e introdução do uso da pronga nasal para os RNPT em 1975 pelo Dr. Wung em lugar da cânula traqueal revolucionou os cuidados intensivos neonatais.[14] A princípio, sua utilização restringia-se ao tratamento pós-extubação, com resultados muito animadores ao sucesso da extubação desses recém--nascidos, pois reduziu a exposição a ventilação mecânica, reduzindo a incidência de DBP.[15]

- Com o passar dos anos, o uso da VNI tornou-se cada vez mais frequente, tendo hoje sua indicação primária para o desconforto respiratório em recém-nascidos que mantêm respiração espontânea desde o momento da reanimação neonatal na sala de parto.

- Estima-se que no período de 1996 a 2000 60% dos recém-nascidos (RN) utilizaram a VNI como suporte ventilatório nas primeiras horas de vida, tendo havido crescimento para 71% no período de 2000 a 2004.[2] Em se tratando de RNPT de muito baixo peso, o uso de VNI ocorre em torno de 40%,[16] e em menores que 28 semanas de idade gestacional e com peso de nascimento inferior 1.000 g 61% desses RN foram assistidos exclusivamente com VNI.[17]

- Apesar de seus benefícios e de algumas tentativas de mudanças no dispositivo para VNI, a pronga nasal tem sido utilizada com pouquíssimas alterações em relação à pronga nasal idealizada na década de 1970.

TIPOS DE DISPOSITIVO PARA VNI

- Há vários tipos de dispositivos utilizados para a interface com a VNI, porém as mais comumente utilizadas são as prongas nasais que podem ser cânulas nasais simples ou duplas, longas ou curtas. Além disso, a VNI pode ser administrada por máscara nasal ou oronasal, e mais recentemente tem-se descrito o uso de cateter nasal para a geração de pressão de distensão pulmonar.

- As cânulas nasais curtas são as mais utilizadas em nosso meio, com comprimento que varia entre 0,6 e 1,5 cm. Já as cânulas nasais longas têm comprimentos que variam de 4,0 a 9,0 cm e também são chamadas prongas nasofaríngeas duplas.

- As cânulas simples também podem ser curtas ou longas, utilizando-se cânulas endotraqueais inseridas em uma das narinas. A pronga simples longa é uma cânula endotraqueal cortada com comprimento adequado para que seja posicionada na altura da nasofaringe.[18] A pronga simples curta também é feita com uma cânula endotraqueal introduzida 2 a 3 cm em uma das narinas e conectada ao ventilador.[19]

- A máscara facial é um outro modo para realização da VNI em RN. Apesar de sua efetividade e aparente redução do trabalho respiratório se comparada à pronga nasal, o difícil acoplamento sem ou com mínimo vazamento e a aerofagia importante durante sua utilização[18] dificultam sua utilização na prática diária, restringindo-a a casos especiais.

- Os cateteres nasais têm sido amplamente estudados como uma forma alternativa de pressão de distensão alveolar em RNPT. Um estudo inicial realizado em 2005 por Walsh et al. observou que os RN que falharam na retirada da oxigenoterapia utilizavam fração inspirada de oxigênio menor que 0,23, especulando-se que talvez o fluxo de oxigênio transmitido pelo cateter de oxigênio também geraria algum nível de pressão de distensão alveolar fundamental para a manutenção da abertura alveolar.[20] A partir desse estudo, outros pesquisadores observaram que, a depender do fluxo, do diâmetro do cateter e do peso do RN, a concentração de oxigênio e a pressão de distensão alveolar são alteradas. Com isso, hoje, na prática diária, muitos serviços utilizam o cateter de oxigênio com fluxos menores que 2 L/min como um dispositivo para o desmame da oxigenoterapia.

MODALIDADES DE VNI EM NEONATOLOGIA

- Desde a década de 1970, a pressão positiva contínua nas vias aéreas (CPAP) foi utilizada como forma de manutenção das vias aéreas. Por definição, CPAP é um sistema que gera o aumento da pressão transpulmonar de maneira contínua em indivíduos em respiração espontânea,[3] mantida durante todo o ciclo respiratório. Como resultado tem-se a melhora da complacência pulmonar, das trocas gasosas e, consequentemente, do trabalho respiratório, além de redução da falha na extubação.[21]

- Para a realização dessa modalidade ventilatória pode ser utilizado um ventilador neonatal (fluxo contínuo, ciclado a tempo e limitado a pressão) ou o chamado CPAP *bubble*. Na Universidade de Columbia, precursora do uso do NCPAP, o CPAP *bubble* é amplamente utilizado, com ótimos resultados. O princípio do uso do CPAP *bubble* é a utilização de um selo d´água como forma de manutenção da pressão positiva contínua nas vias aéreas. Com isso, há uma pressão oscilatória adicional à pressão continua gerada pelo selo d´água. Estudos preliminares demonstraram que há melhora da *performance* pulmonar devido à redução da impedância do sistema respiratório.[22] Essa modalidade foi utilizada como único meio de VNI por mais de 20 anos.

VOLUME – VENTILAÇÃO NÃO INVASIVA

- Na década de 1990, seguindo os exemplos em crianças maiores e adultos, iniciaram-se as tentativas de uso de dois níveis pressóricos em recém-nascidos, a chamada ventilação por pressão positiva intermitente nasal (NIPPV). Nessa modalidade, há a combinação da pressão positiva contínua nas vias aéreas com respirações superpostas pelo ventilador.[23] Porém, diferentemente das situações em adultos e crianças maiores, nessa modalidade não há sincronismo com o ventilador. Para a realização dessa modalidade utilizam-se os ventiladores com fluxo contínuo, limitados a pressão e ciclados a tempo, estipulando-se os valores de pressão inspiratória (PIP), pressão positiva expiratória final (PEEP), frequência mandatória, fluxo, fração inspirada de oxigênio e tempo inspiratório. Com isso, é possível o RN ter ciclos espontâneos com pressão positiva basal (CPAP) com aumento intermitente da pressão positiva (PIP), podendo esses ciclos serem sincronizados com o aparelho de ventilação mecânica. Por isso, há a possibilidade de assincronismo e aumento de trabalho respiratório.

- Na tentativa de sincronizar os ciclos espontâneos com os ciclos mandatórios surgiram novos ventiladores capazes de detectar o esforço inspiratório do RN, possibilitando o sincronismo a partir dos anos 2000.[24,25] Apesar do aparente benefício, ainda há dificuldades técnicas para a detecção do esforço do RN, principalmente daqueles abaixo de 1.000 g, dificultando a utilização dessa modalidade.

- Na última década, tem sido comum o uso de cateter nasal de alto fluxo, aquecido e umidificado (HHHFNC) nas UTIN.[18] Essa modalidade utiliza fluxos maiores que 2 L/min, que geram pressão de distensão contínua comparável a CPAP,[26] porém com menos lesão nasal.[27] É considerada alternativa de suporte de oxigenoterapia para crianças com apneia, SDR ou DBP;[27] entretanto, não se trata de VNI, mas do fornecimento de O_2 em alto fluxo.

- Entretanto, como a pressão gerada depende do fluxo de gás, do tamanho da via aérea da criança e da presença de escape aéreo nasal ou oral, não gera fluxo estável e não permite controle da pressão gerada,[26] com possibilidade de hiperinsuflação pulmonar e trauma.[27]

- Estudos mostram que fluxos maiores que 2,5 L/min produzem CPAP de 6 cmH_2O e têm o mesmo resultado da CPAP convencional na apneia da prematuridade, e que fluxos de 1,3 L/min para RN com 500 g e 1,6 L/min para RN com 1000 g produzem CPAP de 6 cmH_2O.[27]

- Poucos efeitos adversos são relatados, mas se utilizado sem aquecimento seu uso pode estar associado a irritação de mucosa, obstrução nasal ou sangramento, com aumento do risco de infecção nosocomial.[28,29] Além disso, uma de suas duas mais importantes formas comerciais foi temporariamente tirada do mercado pela possibilidade de associação com infecção por micro-organismos gram-negativos não frequentes em humanos.[18]

- Embora a modalidade esteja sendo utilizada em substituição ao NCPAP, muitos serviços ainda não a adotaram, pois não existe evidência suficiente para estabelecer a segurança ou a efetividade do HHHFNC como forma de suporte respiratório em prematuros.[7]

SÉRIE FISIOTERAPIA EM NEONATOLOGIA E PEDIATRIA

EVIDÊNCIAS DA VNI NO PERÍODO NEONATAL

SÍNDROME DO DESCONFORTO RESPIRATÓRIO

- RNPT com síndrome do desconforto respiratório (SDR) e extubados após a realização do surfactante apresentaram menor tempo de intubação, menor necessidade de oxigênio, menos DBP e morte em relação aos que ficaram em ventilação convencional. Assim, a VNI é um método viável de ventilação em prematuros.[30,31]

- Também em 2007 foi publicada uma meta-análise que incluiu seis estudos randomizados, com 2816 RNPT com risco para SDR. O objetivo o foi de comparar a administração precoce de surfactante, rápida extubação e instalação do CPAP com a administração tardia de surfactante, ventilação mecânica e extubação com baixo suporte respiratório. Não houve diferenças na incidência de enterocolite necrotizante, persistência do canal arterial, HPIV e HPIV grave, porém nos grupos de extubação precoce houve redução na incidência de pneumotórax, enfisema intersticial, mortalidade neonatal, morte antes da alta e DBP em RN menores de 30 semanas de idade gestacional.[32]

- Com a maior difusão do conceito e dos possíveis benefícios da VNI em neonatologia e com base em experiências bem-sucedidas em crianças maiores e adultos, aventou-se a possibilidade da sua aplicação nesse cenário clínico, e alguns estudos preliminares demonstraram que a NIPPV é capaz de reduzir a assincronia toracoabdominal e aumentar o volume minuto, comparativamente ao CPAP nasal.[26]

- Comparando-se o NCPAP com a NIPPV em RNPT (entre 24 e 35 semanas) com SDR, o primeiro mostrou diminuir a necessidade de ventilação mecânica e foi associado a redução da incidência de DBP.[33]

- Também comparando as duas modalidades ventilatórias, em 2009 foi publicado um artigo com 76 RNPT (entre 28 e 34 semanas) com suspeita de SDR e randomizados para o grupo de NCPAP ou NIPPV. Pôde-se concluir que o uso do NIPPV reduz a necessidade de intubação quando comparado ao NCPAP.[34]

APÓS A EXTUBAÇÃO

- Historicamente, a VNI foi utilizada para o tratamento pós-extubação, com resultados muito animadores e redução da exposição à ventilação mecânica invasiva e da incidência de DBP.[15]

- Em 2001, foi realizado um estudo no qual participaram crianças menores de 34 semanas e com SDR. No momento da extubação essas crianças eram randomizadas em grupo de NCPAP e grupo de NIPPV, e os autores puderam concluir que este último é mais efetivo no desmame de crianças com síndrome do desconforto respiratório.[35]

- Em 2003, a Cochrane publicou uma meta-análise que incluiu três estudos, com 159 crianças randomizadas para NCPAP ou NIPPV após a extubação, e concluiu que a NIPPV, comparativamente ao NCPAP, é capaz de reduzir a taxa de insucesso na extubação de RNPT, mas não houve diferença na frequência de DBP com 36 semanas de idade gestacional corrigida, tempo de internação, distensão abdominal com interrupção da alimentação e apneia. Os autores concluíram que a NIPPV parece ser um método efetivo para RNPT, pois reduz a incidência de sinais de insuficiência respiratória, mas existe a necessidade de avaliar a segurança e a eficácia de seu uso.[21]

■ Ainda em 2003, a Cochrane publicou uma meta-análise que comparou o uso de NIPPV e NCPAP após a extubação com o uso do halo de oxigênio com o objetivo de verificar falha na extubação, necessidade de reintubação e dependência de oxigênio por mais de 28 dias. Os autores concluíram que não houve diferença na incidência de DBP e na reintubação, mas puderam verificar que CPAP < 5 cmH$_2$0 não reduz falha na extubação.[5]

APNEIA DA PREMATURIDADE

■ A apneia primária da prematuridade acomete a maioria dos recém-nascidos prematuros, principalmente aqueles com idade gestacional inferior a 34 semanas.[36]

■ A apneia se caracteriza por uma parada respiratória maior que 20 segundos, ou menor que esse tempo, mas acompanhada de bradicardia e dessaturação de oxigênio arterial. Existem diversas estratégias não invasivas para abordagem da apneia da prematuridade, incluindo estimulação tátil, uso de metilxantinas (que são deletérias ao desenvolvimento do sistema nervoso central) e de NCPAP. No entanto, alguns RN não respondem a essas estratégias conservadoras e necessitam de intubação traqueal e ventilação pulmonar mecânica.[37] Com o objetivo de evitar a intubação traqueal e a ventilação mecânica, muitos serviços têm tentado utilizar o NCPAP ou a NIPPV.

■ Em 2004, foi publicada uma meta-análise com o objetivo de comparar os dois métodos de pressão positiva e avaliar qual deles reduz a necessidade de intubação e acarreta menor número de complicações gastrointestinais. Foram incluídos dois estudos randomizados com um total de 54 crianças, e concluiu-se que a NIPPV pode trazer mais benefícios que o NCPAP quando as apneias são frequentes e graves, reduzindo a necessidade de intubação e ventilação mecânica.[38]

PREVENÇÃO DA INTUBAÇÃO TRAQUEAL

■ Os efeitos da VNI na prevenção da intubação traqueal foram publicados em 2004 por Manzar et al., em um estudo piloto, não controlado, envolvendo 16 RN com desconforto respiratório moderado a grave, no qual demonstraram que o uso da VNI foi capaz de evitar a intubação traqueal em 81%, mas diante da inexistência de estudos randomizados e controlados investigando adequadamente essa questão e com base nas evidências atualmente disponíveis, o uso da VNI não deve ser considerado tratamento padrão nesses casos.[39]

■ Recentemente, foi publicada uma meta-análise que avaliou, em RNPT e/ou RNMBP, o início do NCPAP logo após o nascimento ou tratamento convencional. Nos estudos encontrados, não houve diferenças em relação a DBP, hemorragia peri-intraventricular, retinopatia da prematuridade e óbito.[40]

CONTRAINDICAÇÕES DA VNI NO PERÍODO NEONATAL

- As principais contraindicações da VNI são:[18]
  - Malformação abdominal ou torácica (gastrosquise, onfalocele, hérnia diafragmática);
  - Malformação de face (sequência de Pierre Robin) ou lesão de face – contraindicação relativa;
  - Instabilidade hemodinâmica;
  - Ausência de *drive* respiratório.

COMPLICAÇÕES E CUIDADOS

- Apesar de seus benefícios, o uso da pronga nasal pode gerar complicações locais como obstrução nasal, sangramento, deformidade de septo (alargamento das narinas) e lesões cutâneas nas narinas e septo nasal (Figura 12.1). Tais complicações parecem estar relacionadas a tempo de utilização da VNI, pronga de tamanho inadequado e fixação incorreta da pronga.[1,8,9]
- De acordo com os aspectos descritos por Fischer et al. (2010),[41] as lesões nasais podem ser classificadas em:
  - Estágio I: pele intacta, apresentando hiperemia nasal;
  - Estágio II: ulceração da pele, com perda parcial da espessura da pele;
  - Estágio III: necrose e perda total da pele.
- A frequência de lesão nasal é variável de centro para centro. Young et al.[16] relatam que 35% dos RNPT de extremo baixo peso que utilizaram a VNI com a pronga nasal apresentaram hiperemia do septo, com cerca de 8 dias de uso.
- Em outro estudo realizado com 91 RNPT (média < 28 semanas de idade gestacional) que utilizaram a VNI por um período igual ou maior que 7 dias e média de 19 dias, a lesão nasal ocorreu em 13%, sendo que 5% apresentaram necrose nasal e 3%, ulceração da cavidade. Embora os autores não tenham encontrado associação

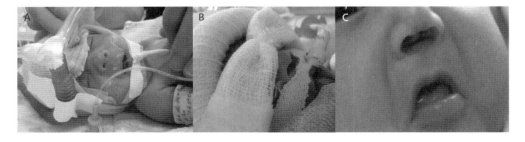

FIGURA 12.1 – (A) Hiperemia de septo nasal (estágio I); (B) Necrose de septo nasal (estágio III); (C) Necrose de septo nasal (aspecto tardio).

entre a lesão nasal e o peso de nascimento, idade gestacional, tempo de uso da VNI, a lesão nasal ocorre frequentemente nos RN com peso de nascimento 1.010 g, comparado a RN com média de peso de 1.221 g.[8]

- Na avaliação de 989 prematuros submetidos à VNI por meio de pronga nasal com idade gestacional média de 34 semanas e peso médio de 2.142 g, observou-se que 42% dos RN apresentaram lesão no estágio I e 11% e menos de 1% apresentaram os estágios II e III, respectivamente. Os autores encontraram como fator de risco idade gestacional menor que 32 semanas, peso de nascimento menor que 1.500 g e utilização do sistema de VNI superior a 5 dias.[41]

- No nosso meio, 79% dos RNPT apresentaram hiperemia do septo, 19%, ulceração, e menos que 1% apresentaram necrose de septo, e o fator de risco para lesão é a utilização do sistema por mais dias.[13]

- Para evitar tais complicações é importante a escolha da maior pronga nasal possível que se adapte bem às narinas, sem causar pressão excessiva sobre as narinas e o septo nasal.[41,42] O tamanho adequado da pronga é importante para minimizar o escape de gás, gerando pressão apropriada nas vias aéreas e reduzindo a resistência oferecida pela interface e consequentemente o trabalho respiratório.[43] Prongas binasais curtas apresentam vantagens quando comparadas às de cateter único.[44]

- A adaptação e o posicionamento adequados da pronga são cuidados importantes para evitar lesão nasal (Figura 12.2). A pronga bem adaptada deve ser introduzida na narina sem que entre em contato com a pele que fica entre o lábio superior e a entrada das narinas. Apesar de não haver evidências científicas favoráveis, pode-se utilizar a colocação de hidrocoloide nas narinas e de bandagem adesiva na região supralabial para fixação da pronga (Figura 12.3).

RECOMENDAÇÕES

- Com base nas evidências e na prática diária, o Consenso Brasileiro de Ventilação Mecânica em Pediatria e Neonatologia[45] elaborou algumas recomendações para o uso da VNI em Neonatologia.

- As recomendações de nível A são: a VNI pode ser utilizada como método de suporte ventilatório na insuficiência respiratória aguda hipoxêmica e após a extubação, com pressões acima de 5 cmH_2O, ofertada por meio de respiradores ou por selo d'agua. Deve ser utilizada preferencialmente a pronga binasal.

- A utilização da VNI como suporte na sala de parto e na prevenção de apneias é nível B, e a VNI como suporte ventilatório para RN com menos de 30 semanas de idade gestacional e como suporte na sala de parto em RN com risco de SDR é nível D.

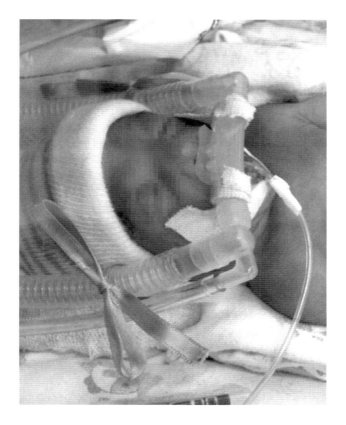

FIGURA 12.2 – Posicionamento adequado da pronga nasal, fixada com a bandagem adesiva e touca; septo nasal protegido com a placa de hidrocoloide.

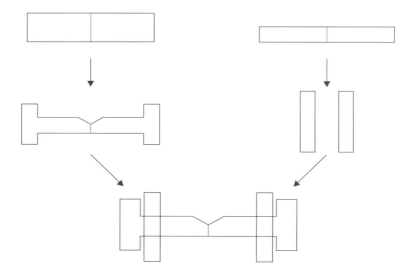

FIGURA 12.3 – Esquema para confecção da fixação de bandagem adesiva.

VOLUME – VENTILAÇÃO NÃO INVASIVA

CONCLUSÕES

■ Com o aumento na sobrevida de RNPT, observa-se a elevação das morbidades, especialmente complicações pulmonares como a DBP, devido à necessidade de suporte ventilatório invasivo. Assim, na tentativa de minimizar as complicações da ventilação mecânica invasiva, procura-se retirar o suporte ventilatório precocemente, o que é possível com o uso da VNI.

■ Embora os estudos ainda sejam pequenos, a VNI em neonatologia tem se mostrado eficaz no tratamento da síndrome do desconforto respiratório, na redução de apneias e após a extubação de RNPT.

CASO CLÍNICO

■ R.V.C., 23 anos, primigesta, com toxoplasmose, estava internada por trabalho de parto prematuro. Durante a internação, recebeu um ciclo de corticosteroide e optou-se pela realização da cesárea por centralização de fluxo. RN nasceu de 26 6/7 semanas, PN: 110 g, em apneia, necessitando de ventilação com ressuscitador com Pinsp: 15 cmH_2O, PEEP 5 cmH_2O e FiO_2: 0,4, Apgar: 7/9.

■ Chegou na UTI ainda ventilado com o ressuscitador, e, embora estudos mostrem que existe a possibilidade de mais falha no NCPAP quando comparado ao NIPPV, optou-se por instalar VNI no modo NCPAP com PEEP: 5 cmH_2O, fluxo: 6 L/min e FiO_2: 0,4. Pronga binasal curta, protegida com placa de hidrocoloide e fixada com faixa elástica adesiva em região supralabial. Tal conduta foi motivada, pois as crianças que ficam em VNI apresentam uma incidência significativamente mais baixa de DBP e morte quando comparadas às que permanecem em VPM.

■ Após algumas horas, RN evoluiu com queda de saturação de pulso de oxigênio, tiragem subdiafragmática, batimento de asa de nariz e apneias frequentes. Optou-se por intubação traqueal. Radiografia de tórax evidenciou imagem sugestiva de SDR leve.

■ RN recebeu uma dose de surfactante e, após 24 horas, já com parâmetros mínimos e gasometria arterial sem alterações, RN é extubado e acoplado novamente à VNI (modo NIPPV, com Pinsp: 15 cmH_2O, PEEP: 5 cmH_2O, fluxo: 8 L/min Tinsp: 0,35s, FR: 15/52 rpm, FiO_2: 0,3). Tal prática foi executada pois o uso da VNI reduz a falha de extubação em prematuros.

■ RN em uso de cafeína e mantendo esforço respiratório regular, foi alterado o modo para NCPAP, mantendo PEEP, FiO_2 e fluxo.

■ Após 48 horas em uso de pronga nasal, RN evolui para lesão nasal grau II, mas a lesão não impediu a permanência da VNI. Com 5 dias de vida, o NCPAP é substituído pelo cateter nasal de baixo fluxo, que posteriormente é removido.

A seguir, fluxograma que apresenta uma sugestão para a aplicação da VNI em neonatologia (Figura 12.4).

SÉRIE FISIOTERAPIA EM NEONATOLOGIA E PEDIATRIA

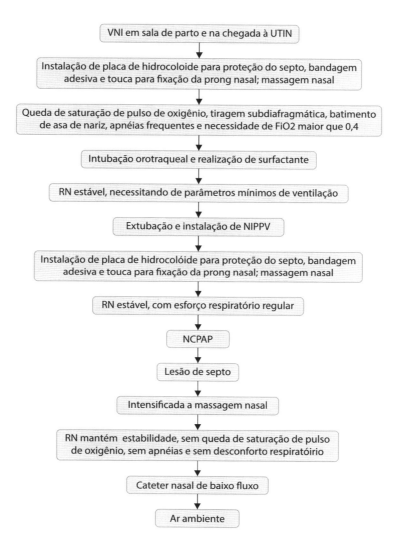

FIGURA 12-4 – Fluxograma para a aplicação da VNI em neonatologia.

REFERÊNCIAS

1. Diblasi RM. Nasal positive continuous air pressure (CPAP) for the respiratory care of the newborn infant. Respir Care 2009; 54; 1209-35.
2. Pelligra G; Abdellatif MA; Lee S, K. Nasal continuous positive airway pressure and outcomes in preterm infants: A retrospective analysis. Paediatr Child Health 2008; 13.
3. Kopelman BI, Santos AMN, Goulart AL, Almeida MFB, Miyosh MH, Guinsburg R. Diagnóstico e tratamento em neonatologia. In: Miyoshi MH, Yada M, eds. CPAP - Pressão positiva contínua em vias aéreas. São Paulo: Atheneu, 2004. pp. 139-47.
4. Hutchison AA, Bignall S. Non-invasive positive pressure ventilation in the preterm neonate: reducing endotrauma and the incidence of bronchopulmonary dysplasia. Arch Dis Child Fetal Neonatal Ed 2008;93:64-8.

5. Davis PG, Henderson-Smart DJ. Nasal continuous positive airways pressure immediately after extubation for preventing morbidity in preterm infants. Cochrane Database Syst Rev 2003.

6. De Paoli AG, Davis PG, Lemyre B. Nasal continuous positive airway pressure versus nasal intermittent positive pressure ventilation for preterm neonates: a systematic review and meta-analysis. Acta Paediatr 2003;92(1):70-5.

7. Wilkinson D, Andersen C, O'Donnell C PF, De Paoli AG. High flow nasal cannula for respiratory support in preterm infants. Cochrane Database of Systematic Reviews. In: The Cochrane Library, Issue 03, Art. No. CD006405. doi: 10.1002/14651858.CD006405.pub5

8. Jatana KR, Oplatek A, Stein M, Phillips G, Kang DR, Elmaraghy CA. Effects of nasal continuous positive airway pressure and cannula use in the neonatal intensive care unit setting. Arch Otolaryngol Head Neck Surg 2010; 136(3):287-91.

9. Buettiker V, Hug MI, Baenziger O, Meyer C, Frey B. Advantages and disadvantages of different nasal CPAP systems in newborns. Neonat Paediatr Intensive Care 2004 March; 30:926-30.

10. Thomson MA, Yoder BA, Winter VT, Martin H, Catland D, Siler-Khodr TM, Coalson JJ. Treatment of immature baboons for 28 days with early nasal continuous positive airway pressure Am J Respir Crit Care Med 2004; 169(9): 1054-62.

11. Jobe AH, Ikegami M. Prevention of bronchopulmonary dysplasia. Current Opinion in Pediatrics2001; 13: 124-9.

12. Gregory GA, Kitterman JA, Phibbs RH, et al. Treatment of the idiophatic respiratory distress syndrome with continuous positive airway pressure. N Engl J Med 1971;284: 1333-40.

13. Nascimento RM, Ferreira ALC, Coutinho ACFP, Veríssimo RCSS. Frequência de lesão nasal em neonatos por uso de pressão positiva contínua nas vias aéreas com pronga. Rev Latino-Am Enfermagem 2009; 17:4.

14. Wung JT, Driscoll JM, Epstein RA, Hyman AL. A new device for CPAP by nasal route. Crit Care Med 1975; 3:76-80.

15. Murray PG, Stewart MJ. Use of nasal continuous positive airway pressure during retrieval of neonates with acute respiratory distress. Pediatrics 2008;121(4):e754-8.

16. Yong SC, Chen SJ, Boo NY. Incidence of nasal trauma associate with nasal prong versus nasal mask during continuous positive airway pressure treatment in very low birthweight instants: a randomized control study. Arch Dis Child Fetal Neonat 2005 June; 90:480-3.

17. Hansen B M. Perinatal risk factors of adverse outcome in very preterm children: a role of initial treatment of respiratory insufficiency? Acta Paediatr 2004; 93 (2): 185-9.

18. Wiswell TE, Courtney SE. Noninvasive respiratory support. In: Goldsmith JP, Karotkin EH. Assisted Ventilation of the Neonate. 5 ed. 2011. Elsevier Saunders. pp. 140-62.

19. Davis P, Davies M, Faber M. A randomised controlled trial of two methods of delivering nasal continuous positive airway pressure after extubation to infants weighting less than 1000 g: binasal (Hudson) versus single nasal prongs. Arch Dis Child Fetal Neonatal Ed 2001; 85:F82–F85.

20. Davis PG, Lemyre B, De Paoli AG. Nasal intermittent positive pressure ventilation (NIPPV) versus nasal continuous positive airway pressure (NCPAP) for preterm neonates after extubation. Cochrane Database of Systematic Reviews. In: The Cochrane Library, Issue 05, Art. No. CD003212. doi: 10.1002/14651858.CD003212.pub3

21. Walsh M, Engle W, Laptook A, Kazzi SN, Buchter S, Rasmussen M, Yao Q; National Institute of Child Health and Human Development Neonatal Research Network. Oxygen delivery through nasal cannulae to preterm infants: can practice be improved? Pediatrics 2005; 116(4):857-61.

22. Manilal-Reddy PI, Al-Jumaily AM. Understanding the use of continuous oscillating positive airway pressure (bubble CPAP) to treat neonatal respiratory disease: an engineering approach. J Med Eng Technol 2009; 33(3):214-22, 2009.

SÉRIE FISIOTERAPIA EM NEONATOLOGIA E PEDIATRIA

23. Lemyre B, Davis PG, De Paoli AG, Kirpalani H. Nasal intermittent positive pressure ventilation (NIPPV) versus nasal continuous positive airway pressure (NCPAP) for preterm neonates after extubation. Cochrane Database Syst Rev. 2017. Feb 1;2:CD003212. doi: 10.1002/14651858.

24. Barrington KJ, Bull D, Finer NN. Randomized trial of nasal synchronized intermittent mandatory ventilation compared with continuous positive airway pressure after extubation of very low birth weight infants. Pediatrics 2001;107(4):638-41.

25. Kiciman NM, Andréasson B, Bernstein G, Mannino FL, Rich W, Henderson C, Heldt GP. Thoracoabdominal motion in newborns during ventilation delivered by endotracheal tube or nasal prongs. Pediatr Pulmonol 1998 Mar;25(3):175-81.

26. Mahmoud RA, Roehr CC, Schmalisch G. Current methods of non-invasive ventilator support for neonates. Paediatric Respiratory Reviews 2011; 12:196-205.

27. Sreenan C, Lemke RP, Hudson-Mason A, Osiovich H. high-flow nasal cannulae in the management of apnea of prematurity: a comparison with conventional nasal continuous positive pressure. Paediatrics 2001; 107:1081-3.

28. Kopelman AE. Airway obstruction in two extremely low birthweight infants treated with oxygen cannulas. Journal of Perinatology 2003; 23:164-5.

29. Kopelman AE, Holbert D. Use of oxygen cannulas in extremely low birthweight infants is associated with mucosal trauma and bleeding, and possibly with coagulase-negative staphylococcal sepsis. Journal of Perinatology 2003; 23:94-7.

30. Santin R, Brodsky N, Bhandari V. A prospective observational pilot study of synchronized nasal intermittent positive pressure ventilation (SNIPPV) as a primary mode of ventilation in infants > or = 28 weeks with respiratory distress syndrome (RDS).J Perinatol 2004; 24(8):487-93.

31. Bhandari V, Gavino RG, Nedrelow JH, Pallela P, Salvador A, Ehrenkranz RA, Brodsky NL. A randomized controlled trial of synchronized nasal intermittent positive pressure ventilation in RDS. J Perinatol 2007; 27(11):697-703.

32. Stevens TP, Harrington EW, Blennow M, Soll RF. Early surfactant administration with brief ventilation vs. selective surfactant and continued mechanical ventilation for preterm infants with or at risk for respiratory distress syndrome. Cochrane Database Syst Rev 2007; 17;(4).

33. Kugelman A, Feferkorn I, Riskin A, Chistyakov I, Kaufman B, Bader D. Nasal intermittent mandatory ventilation versus nasal continuous positive airway pressure for respiratory distress syndrome: a randomized, controlled, prospective study. 150 (5):521-6, 526, 2007.

34. Sai Sunil Kishore M, Dutta S, Kumar P. Early nasal intermittent positive pressure ventilation versus continuous positive airway pressure for respiratory distress syndrome. Acta Paediatr 2009; 98(9):1412-5.

35. Khalaf MN, Brodsky N, Hurley J, Bhandari V. A prospective randomised controlled trial comparing synchronized nasal intermittent positive pressure ventilation (SNIPPV) versus nasal continuous positive airway pressure (NCPAP) as mode of extubation. Pediatrics 2001;108: 13-7.

36. Henderson-Smart DJ, De Paoli AG. Prophylactic methylxanthine for prevention of apnoea in preterm infants. Cochrane Database of Systematic Reviews. In: The Cochrane Library, Issue 05, Art. No. CD000432. doi: 10.1002/14651858.CD000432.pub2

37. Estrellado-Cruz WL, Beckerman RC. Control of ventilation and apnea. In: Goldsmith JP, Karotkin EH. Assisted Ventilation of the Neonate. 5th ed. 2011. Elsevier Saunders. pp. 47-70.

38. Lemyre B, Davis PG, De Paoli AG. Nasal intermittent positive pressure ventilation (NIPPV) versus nasal continuous positive airway pressure (NCPAP) for apnea of prematurity. Cochrane Database of Systematic Reviews. In: The Cochrane Library, Issue 05, Art. No.CD002272. doi: 10.1002/14651858.CD002272.pub3

39. Manzar S, Nair AK, Pai MG, Paul J, Manikoth P, Georage M, et al. Use of nasal intermittent positive pressure ventilation to avoid intubation in neonates. Saudi Med J 2004;25(10):1464-7.
40. Subramanian P, Henderson-Smart DJ, Davis PG. Prophylatic nasal continuous positive airway pressure for preventing morbidity and mortality in very preterm infants. Cochrane Database of Systematic Reviews. In: The Cochrane Library, Issue 3, Art. No. CD001243, 2005.
41. Fischer C, Bertelle V, Hohlfeld J, Forcada-Guex M, Stadelmann-Diaw C, Tolsa JF. Nasal trauma due to continuous positive airway pressure in neonates. Arch Dis Child Fetal Neonatal Ed 2010; 95(6):F447-51.
42. Günlemez A, Isken T, Gökalp AS, Türker G, Arisoy EA. Effect of silicon gel sheeting in nasal injury associated with nasal CPAP in preterm infants. Indian Pediatr 2010; 47(3):265-7.
43. Owen LS, Morley CJ, Davis PG. Neonatal nasal intermittent positive pressure ventilation - A survey of practice in England. Arch Dis Child Fetal Neonatal 2008; 93: 148-50.
44. De Paoli AG, Davis PG, Faber B, Morley CJ. Devices and pressure sources for administration of nasal continuous positive airway pressure (NCPAP) in preterm neonates. Cochrane Database of Systematic Reviews. In: The Cochrane Library, Issue 03, Art. No. CD002977. doi: 10.1002/14651858.CD002977.pub4
45. Johnston C, Barbosa AP, Horigoshi NK, Zanetti NM, Melo APL, Barcellos PG. Consenso ventilação pulmonar mecânica em pediatria/neonatal. Tema: Ventilação não invasiva com pressão positiva – VNIPP. Disponível em <http://www.sbp.com.br/fileadmin/user_upload/2015/02/CONSENSO-VENTILACAO-PULMONAR-MECANICA-EM-PEDIATRIA-VNIPP.pdf>. Acesso em 30/6/2018.

Ventilação Não Invasiva no Transplante Hepático

13

Rosângela Maria da Silva
Thiago Luciano
Israel Manta Ferreira

INTRODUÇÃO

- O transplante hepático é reconhecido como tratamento de escolha para a doença hepática em seu estágio avançado. O primeiro transplante hepático em seres humanos ocorreu há cerca de 30 anos, por meio do pioneirismo de Thomas E. Starzl.[1] O transplante hepático pediátrico é um dos mais bem-sucedidos transplantes de órgãos sólidos.[2] No Brasil, tornou-se uma realidade, com grande expansão a partir de 1990.[3] Durante as últimas duas décadas, a nova terapêutica imunossupressora, anestésica e cirúrgica contribuiu para a melhora na sobrevida do paciente e do enxerto. No Brasil, num estudo recente,[4] a sobrevida encontrada foi de 84,4% em 30 dias, 64,5 % em 1 ano e 61,8% em 5 anos.

- Apesar da contínua melhora, ao longo dos anos, da sobrevida do paciente e do enxerto, complicações vasculares relacionadas ao enxerto, a rejeição e a infecção têm importante efeito prognóstico no período precoce e tardio do pós-operatório, pois aumentam a morbidade e o tempo de permanência na unidade de cuidados intensivos (UCI), sendo as principais causas de mortalidade no transplante hepático em pediatria.[4] As infecções respiratórias são frequentes causas de complicações pulmonares, e a pneumonia é o mais importante fator de contribuição de morbi-mortalidade, em pacientes pediátricos, após o transplante.[5]

- A administração de imunossupressores e a necessidade de ventilação mecânica invasiva no pós-operatório aumentam o risco de pneumonia associada à ventilação pulmonar mecânica (VPM), contribuindo para o desenvolvimento de complicações pulmonares.[6]

- Pacientes no período pós-operatório do transplante comumente apresentam redução dos volumes e capacidades pulmonares, elevação das hemicúpulas diafragmáticas, atelectasia do lobo inferior e consequentemente redução da complacência pulmonar e comprometimento das trocas gasosas. Sob tais circunstâncias, o trabalho ventilatório (WOB) pode aumentar, predispondo o paciente a insuficiência ventilatória aguda (IVA) e a ventilação pulmonar mecânica, pela dificuldade na aquisição e/ou manutenção da autonomia ventilatória.[5-7] A ventilação mecânica, além de ser um procedimento invasivo, está associada a complicações que podem comprometer significativamente a evolução clínica desses pacientes.

- Em contrapartida, a ventilação não invasiva (VNI) tem sido considerada uma forma alternativa de suporte ventilatório em pacientes que cursam com insuficiência ventilatória aguda no período pós-operatório. A VNI pode ser aplicada em diversos modos ventilatórios, por meio de máscaras nasais e faciais, com a finalidade de reduzir o trabalho ventilatório, diminuindo a sobrecarga dos músculos inspiratórios, aumentar a ventilação alveolar e melhorar as trocas gasosas, pelo recrutamento dos alvéolos hipoventilados, sem a necessidade do uso de via aérea artificial.[8]

- Atualmente há um crescente interesse na adoção da VNI como suporte ventilatório na IVA, após extubação precoce, infecções e complicações pulmonares, em pacientes submetidos ao transplante hepático,[7] com o intuito de evitar a intubação e a reintubação intratraqueal, minimizando o risco de infecções respiratórias, como a pneumonia associada à ventilação mecânica invasiva, e, consequentemente, reduzindo a mortalidade. Estudos[6,7] em pacientes adultos reportaram que a aplicação precoce de VNI em receptores de transplante de órgãos sólidos e em pacientes imunossuprimidos reverteu a necessidade de intubação intratraqueal. Num estudo recente[9] em pacientes pediátricos, após o transplante hepático o uso de VNI foi efetivo na redução da necessidade de reintubação e facilitador de alta precoce da unidade de cuidados intensivos.

MECÂNICA VENTILATÓRIA NO PÓS-TRANSPLANTE HEPÁTICO

- As cirurgias abdominais podem provocar distúrbios da função respiratória por causar alterações na função e contratilidade diafragmáticas, levando a redução do volume e fluxo aéreo pulmonar, com predisposição a atelectasia em lobo inferior.[7-13] Fatores como anestesia, dor no período pós- operatório, além de alteração da mecânica ventilatória (síndromes restritivas), levam a modificações da função pulmonar, podendo ocasionar insuficiência ventilatória no período pós-operatório.[13-14] A dor no período pós-operatório diminui a efetividade da tosse e também aumenta o risco de infecção respiratória e de atelectasia.

- Múltiplos fatores têm sido implicados na disfunção diafragmática, incluindo irritação e inflamação, trauma próximo ao diafragma levando a insuficiência mecânica local, inibição reflexa e dor.

- A contratilidade intrínseca do diafragma foi avaliada durante a estimulação elétrica bilateral nos nervos frênicos, não havendo alteração após cirurgia abdominal superior. Em animais, estudos sugerem que a hipótese para tal disfunção é a inibição reflexa do diafragma como causa principal para alteração da função, porém isso não é comprovado em humanos.[15,16,7]

- Quando a parede abdominal está íntegra, o conteúdo do abdome resiste à descida do diafragma, como se fosse um fulcro, e, com isso, aumenta a pressão abdominal. Essa resistência melhora a zona de oposição com o abdome, permitindo melhor expansibilidade torácica: porém, se o abdome for muito resistente ou muito flácido, esse apoio do diafragma será dificultado. A atuação do diafragma se dá pela pressão transdiafragmática (diferença entre as pressões abdominal e pleural), em que se nota que a pressão abdominal também é determinante da expansibilidade torácica.[17] Quando ocorrem alterações na integridade da musculatura abdominal, como no caso de cirurgias abdominais (p. ex.: transplante hepático), podem ocorrer variações na intergração toracoabdominal, comprometendo a mecânica ventilatória.[18]

■ Quanto à função pulmonar, as alterações são caracterizadas pela redução da capacidade vital forçada (CVF), relacionadas à presença de hipoxemia e atelectasia; e pela redução do volume expiratório forçado no primeiro segundo (VEF1).[19] Em cirurgias de grande porte, como é o caso de transplante hepático, as alterações funcionais também estão relacionadas a perda de 27% do volume corrente e de 44% da CV, além também de diminuição de 32% da Pimáx e de 42% da Pemáx.[20]

■ O fim do estágio da doença hepática é a disfunção de múltiplos órgãos associada a uma diminuição da função e/ou insuficiência ventilatórias e também a anormalidades de troca gasosa. A real frequência dessas anormalidades ainda não foi claramente estabelecida, embora alguns estudos demonstrem que pacientes que necessitam de transplante hepático são 30% hipoxêmicos e 7% têm uma pressão parcial de oxigênio (PaO_2) em torno de 60 mmHg. A diferença arterioalveolar tem sido relatada em 69% dos pacientes na fase pré-transplante.[21]

■ Na fase pós-transplante a perda da complacência do parênquima pulmonar é responsável pelo padrão restritivo da respiração, sendo também responsáveis por tal alteração hipertensão abdominal, derrame pleural, congestão pulmonar intersticial e colapso alveolar.[22]

INDICAÇÕES E BENEFÍCIOS DA VNI

■ A VNI para pacientes pediátricos imediatamente após a extubação poderia protegê-los de hipoxemia grave após o transplante e de complicações necessitando de reintubação.[7] O principal responsável para o surgimento da hipoxemia no pós-operatório de cirurgia abdominal é o desequilíbrio da relação ventilação-perfusão, causado por áreas de atelectasia do parênquima pulmonar provocada pelo decúbito dorsal, pelo uso de altas concentrações de oxigênio, por disfunção diafragmática temporária, pela diminuição do *clearance* de secreções pulmonares e pela dor. Após o transplante as doenças restritivas são determinadas por derrame pleural, distensão abdominal, doença intersticial pulmonar e pneumonia.

■ A hipoventilação em pacientes pós-transplantados pode acontecer por causa da diminuição da atividade geral e da falta de coordenação dos músculos respiratórios.[23,24,25]

■ É reconhecido que a estimulação das vísceras abdominais superiores marcadamente diminui o débito motoneurônio frênico e, assim, há redução da descida do diafragma. Pacientes submetidos a transplante de fígado geralmente mostram redução dos volumes pulmonares, elevação de ambos os hemidiafragmas e lobos inferiores, gerando atelectasias. Nessas circunstâncias, o trabalho de respiração pode ser consistentemente aumentado, tornando difícil conseguir e manter autonomia ventilatória no pós-operatório.[25]

■ A introdução da VNI no período pós-transplante tem ajudado os médicos na fase de transição, que é crítica para a remoção do tubo endotraqueal. A perda de adesão do parênquima responsável pelo padrão respiratório restritivo após transplante de fígado é geralmente devido a condições reversíveis, tais como hipertensão abdominal, derrame pleural, congestão pulmonar intersticial e colapso alveolar. A aplicação "profilática" de uma técnica não invasiva representa um método alternativo válido de assistência ventilatória para reduzir o esforço inspiratório e evitar grave deterioração das trocas gasosas. Por resistir e descarregar os músculos inspiratórios, a VNI permite que o paciente com hipercapnia e hipoxemia melhore rápido, também evitando a VPM invasiva.

■ A diminuição da força muscular inspiratória causada por sedação moderada pode ser responsável pela perda de volumes pulmonares e comprometimento da troca gasosa. Efeitos negativos sobre a perfusão do enxerto são outro inconveniente de ventilação mecânica prolongada no período pós-operatório. Uma vez que diminui o gradiente de pressão venosa extraintratorácica, a ventilação mecânica pode aumentar a pressão da veia cava e diminuir o fluxo da veia porta. A redução da pressão intratorácica por evasão rápida da ventilação com pressão positiva é uma estratégia importante para reduzir a pressão de refluxo para o fígado, promovendo um melhor fornecimento de oxigênio durante a recuperação precoce do enxerto. Comparadas com métodos convencionais invasivos, as técnicas não invasivas estão associadas ao equilíbrio mais favorável da caixa intratorácica hemodinâmica, o que provavelmente ocorre porque a pressão pulmonar é menor com VNI do que com um tubo endotraqueal.[4] Essa vantagem torna a VNI particularmente adequada para assistência ventilatória de pacientes com transplantes instáveis. Menor ou nenhuma necessidade de sedativos, juntamente com um retorno venoso mais fisiológico, pode diminuir a utilização de agentes inotrópicos e vasoativos, melhorando assim a circulação esplênica e a perfusão do enxerto.[26]

■ A VNI pode diminuir a $PaCO_2$, melhorar a troca gasosa e aliviar estados dispneicos associados a fadiga muscular respiratória, diminuindo a necessidade de intubação orotraqueal (IOT), dentre outros benefícios.

CONTRAINDICAÇÕES

■ Absolutas: Coma hepático grave, instabilidade hemodinâmica, arritmias com alteração hemodinâmica, hemorragia digestiva alta, pneumotórax não drenado, paralisia de nervo frênico bilateral, não cooperação do paciente, ausência ou depressão do estímulo ventilatório, secreções abundantes no sistema ventilatório, ferida operatória aberta, sangramento intra-abdominal e cirurgias recentes de esôfago com anastomose.

■ Relativas: Distúrbio significativo da troca gasosa com necessidade de altas FiO_2, obesidade mórbida, adaptação inadequada da interface, excitação psicomotora com necessidade de sedação e plaquetopenia.[33]

SÉRIE FISIOTERAPIA EM NEONATOLOGIA E PEDIATRIA

FALHA E COMPLICAÇÕES DO USO DA VNI

COMPLICAÇÕES DA VNI NO TRANSPLANTE HEPÁTICO

- Sempre que se optar por utilizar a VNI, deve-se ao mesmo tempo traçar estratégias para que as complicações ocorram na menor gravidade possível, pois a VNI não está isenta de complicações. As complicações pulmonares são uma importante causa de doença em pacientes após transplantação e contribuem substancialmente para a mortalidade associada a vários tipos de imunossupressão. Em caso de falha respiratória aguda pós-operatória, o tratamento inicial é feito com oxigênio e com fisioterapia, numa tentativa de evitar a intubação traqueal, que é o fator de predisposição mais importante para o desenvolvimento de pneumonia bacteriana nosocomial. Recentemente, foi relatado que a aplicação precoce de VNI em receptores de transplante de órgão sólido e em pacientes imunossuprimidos poderia eliminar a necessidade de intubação.[27]

- Dentre as complicações mais frequentes, podem-se citar as lesões de pele na face, especialmente a necrose. Essa complicação pode ser evitada por meio da correta escolha da máscara e da fixação, assim como por uma constante avaliação das condições de pele do paciente.[28]

COMPLICAÇÕES DA VNI

- Alterações cardiovasculares;
- Necrose facial;
- Aerofagia;
- Distensão abdominal;
- Agitação;
- Má adaptação à máscara;
- Aspiração de conteúdo gástrico;
- Ressecamento nasal e oral;
- Barotrauma.

- Quando bem indicada e utilizada precocemente, a VNI, na grande maioria dos casos, é eficaz na reversão do quadro de IVA e diminui a necessidade de intubação e suas complicações, reduzindo também a mortalidade.

- Um dos principais problemas na aplicação da VNI é determinar o tempo exato em que se deve retirar esse recurso. A VNI pode retardar a hora de realizar a intubação orotraqueal (IOT), podendo levar à exaustão da criança ou até mesmo a consequências mais graves, como uma parada cardiorrespiratória. Essa demora na IOT pode levar a um aumento da mortalidade. Sempre que surgirem os sinais de insucesso da VNI será preciso interromper imediatamente o tratamento e considerar a IOT.

VOLUME – VENTILAÇÃO NÃO INVASIVA

■ Piora das condições clínicas e/ou das trocas gasosas ou aparecimento de quaisquer dos sinais de insucesso podem determinar a falência da VNI. A demora da IOT, submetendo o paciente a condições de intubação de risco, pode ser considerada a maior complicação da VNI.[29]

FALHA DA VNI

■ Necessidade persistente de FiO_2 >60%;

■ Queda do pH sanguíneo;

■ Elevação da frequência cardíaca;

■ Persistência e/ou elevação da frequência respiratória;

■ Diminuição do nível de consciência;

■ Distensão abdominal;

■ Intolerância ao tratamento.

EVIDÊNCIAS NA UTILIZAÇÃO DE VNI NO PÓS-OPERATÓRIO DE TRANSPLANTE HEPÁTICO E EM PEDIATRIA

■ A VNI tem sido bem relatada na população adulta na insuficiência ventilatória pós-transplante hepático, o que não ocorre na população pediátrica, na qual existe uma falta de estudos para comprovar sua efetividade.

■ Estudos fisiológicos têm demonstrado que a VNI pode melhorar a fisiopatologia da insuficiência ventilatória hipoxêmica, devido a atelectasia, edema pulmonar cardiogênico, pneumonia e mudanças da função pulmonar pós-cirúrgica.[30] Comparando ao tratamento convencional, ou seja, com uso de oxigenoterapia, Antonelli et al.[7] observaram uma rápida melhora da troca gasosa e uma diminuição da mortalidade em pacientes que utilizaram VNI, reduzindo assim o número de reintubações e infecções.

■ A necessidade de terapia imunossupressora para prevenir possíveis rejeições aumenta o número de morbi/mortalidades associadas com infecções pulmonares. Alguns estudam demonstram que pacientes que evoluem com insuficiência ventilatória hipoxêmica após transplantes que utilizaram VNI mostraram uma menor taxa de complicações, comparados a pacientes que somente utilizaram oxigenoterapia ($p < 0,01$), duração menor dos dias de internação ($p < 0,01$) e uma menor mortalidade ($p < 0,1$).[31,32]

■ Feltraco et al.[7] defendem como uso "profilático" a aplicação da VNI, pois representa uma alternativa válida como método de assistência ventilatória, reduzindo o esforço inspiratório e diminuindo o risco de alterações nas trocas gasosas.

■ Em um estudo realizado por Chin et al.[33] o uso da VNI foi bem tolerado por pacientes pediátricos abaixo de 1 ano. Episódios de atelectasia maciça, hipercapnia e insuficiência ventilatória foram bem administrados com uso da VNI, impedindo a evolução para intubação endotraqueal, tendo havido uma melhora na hipercapnia em 95%

SÉRIE FISIOTERAPIA EM NEONATOLOGIA E PEDIATRIA

dos casos ($p = 0,028$). O suporte ventilatório nesses pacientes, ou seja, o nível de IPAP (pressão inspiratória positiva) e EPAP (pressão positiva no final da expiração), foi relacionado com o peso, devido ao baixo estado nutricional. Isso significou maiores níveis de IPAP e EPAP. Como resultado final, dos 15 pacientes do estudo que utilizaram a VNI houve dois casos de óbito, por insuficiência hepática e por rejeição.

- Chihara et. al.,[34] em estudo de casos, também demonstraram benefícios da VNI após transplante hepático. Nesse, houve uma melhora da relação PaO_2/FiO_2 e uma redução da frequência respiratória, indicando uma melhora da hipoxemia nesses pacientes e reduzindo a mortalidade. Semelhantemente ao estudo anterior, nesse também foi utilizado a modalidade *bilevel*, tendo ficado evidenciado que esse modo é o mais bem tolerado pelos pacientes e com melhor resposta para hipercapnia.[35]

- Em resumo, mais trabalhos devem ser realizados, pois o uso da VNI mostra-se bem tolerado em pacientes pediátricos, porém o número de pacientes estudados é pequeno, tornando assim os marcadores de melhora clínica ainda não estabelecidos.

CASO CLÍNICO

- Paciente DAF, 9 meses de idade, sexo feminino, apresentando peso de 6,2 kg. Diagnóstico de base de atresia de vias biliares extra-hepática, tendo sido feita a cirurgia de Kasai previamente. Foi indicada para o transplante hepático, que foi realizado. Após o transplante, permaneceu 7 dias em ventilação mecânica invasiva, sendo então elegível para extubação.

- Extubada, evoluiu com desconforto ventilatório, aumento do trabalho ventilatório, evidenciado pela frequência respiratória (FR) em 69 incursões por minuto (ipm), taquicardia, frequência cardíaca (FC) de 169 batimentos por minuto (bpm) e hipoxemia, PaO_2 69 mmHg.

- Instituída a VNI, com parâmetros iniciais IPAP 16 cmH_2O e EPAP 5 cmH_2O com uma fração de oxigênio em 45%. Após a primeira hora da utilização do suporte ventilatório, houve uma redução da FR para 34 ipm e uma redução da FC para 134 bpm, e o nível de PaO_2 melhorou para 90 mmHg, com uma relação PaO_2/FiO_2 em 200 no final da primeira hora.

- A redução da FR nessa paciente por intermédio do uso da VNI foi também explicada por Stucki et al.[35] através de um balão esofágico antes e após utilização da VNI em seis pacientes pediátricos, no pós-operatório de cirurgia cardíaca, indicando uma redução da carga aos músculos ventilatórios, demonstrada pela redução da FR, observada também em outros estudos associada a menor utilização da musculatura acessória.[16,29,30] Devido à melhora do volume corrente (VC) e do volume minuto (V_E), com diminuição da pressão transdiafragmática e da pressão esofágica, ocorreu a melhora da ventilação alveolar, refletindo em melhora do padrão ventilatório.[36]

- Neste caso ficou bem demonstrada a melhora da hipoxemia pela melhora tanto dos níveis de PaO_2 quanto da relação PaO_2/FiO_2, achado também encontrado por Chihara et al.,[34] mostrando a efetividade da VNI para a reversão de quadros de insuficiência ventilatória hipoxêmica.

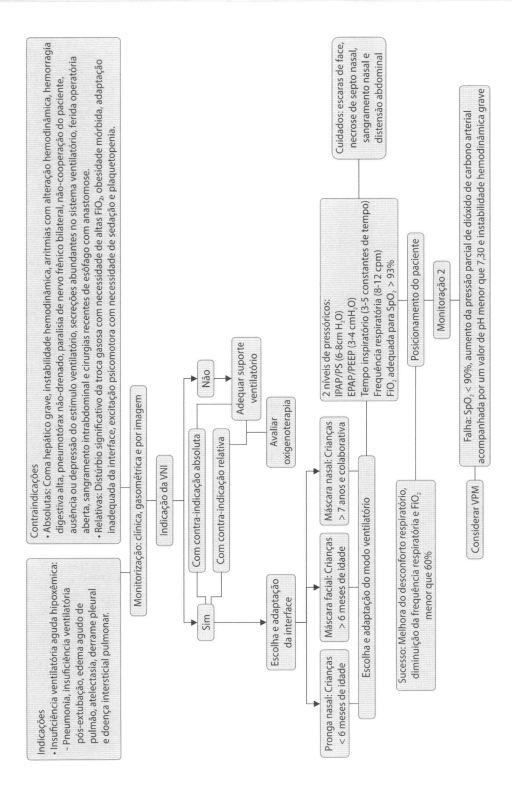

FLUXOGRAMA 13.1 – Sugestão de condução da VNI para crianças/adolescentes após o transplante hepático.

SÉRIE FISIOTERAPIA EM NEONATOLOGIA E PEDIATRIA

REFERÊNCIAS

1. Otte JB. History of pediatric liver transplantation. Where are we coming from? Where do we stand? Pediatr Transplant 2002; 6(5):378-87.
2. Kamath BM, Olthoff KM. Liver transplantation in children: update 2010. Pediatr Clin North Am 2010; 57(2):401-14.
3. Mesquita MC, Ferreira AR, Veloso LF, Roquete ML, Lima AS, Pimenta JR, et al. Pediatric liver transplantation: 10 years of experience at a single center in Brazil. J Pediatr (Rio J) 2008; 84(5):395-402.
4. Azeka E, Auler Junior JO, Fernandes PM, Nahas WC, Fiorelli AI, Tannuri U, et al. Registry of Hospital das Clinicas of the University of Sao Paulo Medical School: first official solid organ and tissue transplantation report - 2008. Clinics (Sao Paulo) 2009; 64(2):127-34.
5. Mack CL, Millis JM, Whitington PF, Alonso EM. Pulmonary complications following liver transplantation in pediatric patients. Pediatr Transplantation 2000: 4: 39-44.
6. Antonelli M, Conti G, Bufi M, Costa MG, Lappa A, Rocco M, Gasparetto A, Meduri GU. Noninvasive ventilation for treatment of acute respiratory failure in patients undergoing solid organ transplantation: a randomized trial. JAMA 2000;283:235-41.
7. Feltracco P, Serra E, Barbieri S, Milevoj M, Salvaterra F, Marulli G, Ori.C. Noninvasive ventilation in adult liver transplantation. Transplantation Proceedings 2008, 40:1979–82.
8. Najaf-Zadeh A, Leclerc F. Noninvasive positive pressure ventilation for acute respiratory failure in children: a concise review. Annals of Intensive Care 2011, 1:15-25.
9. Murase K, Chihara Y, Takahashi K, Okamoto S, Segawa H, Fukuda K, Tanaka K, Uemoto S, Mishima M, Chin K. Use of noninvasive ventilation for pediatric patients after liver transplantation: decrease in the need for reintubation. Liver Transpl 2012;18(10):1217-25.
10. Warner M. Preventing postoperative pulmonary complication. The role of the anesthesiologist. Anesthesiology 2000;92:1467–72.
11. Jansen J, Sorensen A, Naesh O Erichsen CJ, Pedersen A. Effect of doxapram on postoperative pulmonary complication after upper abdominal surgery in high-risk patients. Lancet 1990;335(8695):936–8.
12. Conti G, Cavaliere F, Costa R, Craba A, Catarci S, Festa V, et. al. Noninvasive positive-pressure ventilation with different interfaces in patients with respiratory failure after abdominal surgery: a matched-control study. Respiratory Care 2007;52:1463-71.
13. Simonneau G, Vivien A, Sartene R, Kunstlinger F, Samii K, Noviant Y, Duroux P. Diaphragm dysfunction induced by upper abdominal surgery. Role of postoperative pain. Am Rev Respir Dis 1983; 128:899-903.
14. Susan MM, John L, Scott K. Immediate tracheal extubation after liver transplantation: experience of two transplant centers. Anesth Analg 1997: 84: 249–53.
15. Darl B, Vires N, Cantineau J-P, Aubier M, and Delmont J-M. Diaphragmatic contractility after upper abdominal surgery. J Appl Physiol 1986;61:1775–80.
16. Road JD, Burgess KR, Whitecap WA, and Ford GT. Diaphragm function and respiratory response after upper abdominal surgery in dogs. J Appl Physiol 1984;57:576–82.
17. Category H, Category M, Kisser TM, and Easton PA. Diaphragm function during sighs in awake dogs after laparotomy. Am J Respir Crit Care Med 1998; 157:1085–92.
18. Roukema J, Prins J. Prevention of pulmonary complications after upper abdominal surgery in patients with noncompromised pulmonary states. Arch Surg 1991;123:32-4.
19. Estenne M, Van Muylem A, Gorini M, Kinnear W, Heilporn A, De Troyer A. Effects of abdominal strapping on forced expiration in tetrapplegic patients. Am J Respir Crit Care Med 1988;157:95-8.
20. Shauer PR, Luna J, Ghiatas AA, Glen ME, Warren JM, Sirinek K. Pulmonary function after laparoscopic cholecystectomy. Surgery 1993;114(2):389-97.
21. Lima PA, Carvalho EM, Isern MRM, Massarolo PCB, Mies S. Mecânica respiratória e oxigenação no transplante de fígado. J Pneumol 2002;28 (suppl2):P39.

22. Hourani JM, Bellami PE, Taskin DP, et al. Pulmonary dysfunction in advanced liver disease: frequent occurrence of an abnormal diffusing capacity. Am J Med 1991;90:693.
23. Feltraco P, Serra E, Barbieri S, Milevoj M, Salvaterra F, Marulli G, Ori C. Nonivasive ventilation in adult liver transplantation. Transplantation Proceedings 2008:40;1979-82.
24. Battaglia SE, Pretto JJ, Irving LB, Jones RM, Angus PW. Resolution of gas exchange abnormalities and intrapulmonary shunting following liver transplantation. Hepatology 1997;25:1228.
25. Hill NS. Noninvasive ventilation: does it work, for whom, and how? Am Rev Respir Dis 1993;147:1050.
26. Antonelli M, Conti G, Pelosi P, Gregoretti C, Pennisi MA, Costa R, et al. New treatment of acute hypoxemic respiratory failure: non-invasive pressure support ventilation delivered by helmet a pilot controlled trial. Crit Care Med 2002;30(3):602-8.
27. Estes RJ, Meduri GU. The pathogenesis of ventilator-associated pneumonia: I. Mechanisms of bacterial transcolonization and airway inoculation. Intensive Care Med 1995;21(4):365-83.
28. Sebastião AM. Ventilação mecânica não invasiva em UTI. In: Gambaroto G. Fisioterapia respiratória em unidade de terapia intensiva. São Paulo: Atheneu, 2006. pp. 117-28.
29. Schettino GP, Reis MA, Galas F, Park M, Franca S, Okamoto V. Ventilação não-invasiva com pressão positiva. IIII Consenso de Ventilação Mecânica. J Bras Pneumol 2007;33(2)92-105.
30. Meduri GU. Noninvasive ventilation. In: Marini J, Slutsky A, eds. Physiological Basis of Ventilatory Support: A Series on Lung Biology in Health and Disease. New York, NY: Marcel Dekker, 1998. pp. 921-98.
31. Mermel LA, Maki DG. Bacterial pneumonia in solid organ transplantation. Semin Respir Infect 1990;5:10-29.
32. Nourdine K, Combes P, Carton MJ, et al. Does noninvasive ventilation reduce the ICU nosocomial infection risk? Intensive Care Med 1999;25:567-73.
33. Chin K, Uemoto S, Takahashi K, Egawa H, Kasahara M, Fujimoto Y, et. al. Noninvasive ventilation for pediatric patients including those under 1-year-old undergoing liver transplantation. Liver Transplantation 2005;11:188-95.
34. Chihara Y, Egawa H, Tsuboi T, Oga T, Handa T, Yamamoto K. Immediate noninvasive ventilation may improve mortality in patients with hepatopulmonary syndrome after liver transplantation. Liver Transplantation 2011;17:144-8.
35. Stucki P, Perez MH, Scalfaro P, Halleux Q, Vermeulen F, Cotting J. Feasibility of non-invasive pressure support ventilation in infants with respiratory failure after extubation: a pilot study. Intensive Care Med 2009;35:1623-7.
36. Essouri S, Durand P, Chevret L, Haas V, Perot C, Clement A. Physiological effects of noninvasive positive ventilation during acute moderate hypercapnic respiratory insufficiency in children. Intensive Care Med 2008;34:2248-cr55.

Ventilação Não Invasiva no Pós-operatório Cardíaco

14

Cíntia Johnston
Thaís de Barros Mendes Lopes

■ A incidência das cardiopatias congênitas no Brasil varia entre 8 e 10 crianças a cada 1.000 nascidos vivos. Durante as cirurgias cardíacas paliativas ou corretivas há necessidade do uso de ventilação pulmonar mecânica (VPM). Da mesma maneira, após o reparo cirúrgico dos defeitos cardíacos a VPM é necessária para a maior parte dos pacientes.

■ A extubação precoce é recomendada após a cirurgia cardíaca pediátrica a fim de prevenir as complicações decorrentes da VPM, como atrofia da musculatura respiratória, pneumonia, aumento do tempo de internação hospitalar e aumento da taxa de mortalidade.

■ Os critérios de estabilidade hemodinâmica, do sistema respiratório e nível de consciência satisfatório devem ser atingidos para o início do processo de desmame da VPM (Quadro 14.1).

QUADRO 14.1 – CRITÉRIOS A SEREM AVALIADOS PREVIAMENTE À EXTUBAÇÃO DA CRIANÇA EM PÓS-OPERATÓRIO CARDÍACO	
Estabilidade hemodinâmica	• Débito cardíaco; • Pressão arterial; • Volemia; • Débito urinário; • Presença de sangramento.
Sistema respiratório	• Obstrução de vias aéreas inferiores (Secreção abundante nas vias aéreas? Presença de atelectasia pulmonar?); • Obstrução de vias aéreas superiores (laringite após extubação?); • *Shunt* intrapulmonar; • Índices de oxigenação (SpO_2/FiO_2; PaO_2/FiO_2); • Raio X de tórax e/ou ultrassom de tórax; • Conforto respiratório (trabalho respiratório e padrão respiratório).
Nível de consciência	• Escala de Coma de Glasgow; • Escore de Abstinência; • Escore de Sedação.

VOLUME – VENTILAÇÃO NÃO INVASIVA

- Uma vez atingida a estabilidade adequada pode-se proceder à interrupção abrupta da VPM, nos casos de correções cirúrgicas de baixa complexidade e com curto período de circulação extracorpórea (CEC).

- A retirada gradual da VPM é iniciada com redução da fração inspirada de oxigênio (FiO$_2$) e da frequência respiratória (FR). Em seguida, procede-se à redução gradual da pressão de suporte.

- A falha da extubação é elevada nessa população, com prevalência de 11% de insucesso, culminando no aumento do risco de VPM prolongada.

- A ventilação não invasiva (VNI) tem sido indicada precocemente, nesses casos, para evitar a insuficiência ventilatória aguda (IVA) hipoxêmica após cirurgia para correção das cardiopatias congênitas na população pediátrica e neonatal.

- A VNI pode ser utilizada tanto para prevenção da IVA após a extubação quanto para facilitar o desmame da VPM invasiva e minimizar o tempo de VPM e seus efeitos adversos. Essa ação contribui para a redução da morbimortalidade dessa população, assim como reduz o tempo de permanência na Unidade de Terapia Intensiva (UTI) e os custos hospitalares.

- Alguns fatores têm sido associados a aumento do tempo de VPM no pós-operatório cardíaco (POC). São eles: intubação prévia, tempo de CEC, excesso de secreção nas vias aéreas, baixo débito cardíaco (DC), insuficiências valvares residuais, hipertensão pulmonar, hipo ou hiperfluxo sanguíneo pulmonar no POC.

- Este capítulo aborda a aplicação da VNI no POC em pediatria, sendo a pressão positiva contínua nas vias aéreas (CPAP) e a ventilação com dois níveis de pressão (*bilevel*) os modos ventilatórios de maior frequência de uso em UTI.

- A intervenção cirúrgica pode ser total ou parcial, independentemente da doença cardíaca de base. A correção parcial é um procedimento alternativo ou preparatório para a correção definitiva, e sua principal característica é a manutenção da mistura arteriovenosa de sangue e de *shunt*, que determina os valores da saturação arterial de oxigênio (SaO$_2$). Nas correções paliativas, espera-se uma saturação de pulso (SpO$_2$) de 85%; nas correções totais, espera-se uma SpO$_2 \geq$ 95%.

- A IVA moderada a grave é uma condição frequente no POC, muitas vezes associada a uma síndrome respiratória restritiva. A anestesia, *bypass* cardiopulmonar, toracotomia, disfunção diafragmática, esternotomia, dor, sobrecarga de fluidos e comorbidades prévias ao procedimento cirúrgico contribuem para o risco de complicações respiratórias no POC. Essas condições clínicas estão associadas ao aumento do tempo de internação na UTI e hospitalar, assim como ao aumento da morbimortalidade.

- O principal foco no POC imediato é a manutenção da oxigenação adequada. Os pacientes que cursam com hipertensão pulmonar devem receber cuidados especiais, uma vez que a diminuição da oxigenação ocasiona aumento súbito da pressão capilar pulmonar com consequências que podem ser letais.

- Nesse contexto, a VNI apresenta efeitos positivos relevantes. Dentre eles, evita gasto energético e metabólico em pediatria. Na faixa etária pediátrica e neonatal,

SÉRIE FISIOTERAPIA EM NEONATOLOGIA E PEDIATRIA

a VNI é a primeira opção de suporte ventilatório em diversas situações clínicas, e é um método efetivo e seguro. No POC a VNI pode ser indicada e instituída nas seguintes situações:

1. Como primeira opção de suporte ventilatório: quando aplicada em situações clínicas que cursem com sinais de insuficiência ventilatória aguda (IVA);

2. No desmame da VPM invasiva: quando instituída imediatamente após a extubação;

3. Na IVA após a extubação: quando aplicada após 48h da extubação. Situação clínica considerada como falha da extubação.

■ A fisioterapia deve ser iniciada no POC imediato, desde que não haja instabilidade hemodinâmica ou sangramento significativo. As crianças com cardiopatia devem ser mantidas em decúbito elevado para favorecer a condição hemodinâmica e a mecânica respiratória, de modo a reduzir a pós-carga ventricular.

■ O tempo de VPM no POC nessa faixa etária é variável. Nas técnicas cirúrgicas mais simples as crianças são extubadas ainda no centro cirúrgico ou algumas horas após a correção cirúrgica, como na comunicação interatrial (CIA). Entretanto, as abordagens complexas requerem maior tempo de VPM, como na síndrome da hipoplasia do ventrículo esquerdo. Geralmente, após 6 horas de POC inicia-se a extubação do paciente (ainda no centro cirúrgico ou $\leq$ 6 horas de POC), com a finalidade de evitar as complicações da VPM.

■ As principais complicações no POC são as atelectasias, o pneumotórax e a paralisia diafragmática, as quais podem determinar alterações importantes na mecânica respiratória e são fatores de risco para o desmame difícil ou prolongado (Quadro 14.2).

■ As atelectasias pulmonares são causas frequentes de complicações observadas em UTI, especialmente no POC (Tabela 14.1). A atelectasia (expansão incompleta) adquirida refere-se ao colapso de um segmento, lobo ou lobos pulmonares.

■ O colapso pulmonar prolongado piora a hipoxemia pela presença de *shunt* intrapulmonar e pode predispor o paciente a pneumonia intra-hospitalar. Nas crianças com sinais e sintomas de doença do sistema respiratório inferior é difícil distinguir o diagnóstico de pneumonia por consolidação e aspiração de corpo estranho de atelectasia. A avaliação com exames de imagem e a broncoscopia poderão auxiliar na identificação da verdadeira natureza da etiologia da redução dos volumes pulmonares.

QUADRO 14.2 – CLASSIFICAÇÃO DOS TIPOS DE DESMAME DA VENTILAÇÃO PULMONAR MECÂNICA

GRUPO	DEFINIÇÕES
Desmame simples	Pacientes extubados com sucesso na primeira tentativa do Teste de Respiração Espontânea (TRE).
Desmame difícil	Pacientes que falharam no desmame inicial e necessitam de até três TRE *ou* período de 7 dias após o primeiro TRE para obter sucesso no desmame.
Desmame prolongado	Pacientes que falharam pelo menos em três tentativas de TRE *ou* que necessitaram de um periodo > 7 dias até a extubação.

Fonte: Modificado de Eur Respir J 2007, 29: 1033-56.

TABELA 14.1
CLASSIFICAÇÃO E CAUSAS MAIS FREQUENTES DAS ATELECTASIAS PULMONARES

CLASSIFICAÇÃO DA ATELECTASIA PULMONAR	SITUAÇÕES CLÍNICAS DE MAIOR FREQUÊNCIA
Atelectasia de reabsorção	• Aspiração de corpo estranho • Plugues de secreção • Fibrose cística • Asma aguda • Bronquiolite aguda
Atelectasia de relaxamento ou de compressão	• Estenose de via aérea • Inflamação e edema ocasionados por aspiração ou lesão inalatória (fumaça, agentes químicos) • Edema da via aérea • Tumor brônquico • Granulomas • Papilomas • Malacias (laringe, traqueia e brônquios) • Cardiomegalia • Enfisema lobar • Anel vascular (artéria inominada) • Hipertrofia de linfonodos (tuberculose) • Tumores (de mediastino) • Quilotórax • Hemotórax • Pneumotórax • Empiema pleural
Tensão superficial do alvéolo alterada	• Doença da membrana hialina • Síndrome do desconforto respiratório agudo (SDRA) • Pneumonia • Edema pulmonar • Quase-afogamento
Redução da elasticidade ou da complacência do parênquima pulmonar	• Doenças neuromusculares (Guillain-Barré, atrofia espinal, Duchenne) • Alterações posturais (cifose, cifoescoliose) • Depressão respiratória no pós-operatório • Alterações congênitas da parede torácica (malformações) • Trauma de tórax (tórax flácido)

Modificado de Johnston et al., 2007.

■ Poucos estudos têm sido realizados para identificar qual é o tratamento mais eficaz para a resolução das atelectasias pulmonares em neonatologia e pediatria, embora a prática clínica tenha evoluído no tratamento das mesmas, com o aperfeiçoamento das técnicas de broncoscopia e a utilização de técnicas de fisioterapia respiratória.

■ A atelectasia está associada ao desenvolvimento de várias consequências funcionais, incluindo: alteração da oxigenação, redução da complacência pulmonar, aumento da resistência vascular pulmonar, hiperexpansão de unidades alveolares adjacentes, edema pulmonar após a reexpansão pulmonar e desenvolvimento de lesão pulmonar.

SÉRIE FISIOTERAPIA EM NEONATOLOGIA E PEDIATRIA

■ Após o colapso de um segmento ou lobo pulmonar a ventilação do alvéolo diminui, enquanto a perfusão desse local poderá estar apenas levemente diminuída, resultando em uma área com baixa relação V/Q. Se a região obstruída é suficientemente grande, a hipoxemia poderá resultar do aumento da mistura venosa pelo *shunt* intrapulmonar.

■ A redução da complacência resulta da diminuição dos volumes pulmonares decorrente do início do ciclo respiratório (inspiração) com uma capacidade residual funcional (CRF) mais baixa. Assim, o gasto de energia (trabalho respiratório) é maior, determinando uma alteração da pressão transpulmonar que resulta em um volume corrente (VT) menor.

■ A resistência vascular pulmonar é mínima na CRF, o aumento do volume pulmonar resulta em compressão alveolar ocasionada pelo estiramento do tecido pulmonar, enquanto a queda do volume abaixo da CRF resulta em compressão dos vasos extra-alveolares. A hipóxia regional que se desenvolve nos pulmões com atelectasia é o mecanismo que aumenta a resistência vascular pulmonar, em decorrência da redução da tensão de oxigênio alveolar e venosa mista.

■ Outro efeito do segmento colapsado pode resultar em distensão do alvéolo adjacente não obstruído. Essa hiperdistensão compensatória pode ser tão proeminente no raio X de tórax que pequenas áreas colapsadas podem não ser observadas ao raio X ou evidentes clinicamente. Se a hiperinsuflação for uma observação proeminente no raio X, algumas vezes é difícil determinar se a alteração primária é a atelectasia ou o enfisema, especialmente em RNs, nos quais as malformações congênitas com hipertransparência pulmonar são possíveis.

■ Um dos principais efeitos adversos da CEC é a síndrome de resposta inflamatória sistêmica (SIRS), sendo a hipertermia e a vasodilatação periférica os principais sinais clínicos. O sistema respiratório também pode estar comprometido pela perda de proteínas na CEC, denotando uma imagem radiológica com infiltrados alveolares e hipoxemia. Estratégias protetoras de VPM devem ser implementadas como medidas de prevenção.

■ O tratamento da congestão pulmonar consiste na restrição hídrica, quando possível, e no aumento da pressão positiva no final da expiração (PEEP), não necessariamente associado a aumento do pico de pressão inspiratória (PIP), por ser deletério para a função do ventrículo direito (VD).

PREVENÇÃO E TRATAMENTO DAS ATELECTASIAS NO POC

■ Os fatores importantes na prevenção ou para a reversão da atelectasia diferem consideravelmente, dependendo de os pulmões estarem ou não lesados. É importante analisar como o recrutamento pode ser obtido, pois devido à fisiopatologia adversa associada ao desenvolvimento da atelectasia, os achados pré-clínicos do pulmão atelectasiado podem reduzir a propensão à lesão subsequente.

■ A atelectasia pulmonar progressiva (e a alteração da oxigenação associada) pode ocorrer durante a respiração constante se não for utilizada uma hiperinsuflação periódica. Essa atelectasia é reversível pela hiperinsuflação passiva (três insuflações sucessivas: 1º – com uma pressão de 10 cmH$_2$O durante 10 segundos; 2º – com uma pressão de 30 cmH$_2$O durante 15 segundos; 3º – com uma pressão de 40 cmH$_2$O mantida por 15 segundos). Os alvéolos colapsados são reabertos pelas respirações profundas, com retorno da complacência pulmonar aos valores controles após a utilização das manobras de hiperinsuflação.

■ A aplicação de uma pressão expiratória final positiva (PEEP) de 10 cmH$_2$O pode reabrir áreas pulmonares colapsadas. Entretanto, alguma atelectasia persiste na maioria dos pacientes, e um aumento adicional da PEEP poderá reexpandir essa atelectasia persistente, mas a PEEP pode não ser a ideal, pois o *shunt* não é diminuído e a oxigenação arterial nem sempre melhora. A persistência do *shunt* intrapulmonar (veja como calcular no Quadro 14.3) pode ser explicada pela redistribuição do fluxo sanguíneo para as zonas dependentes do pulmão quando se aumenta a pressão intratorácica, de maneira que o pulmão com colapso residual recebe uma grande parte do fluxo sanguíneo pulmonar quando a PEEP é aplicada. O aumento da pressão intratorácica pode também diminuir o retorno venoso e o débito cardíaco. O pulmão pode recolapsar rapidamente após a descontinuação da PEEP, de modo que após 1 minuto de cessada a utilização da PEEP o colapso é tão grande quanto o anterior à aplicação da PEEP.

QUADRO 14.3 – EQUAÇÕES PARA O CÁLCULO DO *SHUNT* INTRAPULMONAR

$$PaO_2 = FiO_2 \cdot (P_B - P_{H_2O}) - PaCO_2/R$$

$$= 0,21 \cdot (60\text{-}47) - 40/0,8$$

$$= 150\text{-}50$$

$$= 100 \text{ mmHg}$$

$$\boxed{Shunt \text{ intrapulmonar} = D (A - a)/20}$$

PAO$_2$ = pressão alveolar; FiO$_2$ = fração inspirada de oxigênio; P$_B$ = pressão barométrica; P$_{H_2O}$ = pressão de água; PaCO$_2$ = pressão arterial de gás carbônico; R = quociente respiratório (normal entre 0,8-1,0); D = diferença alveoloarterial de gás carbônico; A = PAO$_2$; a = PaCO$_2$; O$_2$ = oxigênio.

■ Observe no Gráfico 14.1 que quanto maior o *shunt* intrapulmonar menor a resposta (melhora da oxigenação medida pela PaO$_2$) ao incremento da FiO$_2$, considerando a gravidade do *shunt* como: leve (D = 15%), moderada (D > 15 a 25%) ou grave (D > 25 %).

■ Várias estratégias ventilatórias podem produzir ou piorar a lesão pulmonar. A utilização de VC elevados, altas taxas de pico de pressão inspiratória (PIP) e o colapso alveolar no final da expiração com a reabertura cíclica têm sido propostos como deletérios quando se ventilam pulmões lesados. A lesão pulmonar pode ser secundária a ventilação com VC altos. Ela pode ser atenuada se o volume no final da expiração for mantido pelo uso da PEEP. Adicionalmente, a ventilação com uma CRF baixa piora a lesão pulmonar, possivelmente pelo fechamento repetido das pequenas vias aéreas; a PEEP pode atenuar essa lesão. Portanto, o recrutamento do pulmão colapsado reduz os efeitos lesivos da ventilação mecânica com volumes correntes baixos e altos e protege contra o desenvolvimento da lesão pulmonar induzida pelo aparelho de VPM ou associada a ele.

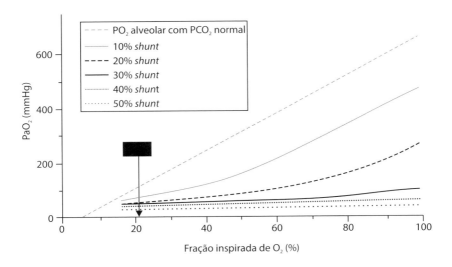

PaO_2 = pressão alveolar; PO_2 = pressão de oxigênio, PCO_2 = pressão de gás carbônico; O_2 = oxigênio.

GRÁFICO 14.1 – Pressão arterial de oxigênio com relação ao incremento da fração inspirada de oxigênio, demonstrando que, quanto maior o *shunt*, menor a resposta ao incremento da FiO_2.

- O tratamento da atelectasia depende da causa, da duração e da sua gravidade. Em pacientes hospitalizados, a atelectasia lobar que ocorre após a cirurgia ou durante a VPM geralmente responde rápido ao tratamento convencional. Tradicionalmente, o tratamento da atelectasia em UTI tem foco na hidratação e umidificação das vias aéreas, na fisioterapia respiratória, na aspiração das vias aéreas e na broncoscopia em situações clínicas sem melhora com o tratamento convencional. Podem ser também indicados métodos com uso de pressão positiva (exemplos: hiperinsuflação manual – HM, uso de PEEP, ventilação positiva percussiva – VPP, ventilação positiva intermitente – VPI, insuflação com pressão positiva inspiratória sustentada – IPPS, tosse assistida mecanicamente, dentre outros), drenagem postural, terapêutica com agentes mucolíticos, DNase recombinante humana, dentre outros.

- Aproximadamente 8% das crianças em VPM desenvolvem atelectasia pulmonar com aumento concomitante da morbidade e do tempo de permanência. Não existe padrão-ouro para o tratamento da atelectasia em pediatria. A DNA aumenta a viscosidade e a aderência das secreções pulmonares. Demonstrou-se que a utilização da DNase recombinante humana foi efetiva no tratamento da reabertura das vias aéreas. Nas infecções complicadas por atelectasia, as secreções brônquicas e plugues mucosos também apresentam alta concentração de DNA, de maneira que a DNase também pode ser um tratamento efetivo nessas situações.

- A DNase (aplicada por nebulização ou pela cânula, duas vezes ao dia até a melhora clínica) para pacientes pediátricos sem FC e com atelectasia observando uma melhora clínica rápida após 2h e uma melhora radiológica após 24h das atelectasias da maioria das crianças. Pode ser aplicada também em recém-nascidos com atelectasias de difícil resolução, em pacientes no pós-operatório, em pacientes em ventilação mecânica, dentre outras situações clínicas.

- A broncoscopia é moderadamente efetiva para remover as secreções das vias aéreas e melhorar a reexpansão pulmonar, com uma taxa de sucesso que varia de 19 a 89%, dependendo das características dos subgrupos analisados. Pacientes com atelectasia lobar podem responder melhor do que aqueles com retenção de secreção ou atelectasia segmentar. Isso é provável porque os pacientes com comprometimento lobar têm presumidamente grandes plugues de secreção centrais que podem ser removidos pela broncoscopia. Adicionalmente, tem sido sugerido que o lavado broncoalveolar pode ter um benefício adicional para o carreamento dos plugues mucosos mais distais.

- Embora a fisioterapia respiratória e a broncoscopia sejam os tratamentos frequentemente utilizados para a atelectasia, a opção por um ou pelo outro procedimento, por quanto tempo se deve tratar com fisioterapia respiratória para então realizar a broncoscopia, quais são as técnicas de fisioterapia respiratória mais eficazes em pediatria são questões a serem estudadas. Na clínica diária de fisioterapeutas que trabalham em unidades de pediatria eles utilizam hiperinsuflação manual (HM) associada a pressão positiva no final da expiração (válvula *spring-loadead* conectada à válvula de saída expiratória da bolsa autoinflável); HM associada ao direcionamento de fluxo (com compressão do hemitórax não colapsado no momento da hiperinsuflação); HM com a utilização do *push* do aparelho de VPM associado ao direcionamento de fluxo; recrutamento alveolar; utilização de VNI; e utilização de técnicas de respirações profundas ativas (com ou sem a inspirometria de incentivo, ou com pressão positiva ao final da expiração – EPAP) para pacientes colaborativos e fora da VPM.

- A VNI pode ser utilizada para o tratamento da atelectasia de pacientes respirando espontaneamente. Geralmente, tem-se optado pela utilização do modo ventilatório com pressão positiva em dois níveis (*bilevel*), pois melhora a capacidade vital forçada e o volume expiratório forçado no primeiro segundo (VEF1) após 24h da sua utilização. Na prática clínica, essa modalidade tem sido frequentemente utilizada em períodos que variam de acordo com a experiência da equipe, com os parâmetros estabelecidos de acordo com a idade e a doença de base da criança, avaliando-se constantemente os sinais de hipoxemia e de hipercapnia da criança.

EFEITOS DA VNI NOS SISTEMAS RESPIRATÓRIO E CARDIOVASCULAR NO POC

- Os principais efeitos da VNI são exercidos sobre os sistemas pulmonar e cardiovascular. A aplicação de uma PEEP, com ou sem suporte de pressão inspiratória, restaura os volumes pulmonares, expande áreas de atelectasias, aumenta a ventilação alveolar e reduz o trabalho respiratório. A VNI pode prevenir a pneumonia no POC.

- A VNI apresenta efeitos benéficos sobre a função cardiovascular, diminuindo a pós-carga do ventrículo esquerdo (VE) e melhorando o débito cardíaco (DC).

- O aumento da pressão intratorácica pode diminuir o retorno venoso, com consequente diminuição do DC, levando a queda na oxigenação arterial. Pode haver a diminuição do fluxo sanguíneo pulmonar, o que deve ser evitado em crianças com alterações de baixo fluxo de sangue pulmonar, como na tetralogia de Fallot e na atresia pulmonar.

■ Os neonatos e pacientes jovens são mais sensíveis às alterações nas pressões de vias aéreas e de distensão pulmonar, em decorrência da maior reatividade do leito vascular pulmonar e pela maior sensibilidade do VD a essas alterações.

■ A maior parte das cardiopatias congênitas cursa com falência do VD, que pode piorar com o aumento da pressão transtorácica. Desta maneira, a monitoração hemodinâmica e a avaliação clínica do paciente são imprescindíveis para a utilização criteriosa de valores de PIP e PEEP.

■ A utilização de pressões positivas pode ocasionar várias alterações na interação cardiopulmonar, principalmente relacionadas à redução do retorno venoso para o VD (pré-carga), pós-carga, complacência das câmaras cardíacas e pressão dos vasos pulmonares, com consequente diminuição do DC, da pressão arterial e da entrega de oxigênio aos tecidos. Os pacientes hipovolêmicos e com disfunção miocárdica estão mais suscetíveis a esses efeitos.

■ Os efeitos da pressão positiva são na maior parte mecânicos. Eles influenciam a função hemodinâmica e podem ser didaticamente divididos em: alterações do retorno venoso, alterações da pós-carga e alterações das câmaras cardíacas.

■ O aumento do volume pulmonar na inspiração com pressão positiva, em indivíduos normais, provoca a compressão do leito venoso pulmonar, levando inicialmente à maior saída do sangue, o que aumentará a pré-carga do VE. Por outro lado, o aumento da pressão intratorácica reduzirá a pré-carga do VD, devido à queda do retorno venoso. No final da inspiração e durante a expiração, o volume sistólico do VD reduzido no início da inspiração ocasionará a diminuição da pré-carga do VE e, por conseguinte, do DC do VE e da pressão arterial.

CARDIOPATIAS CONGÊNITAS, FLUXO SANGUÍNEO PULMONAR E SUAS RELAÇÕES COM O USO DA PRESSÃO POSITIVA NAS VIAS ÁEREAS

■ As cardiopatias congênitas podem ser classificadas segundo a presença de cianose (acianóticas e cianóticas) e a quantificação do fluxo sanguíneo pulmonar (hiper, normo ou hipofluxo) (Tabela 14.2).

■ As cardiopatias congênitas de hiperfluxo ou hipofluxo pulmonar relacionam-se diretamente às alterações no fluxo sanguíneo pulmonar, ocasionando modificações temporárias ou permanentes da estrutura pulmonar.

CARDIOPATIAS DE HIPERFLUXO PULMONAR

■ Compreendem as doenças que ocasionam o aumento de fluxo sanguíneo para o pulmão. A pressão no território vascular pulmonar é menor do que na circulação

VOLUME – VENTILAÇÃO NÃO INVASIVA

TABELA 14.2

CLASSIFICAÇÃO DAS CARDIOPATIAS CONGÊNITAS SEGUNDO A PRESENÇA DE CIANOSE E A QUANTIFICAÇÃO DO FLUXO SANGUÍNEO PULMONAR NA MAIORIA DOS CASOS

CARDIOPATIA	CIANOSE	FLUXO SANGUÍNEO PULMONAR	
		HIPERFLUXO	HIPOFLUXO
Comunicação interatrial (CIA)	Acianogênica	X	
Comunicação interventricular (CIV)	Acianogênica	X	
Persistência do canal arterial (PCA)	Acianogênica	X	
Coarctação da aorta (CoAo)	Acianogênica	X	
Estenose valvar pulmonar (EP)	Acianogênica	X	
Estenose valvar aórtica (EAo)	Acianogênica	X	
Transposição das grandes artérias (TGA)	Cianogênica	X	
Tetralogia de Fallot (T4F)	Cianogênica		X
Atresia pulmonar com CIV ou septo íntegro	Cianogênica		X
Atresia tricúspide	Cianogênica		X
Estenose pulmonar	Cianogênica		X

sistêmica, o que determina a mistura de sangue, que terá repercussão mais grave de acordo com a sua quantidade.

■ Incluem-se nesse grupo as doenças que cursam com *shunt* esquerda-direita: CIA, CIV e PCA, bem como com *shunt* direita-esquerda: TGA e drenagem anômala total das veias pulmonares.

■ O aumento do volume sanguíneo na circulação pulmonar, em longo prazo, ocasiona a hipertensão pulmonar, que pode levar a alterações estruturais nas arteríolas pulmonares, de acordo com a sua extensão, ao hipodesenvolvimento e a insuficiência cardíaca.

■ A Tabela 14.3 descreve os parâmetros iniciais recomendados para as cardiopatias de hiperfluxo pulmonar. O valor discretamente mais alto da PEEP propiciará uma maior drenagem do fluxo sanguíneo pulmonar.

CARDIOPATIAS DE HIPOFLUXO PULMONAR

■ Compreendem as doenças que cursam com malformação das estruturas anatômicas e alterações funcionais cardíacas, com comprometimento hemodinâmico importante. Apresentam *shunt* da direita para a esquerda, ocasionando diminuição de fluxo sanguíneo pulmonar. Incluem-se nesse grupo: tetralogia de Fallot, atresia tricúspide, atresia pulmonar e estenose pulmonar.

SÉRIE FISIOTERAPIA EM NEONATOLOGIA E PEDIATRIA

TABELA 14.3
PARÂMETROS INICIAIS RECOMENDADOS PARA A VNI EM CRIANÇAS COM CARDIOPATIAS QUE CURSAM COM HIPERFLUXO DE SANGUE PULMONAR NO PRÉ OU NO POC

PARÂMETROS	VALORES INICIAIS	UNIDADES
IPAP	8 a 12	cmH_2O
EPAP	5 a 7	cmH_2O
Frequência de *backup*	8 a 12	cpm
Tempo inspiratório/Tempo expiratório	1:3	Segundos
Sensibilidade a fluxo	0,5 a 1,0	L/min
Tempo inspiratório	*De acordo com a constante de tempo por idade	Segundos
Fluxo	De acordo com a idade	L/min

IPAP = pressão inspiratória positiva; EPAP = pressão expiratória positiva final; cpm = ciclos por minuto.
*Necessárias de 3 a 5 constantes de tempo para que ocorram o equilíbrio pressórico e as trocas gasosas nos pulmões.

TABELA 14.4
PARÂMETROS INICIAIS RECOMENDADOS PARA A VNI EM CRIANÇAS COM CARDIOPATIAS QUE CURSAM COM HIPOFLUXO DE SANGUE PULMONAR NO PRÉ OU NO POC

PARÂMETROS	VALORES INICIAIS	UNIDADES
IPAP	8 a 12	cmH_2O
EPAP	3 a 5	cmH_2O
Frequência de *backup*	8 a 12	cpm
Tempo inspiratório / Tempo expiratório	1:3	Segundos
Sensibilidade a fluxo	0,5 a 1,0	L/min
Tempo inspiratório	*De acordo com a constante de tempo por idade	Segundos
Fluxo	De acordo com a idade	L/min

IPAP = pressão inspiratória positiva; EPAP = pressão expiratória positiva final; cpm = ciclos por minuto.
*Necessárias de 3 a 5 constantes de tempo para que ocorram o equilíbrio pressórico e as trocas gasosas nos pulmões.

- A Tabela 14.4 descreve os parâmetros iniciais recomendados para as cardiopatias de hipofluxo pulmonar. O valor discretamente mais baixo da PEEP impedirá uma redução ainda maior do fluxo sanguíneo pulmonar.

CONSIDERAÇÕES FINAIS

- A implementação de um protocolo institucional é de extrema importância, com base em evidências científicas, para que o tratamento ocorra de maneira adequada, assim como o sucesso e a falha terapêutica sejam corretamente avaliados.

VOLUME – VENTILAÇÃO NÃO INVASIVA

- Em caso de falha na VNI, a intubação traqueal deve ser imediatamente executada, uma vez que o seu prolongamento sem melhora evidente tem sido associado a redução da sobrevida.

- A aplicação da VNI em enfermaria cirúrgica evita o tempo prolongado em UTI. Entretanto, essa condição exige uma equipe multiprofissional (médicos, fisioterapeutas e equipe de enfermagem) treinada para o atendimento da criança no POC e para a condução adequada da VNI.

- A VNI deve ser aplicada no pré e no POC, pois reduz a morbimortalidade na população pediátrica. Atenção especial deve-se ter na prevenção e no tratamento precoce das atelectasias no POC.

REFERÊNCIAS

1. Abu-Hasan MN, Chesrown SE, Jantz MA. Successful use of bronchoscopic lung insufflation to treat left lung atelectasis. Pediatr Pulmonol 2013;48(3):306-9.
2. Agarwal R, Aggarwal AN, Gupta D, Jindal SK. Role of noninvasive positive-pressure ventilation in postextubation respiratory failure: a meta-analysis. Respir Care 2007; 52: 1472-9.
3. Agostini P, Naidu B, Cieslik H, et al. Effectiveness of incentive spirometry in patients following thoracotomy and lung resection including those at high risk for developing pulmonary complications. Thorax 2013;68(6):580-5.
4. Altunhan H, Annagür A, Pekcan S, et al. Comparing the efficacy of nebulizer recombinant human DNase and hypertonic saline as monotherapy and combined treatment in the treatment of persistent atelectasis in mechanically ventilated newborns. Pediatr Int 2012; 54(1):131-6.
5. Balachandran A, Shivbalan S, Thangavelu S. Chest physiotherapy in pediatric practice. Indian Pediatr 2005;42(6):559-68.
6. Cabrini L, Plumari VP, Nobile L, Olper L, Pasin L, Bocchino S, Landoni G, Beretta L, Zangrillo A. Non-invasive ventilation in cardiac surgery: a concise review. Heart, Lung and Vessels 2013; 5(3): 137-41.
7. Crescimanno G, Marrone O. Successful treatment of atelectasis with Dornase alpha in a patient with congenital muscular dystrophy. Rev Port Pneumol 2014;20(1):42-5.
8. de Sá Feitosa LA, Barbosa PA, Pessoa MF, Rodrigues-Machado Mda G, de Andrade AD. Clinimetric properties of breath-stacking technique for assessment of inspiratory capacity. Physiother Res Int 2012;17(1):48-54.
9. DiCarlo J, Raphaely RC, Steven JM, Norwood WI, Costarino AT. Pulmonary mechanics in infants after cardiac surgery. Crit Care Med. 1992; 20(1):22-7.
10. Glossop AJ, Shepherd N, Bryden DC, Mills GH. Non-invasive ventilation for weaning, avoiding reintubation after extubation and in the postoperative period: a meta-analysis. Br J Anaesth 2012; 109: 305-14.
11. Guarracino F, Ambrosino N. Non-invasive ventilation in cardio-surgical patients. Minerva Anestesiol 2011; 77: 734- 41.
12. Güldner A, Pelosi P, de Abreu MG. Nonventilatory strategies to prevent postoperative pulmonary complications. Curr Opin Anaesthesiol 2013;26(2):141-51.

13. Harrison AM, Cox AC, Davis S, Piedmonte M, Drummond-Webb JJ, Mee RB. Failed extubation after cardiac surgery in young children: prevalence, pathogenesis and risk factors. Pediatr Crit Care Med 2002; 3(2): 148-52.

14. Johnston C, Carvalho WB. Atelectasis: mechanisms, diagnosis and treatment in the pediatric patient. Rev Assoc Med Bras 2008; 54(5):455-60.

15. Kallet RH. Adjunct therapies during mechanical ventilation: airway clearance techniques, therapeutic aerosols, and gases. Respir Care 2013;58(6):1053-73.

16. Kaminski PN, Forgiarini LA Jr, Andrade CF. Early respiratory therapy reduces postoperative atelectasis in children undergoing lung resection. Respir Care 2013;58(5):805-9.

17. Landoni G, Zangrillo A, Cabrini L. Noninvasive ventilation after cardiac and thoracic surgery in adult patients: a review. J Cardiothorac Vasc Anesth 2012; 26: 917-22.

18. Lunardi AC, Porras DC, Barbosa RC, et al. Effect of volume-oriented versus flow-oriented incentive spirometry on chest wall volumes, inspiratory muscle activity, and thoracoabdominal synchrony in the elderly. Respir Care 2014;59(3):420-6.

19. MacKinnon R, Wheeler KI, Sokol J. Endotracheal DNase for atelectasis in ventilated neonates. J Perinatol 2011;31(12):799-801.

20. MacKinnon R, Wheeler KI, Sokol J. Endotracheal DNase for atelectasis in ventilated neonates. J Perinatol 2011;31(12):799-801.

21. Newman B, Krane EJ, Gawande R, Holmes TH, Robinson TE. Chest CT in children: anesthesia and atelectasis. Pediatr Radiol 2014; 44(2):164-72.

22. Ng CS, Wan S, Yim AP, Arifi AA. Pulmonary dysfunction after cardiac surgery. Chest 2002; 121: 1269-77.

23. Ntoumenopoulos G, Shipsides T. Proposal for a more effective chest physiotherapy treatment in the neuromuscular patient with copious secretions, bulbar dysfunction and ineffective cough: a case report. Physiotherapy 2007;93(2):164-7.

24. Olper L, Corbetta D, Cabrini L, Landoni G, Zangrillo A. Effects of noninvasive ventilation on reintubation rate: a systematic review and meta-analysis of randomised studies of patients undergoing cardiothoracic surgery. Crit Care Resusc 2013; 15: 220-7.

25. Ozturk E, Tanidir IC, Haydin S, Onan IS, Odemis E, Bakir I. The use of dornase alpha for post-operative pulmonary atelectasis after congenital heart surgery. Cardiol Young 2014;24(5):807-12.

26. Paisani Dde M, Lunardi AC, da Silva CC, et al. Volume rather than flow incentive spirometry is effective in improving chest wall expansion and abdominal displacement using optoelectronic plethysmography. Respir Care 2013;58(8):1360-6.

27. Pasquina P, Merlani P, Granier JM, et al. Continuous positive airway pressure versus noninvasive pressure support ventilation to treat atelectasis after cardiac surgery. Anesth Analg 2004; 99: 1001-8.

28. Peroni DG, Boner AL. Atelectasis: mechanisms, diagnosis and management. Paediatr Respir Rev 2000; 1(3):274-8.

29. Schindler MB. Treatment of atelectasis: where is the evidence? Crit Care 2005;9(4):341-2.

30. Shan YX, Cui ZZ, Huang Y. Clinical analysis of pediatric infectious atelectasis. Zhongguo Dang Dai Er Ke Za Zhi 2014;16(8):856-9.

31. Stephens RS, Shah AS, Whitman GJR. Lung injury and acute respiratory distress syndrome after cardiac surgery. Ann Thorac Surg 2013; 95: 1122-9.

32. Thornby KA, Johnson A, Axtell S. Dornase alfa for non-cystic fibrosis pediatric pulmonary atelectasis. Ann Pharmacother 2014;48(8):1040-9.

33. Zitter JN, Maldjian P, Brimacombe M, et al. Inhaled Dornase alfa (Pulmozyme) as a noninvasive treatment of atelectasis in mechanically ventilated patients. J Crit Care 2013 Apr;28(2):218.e1-7.

LEITURA RECOMENDADA

1. Barbosa AP, Johnston C, Carvalho WB. Fisioterapia – Série Intensiva Pediátrica e Neonatal. São Paulo: Atheneu, 2008. 418pp.
2. Souza RL, Pistelli IP, Souza N. Interações cardiorrespiratórias. In: Carvalho WB, Hirschheimer MR, Matsumto T. Terapia Intensiva Pediátrica. 3.ed. São Paulo: Atheneu, 2006. 1007pp.
3. Johnston C, Zanetti NM, Comaru T, Ribeiro SN, Andrade LB, Santos SL. I Brazilian guidelines for respiratory physiotherapy in pediatric and neonatal intensive care units. Rev Bras Ter Intensiva 2012;24(2):119-29.

Ventilação Não Invasiva como Recurso para a Fisioterapia Respiratória

15

Nathalia Mendonça Zanetti Koga
Pricila Mara Novais de Oliveira
Patrícia Mendes Casotti

INTRODUÇÃO

- Os fisioterapeutas aplicam a ventilação não invasiva (VNI) desde a epidemia de poliomielite na década de 1950. Nos anos 1970, os profissionais administravam medicação inalatória por meio de pressão positiva intermitente (RPPI). A partir dos anos 1980, os efeitos da VNI e suas aplicações clínicas começaram a ser estudados por fisioterapeutas.[1]

- O fisioterapeuta, juntamente com a equipe multiprofissional, avalia o paciente, traça os objetivos da fisioterapia respiratória, determina a indicação de VNI, escolhe o aparelho e a interface mais adequada ao suporte ventilatório e adapta o paciente à VNI antes do início da terapia. Também é possível planejar um programa de reabilitação cardiorrespiratória.

- A VNI pode ser um complemento às técnicas de fisioterapia respiratória, otimizando a reexpansão pulmonar, auxiliando na remoção de secreções e diminuindo o trabalho respiratório, aumentando assim a tolerância dos pacientes às técnicas de fisioterapia respiratória.[2]

- Neste capítulo, será abordada a utilização da VNI como recurso de reexpansão pulmonar, na prevenção de atelectasias, como técnica de desinsuflação pulmonar e como técnica de desobstrução de vias aéreas, e suas aplicações clínicas.

VNI COMO TÉCNICA PARA REEXPANSÃO PULMONAR

- A causa mais frequente de colapso pulmonar é a atelectasia de reabsorção.[3] A atelectasia de reabsorção é decorrente da obstrução por secreção ou corpo estranho na luz do brônquio, por alterações da parede, por compressão extrínseca ou por vasos sanguíneos dilatados ou anômalos. Para reexpandir áreas com atelectasia é necessário que a causa da obstrução seja revertida e que ocorra um aumento da pressão transpulmonar.[3]

VOLUME – VENTILAÇÃO NÃO INVASIVA

- O colapso alveolar ocasiona perda de volumes pulmonares com consequente diminuição da capacidade residual funcional e da complacência pulmonar, especialmente em regiões pulmonares dependentes da gravidade. Caso não seja revertido, pode ocasionar desequilíbrio da relação ventilação/perfusão (V/Q) com consequências funcionais, como hipoxemia, hipercapnia, aumento da resistência vascular pulmonar, distensão excessiva de unidades alveolares adjacentes, risco de infecções (pneumonia nosocomial) e lesão pulmonar.[4]

- Um dos principais objetivos da fisioterapia respiratória é a manutenção e/ou o ganho de volumes pulmonares (reexpansão pulmonar), que inclui uma variedade de técnicas e recursos para evitar ou tratar os colapsos pulmonares (atelectasias) com consequente otimização das trocas gasosas e diminuição do trabalho respiratório.[4,5] A reexpansão pulmonar visa ao incremento de volumes pulmonares por meio do aumento do gradiente de pressão transpulmonar por redução da pressão pleural ou por aumento na pressão intra-alveolar.[5,6]

- A VNI pode ser utilizada para reverter a atelectasia, e geralmente tem-se optado pela utilização do modo ventilatório com pressão positiva em dois níveis (*bilevel*).[7] A VNI reduz o trabalho ventilatório e aumenta a complacência do sistema respiratório por reverter microatelectasias pulmonares. Também foi verificado que a utilização de VNI por pelo menos 2 dias após a cirurgia cardíaca leva a efeitos benéficos na função pulmonar e nos índices de oxigenação.[7] A VNI utilizada precocemente após o desmame da ventilação pulmonar mecânica (VPM) pode reduzir a incidência de pneumonia associada a VPM, laringomalácia, dentre outros. Os efeitos na pós-carga de ventrículo esquerdo e direito também podem ser potencialmente benéficos, ou não, dependendo da fisiologia cardiovascular subjacente.[8]

- A RPPI tem como objetivo principal o aumento do volume corrente e, consequentemente, aumento do volume minuto, otimizando as trocas gasosas. É muito utilizada como forma de reexpansão pulmonar principalmente nos casos de atelectasias e/ou como meio de prevenção de atelectasias no pós-operatório. Os pacientes devem estar conscientes, colaborativos e ter uma respiração espontânea, pois a técnica é realizada como exercícios em séries. Em um estudo,[9] a RPPI foi aplicada com pressão média de 20 a 30 cmH_2O por um período de 15 minutos a cada hora nas 3 primeiras horas pós-extubação e por 30 minutos na 24ª e 48ª horas. Também foi encontrada a utilização da técnica em períodos de três séries de 20, associados ou não a pressão expiratória positiva.[10]

- Em um estudo retrospectivo[11] com crianças com idade média de 73 meses após transplante hepático em que se utilizou a VNI no modo ventilatório dois níveis de pressão (*bilevel*), devido à presença de atelectasias, derrame pleural, dentre outros, observou-se que a VNI foi efetiva na redução de complicações pulmonares e que os parâmetros devem ser titulados individualmente para cada criança.[11]

- O fisioterapeuta deve conhecer o processo fisiopatológico causador do colapso pulmonar, para junto com a equipe multiprofissional decidir qual a modalidade ventilatória mais indicada e quais os parâmetros adequados para a reexpansão pulmonar.

- A Associação de Medicina Intensiva Brasileira publicou um algoritmo[12] abordando as técnicas de fisioterapia respiratória com o objetivo de reexpansão pulmonar em pacientes acamados visando à prevenção e ao tratamento de atelectasias, norteando os fisioterapeutas para a utilização das técnicas (Figura 15.1).

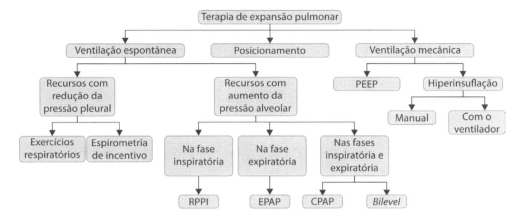

PEEP = pressão expiratória positiva final; RPPI = respiração por pressão positiva intermitente; EPAP = pressão expiratória positiva; CPAP = pressão contínua nas vias aéreas.

FIGURA 15.1 – Algoritmo para a técnica de reexpansão pulmonar em pacientes na unidade de terapia intensiva em pacientes em ventilação espontânea e em VPM. Fonte: França EET, Ferrari F, Fernandes P, Cavalcanti R, Duarte A, Martinez BP, et al. Fisioterapia em pacientes críticos adultos: recomendações do Departamento de Fisioterapia da Associação de Medicina Intensiva Brasileira. Rev Bras Ter Intensiva 2012;24(1):6-22.

VNI COMO PREVENÇÃO DE ATELECTASIA

- A aplicação da PEEP ajuda na prevenção do colapso alveolar e na melhora da oxigenação. A VNI melhora a oxigenação devido à redistribuição do líquido extravascular, ao recrutamento de alvéolos colapsados e do volume pulmonar no final da expiração, à melhora da relação V/Q e à melhora do débito cardíaco, diminuindo o trabalho ventilatório e a dilatação brônquica.[7]

- O uso da CPAP aumenta a capacidade residual funcional, prevenindo as atelectasias, auxiliando também na redução da sobrecarga diafragmática.

VNI COMO TÉCNICA DE DESINSUFLAÇÃO PULMONAR

- Na criança, as causas mais frequentes de hiperinsuflação são a perda do recuo elástico do parênquima pulmonar e a obstrução brônquica. A hiperinsuflação pulmonar pode causar retificação diafragmática, dificultando o trabalho respiratório e o suprimento sanguíneo para a musculatura ventilatória, podendo ocasionar fadiga muscular.[13]

- A hiperinsuflação dinâmica que ocorre nas crianças com doenças pulmonares obstrutivas pode ocasionar encurtamento dos músculos acessórios, intercostais e do diafragma, o qual diminui a sua eficiência e resistência aumentando o trabalho total realizado pelo sistema respiratório. A aplicação de PEEP e da ventilação com pressão de suporte pode diminuir a auto PEEP em pacientes com hiperinsuflação dinâmica (Figura 15.2).[13]

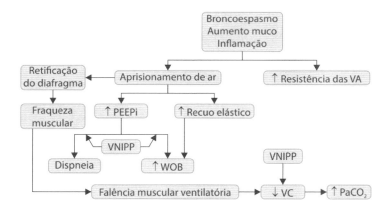

VA = via aérea; PEEP = pressão expiratória positiva final; VNIPP = ventilação não invasiva por pressão positiva; WOB; VC = volume corrente, $PaCO_2$ = pressão parcial de gás carbônico.

FIGURA 15.2 – Algoritmo para a utilização da VNI nas doenças obstrutivas. Fonte: Barbosa A, Johnston C, Carvalho WB, 2007.[10]

VNI COMO TÉCNICA DE DESOBSTRUÇÃO DE VIAS AÉREAS

- As técnicas de desobstrução das vias aéreas são indicadas para pacientes com o objetivo de prevenir ou remover o acúmulo de secreções nas vias aéreas, otimizando assim a relação V/Q. Embora em crianças maiores a obstrução de vias aéreas possa não ter consequências importantes, em recém-nascidos e lactentes ela pode levar a insuficiência ventilatória aguda devido às desvantagens anatomofisiológicas encontradas nessa faixa etária, aumentando o trabalho ventilatório.[6]

- Em pacientes com fibrose cística a VNI pode ser utilizada como adjuvante na remoção de secreção. As causas de uma expectoração mais eficaz podem incluir a melhora da *performance* muscular, da ventilação alveolar e da aderência do paciente ao tratamento. Com relação à aderência, há evidências de que os pacientes com fibrose cística preferem a VNI a outra técnica de remoção de secreção.[10]

- Antes da adaptação da VNI, muitas vezes é necessário realizar a desobstrução das vias aéreas superiores. Recomenda-se a realização de aspiração nasotraqueal, monitorando, antes/durante/após o procedimento, os sinais vitais (SpO_2, FC, FR) e sinais de desconforto ventilatório.[14]

- Durante a utilização de VNI é importante a associação de técnicas de fisioterapia respiratória quando se observa a presença de secreção das vias aéreas (VAs), sendo necessária a desconexão da interface para permitir a expectoração ou a aspiração da secreção.[14]

SÉRIE FISIOTERAPIA EM NEONATOLOGIA E PEDIATRIA

- Nas doenças obstrutivas como asma e bronquiolite aguda, o uso de VNI pode levar a redução de monóxido de carbono (CO_2) e a aumento da ventilação alveolar e auxiliar na mobilização de secreção das vias aéreas devido ao fluxo turbulento gerado nas vias aéreas.[15]

- Pacientes com atelectasia por rolha de secreção e hipersecretivos, com diagnóstico de asma ou bronquiolite obliterante, com dor secundária a procedimento cirúrgico ou com doenças neuromusculares e tosse fraca podem também se beneficiar da aplicação das técnicas de desobstrução das vias aéreas.[16] O uso de pressão positiva para manter as VAs pérvias nessas crianças permite o deslocamento de secreções em direção às VAs proximais, normalizando a capacidade residual funcional (CRF) e auxiliando na tosse.[16]

- Ao avaliar o peso da secreção, não foi encontrada diferença entre técnicas de desobstrução das VAs *versus* CPAP nasal, quando aplicadas em pacientes com fibrose cística.[17]

- As técnicas com a utilização de pressão expiratória positiva (PEP) consistem em ciclos ativos de respiração através de uma resistência expiratória,[18] porém requerem do profissional habilidade e disponibilidade. O paciente precisa ter função cognitiva adequada, capacidade e motivação para se concentrar e realizar as técnicas de respiração e ter alguns atributos físicos como controle motor adequado e não haver deformidades faciais para adequado posicionamento da máscara.[19]

- Nem todos os pacientes se beneficiam com a aplicação da PEP. A técnica não pode ser utilizada por pacientes incapazes de gerar a força expiratória que a terapia requer. Isso inclui pacientes com fraqueza neuromuscular significativa, tosse fraca, tetraplegia ou alto nível de lesão medular, e em crianças menores não se recomenda a utilização devido à monitoração ineficaz do fluxo administrado.[16]

- Se a técnica for realizada corretamente e a pressão gerada for suficiente, ocorre um aumento do volume pulmonar e a tosse se torna mais produtiva, aumentando a remoção de secreções das vias aéreas.[18] Efeitos adversos podem ocorrer em pacientes com obstrução grave, pois esta técnica de desobstrução das vias pode impor um trabalho respiratório adicional que pode levar o paciente a fadiga da musculatura acessória da respiração e à diminuição da SpO_2.[17,20] O pneumotórax é uma possível complicação da técnica.[19]

- A aplicação de PEEP auxilia na prevenção do colapso alveolar e na melhora da oxigenação.[21] A VNI pode melhorar a oxigenação por diversos mecanismos, incluindo: possibilidade de titular a fração inspirada de oxigênio (FiO_2); de líquido extravascular pulmonar; recrutamento de alvéolos colapsados e do volume pulmonar no final da expiração; melhora na relação V/Q; melhora do débito cardíaco; atenuação do trabalho ventilatório; e dilatação brônquica.[22,23] O aumento na pressão expiratória final pela aplicação de PEEP e CPAP pode desviar a respiração para uma porção mais complacente da curva pressão/volume e diminuir o trabalho ventilatório.[24]

- O aumento da pressão média das VAs (MAP), devido à aplicação da pressão positiva inspiratória (IPAP), facilita a oxigenação de crianças com doença pulmonar parenquimatosa. Esse efeito fisiológico pode ser ampliado pela aplicação de pressão positiva no final da expiração (EPAP).[7]

VOLUME – VENTILAÇÃO NÃO INVASIVA

- A utilização de pressões intratorácicas elevadas pode levar a redução do retorno venoso para o ventrículo direito, com consequente queda do débito cardíaco e da pressão arterial, podendo ocasionar redução do fluxo sanguíneo cerebral. Os pacientes hipovolêmicos e com disfunção miocárdica estão mais suscetíveis a esses efeitos. A utilização de EPAP e IPAP adequados evita a hiperdistensão alveolar e consequente aumento da pressão transpleural, que são a principal causa de efeitos cardiovasculares.[25]

- A sensibilidade de disparo do ciclo (*trigger*) é diretamente proporcional tanto ao esforço do paciente quanto à frequência respiratória total. Portanto, quanto mais acurado o sensor de sensibilidade, mais adequado deverá ser o suporte ventilatório ofertado.[10]

CASO CLÍNICO

- Lactente L.M.J, 7 meses, 8 kg, sexo feminino, branca, sem internações prévias ou antecedentes de episódios de sibilância pregressa, admitida na unidade de internação pediátrica com história de tosse produtiva e coriza nasal mucopurulenta há 2 dias, sem febre e sem história de engasgos, iniciou com dificuldade e cansaço para respirar, de início súbito e piora da tosse. Ausculta pulmonar com murmúrio vesicular diminuído em terço médio de hemitórax direito com roncos difusos, aumento do trabalho ventilatório (tiragens intercostais e subdiafragmáticas), frequência respiratória 60 incursões por minuto (ipm), saturação de pulso de oxigênio 87% e radiografia de tórax com hipotransparência em terço médio de hemitórax direito, com discreto desvio de mediastino para o lado ipsilateral, sem condensação ou derrame pleural. Em uso de nebulização contínua com fluxo de 5 L/min.

- Após discussão de médico e fisioterapeuta foi indicada VNI no modo ventilatório em dois níveis de pressão com os parâmetros: IPAP 11 cmH_2O; EPAP 6 cmH_2O; FiO_2 0,35 e FR *backup* 16 ciclos por minuto (cpm). Interface: máscara orofacial. Paciente mantido em decúbito elevado a 40° e sonda nasogástrica aberta durante a VNI.

- Após 2 horas houve melhora do estado geral e do padrão ventilatório, SpO_2 de 94% e diminuição da FR para 35 ipm.

- A VNI foi retirada e foi realizada uma nova radiografia de tórax, que evidenciou uma melhora da hipotransparência em hemitórax direito. A VNI melhorou o volume corrente, otimizando as trocas gasosas e diminuindo o esforço ventilatório do paciente.

CONSIDERAÇÕES FINAIS

- Para a indicação, aplicação e interrupção da VNI como recurso de fisioterapia respiratória é necessária a avaliação completa dos sistemas cardiocirculatório, respiratório e neurológico da criança. Esse procedimento não está isento de efeitos adversos, devendo ser aplicado somente por profissionais fisioterapeutas treinados em pediatria e/ou neonatologia.

SÉRIE FISIOTERAPIA EM NEONATOLOGIA E PEDIATRIA

REFERÊNCIAS

1. Wong I, Fok TF. Effects of lung squeezing technique on lung mechanics in mechanically-ventilated preterm infants with respiratory distress syndrome. Hong Kong Physiother J 2006;24(1):39-46.
2. McDonnel T, McNicholas WT, FitzGerald MX. Hypoxaemia during chest physiotherapy in patients with cystic fibrosis. Ir J Med Sci 1986;155(10):345–8.
3. Mahlmeister MJ, Fink JB, Hoffman GL, et al. Positive-expiratory-pressure mask therapy: theoretical and practical considerations and a review of the literature. Respir Care 1991; 36: 1218-29.
4. Bilan N, Galehgolab BA, Shoaran M. Medical treatment of lung collapse in children. Pak J Biol Sci 2009;12(5):467-9.
5. Unoki T, Mizutani T, Toyooka H. Effects of expiratory rib cage compression and/or prone position on oxygenation and ventilation in mechanically ventilated rabbits with induced atelectasis. Respir Care 2003;48(8):754-62.
6. Johnston C, Zanetti NM, Comaru T, Ribeiro SNS, Andrade LB, SLL Santos. I Brazilian Guidelines for Respiratory Physiotherapy in Pediatric and Neonatal Intensive Care Units. Rev Bras Ter Intensiva 2012; 24(2).
7. Carvalho WB, Johnston C, Barbosa AP, Horigoshi NK, Zanetti NM, Melo APL, Barcellos PB, Carr AMG, Sarmento GJV. Consenso ventilação pulmonar mecânica em pediatria/neonatal tema: ventilação não invasiva com pressão positiva – VNI. Rev Bras Ter Intensiva 2009:1-21.
8. Duke GJ, Bersten AD. Non-invasive ventilation for adult acute respiratory failure. Part II. Crit Care Resusc 1999;1(2):210.
9. Regnis JA, Piper AJ, Henke KG, Parker S, Bye PTP, Sullivan CE. Benefits of nocturnal nasal CPAP in patients with cystic fibrosis. Chest 1994;106(6):1717–24.
10. Barbosa AP, Johnston C, Carvalho WB. Ventilação não invasiva em Neonatologia e Pediatria. In Jacques ML, Rodrigues CSS, Castro MC, Cardoso JL. VNI na insuficiência ventilatória crônica. São Paulo: Atheneu, 2007. pp.145-74.
11. Chin K, Uemoto S, Takahashi K, et al. Noninvasive ventilation for pediatric patients including those under 1-year-old undergoing liver transplantation. Liver Transpl 2005;11(2):188-95.
12. França EET, Ferrari F, Fernandes P, Cavalcanti R, Duarte A, Martinez BP, et al. Fisioterapia em pacientes críticos adultos: recomendações do Departamento de Fisioterapia da Associação de Medicina Intensiva Brasileira. Rev Bras Ter Intensiva 2012;24(1):6-22.
13. Mayordomo-Colunga J, Medina A, Rey C, et al. Success and failure predictors of non-invasive ventilation in acute bronchiolitis. An Pediatr (Barc) 2009;70(1):34-9.
14. Barbosa AP, Johnston C, Carvalho WB. Ventilação não invasiva em Neonatologia e Pediatria. In Johnston C. Técnicas de fisioterapia respiratória durante o processo de VNI. São Paulo: Atheneu, 2007. pp. 237-65.
15. Barbosa AP, Johnston C, Carvalho WB. Ventilação não invasiva em Neonatologia e Pediatria. In Johnston C, Carvalho WB. VNI na insuficiência ventilatória aguda. São Paulo :Atheneu, 2007. pp.134-44.
16. Hardy KA. Noninvasive clearance of airway secretions. Respir Care Clin N Am 1996; 2 (2): 323-45.
17. Fauroux B, Boule M, Lofaso F, Zerah F, Clement A, Harf A, Isabey D. Chest physiotherapy in cystic fibrosis: improved tolerance with nasal pressure support ventilation. Pediatrics 1999;103(3):E32.
18. Oberwalder B, Evans JC, Zach MS. Forced expirations against a variable resistence: A new chest physiotherapy method in cystic fibrosis. Pediatr Pulmonol 1986; 2: 358-67.
19. Lewiston N. Bronchiectasis. In: Hillman B, ed. Pediatric Respiratory Disease. Philadelphia: WB Saunders, 1993. pp. 222-9.

20. Holland AE, Denehy L, Ntoumenopoulos G, Naughton MT, Wilson JW. Non-invasive ventilation assists chest physiotherapy in adults with acute exacerbations of cystic fibrosis. Thorax 2003;58(10):880–4.
21. Hill NS. Noninvasive ventilation for immunocompromised patients. N Engl J Med 2001;344(7):522-4.
22. Meduri GU, Cook TR, Turner RE, Cohen M, Leeper KV. Noninvasive positive pressure ventilation in status asthmaticus. Chest 1996;110(3):767-74.
23. Hotchkiss JR, Marini JJ. Noninvasive ventilation: an emerging supportive technique for the emergency department. Ann Emerg Med 1998;32(4):470-9.
24. Duggan CJ, Castle WD, Berend N. Effects of continuous positive airway pressure breathing on lung volume and distensibility. J Appl Physiol 1990;68(3):1121-6.
25. Barbosa AP, Johnston C, Carvalho WB. Ventilação e em Neonatologia Pediatria. In Gama SA, Barbosa MCM, Barbosa AP. Efeitos adversos da VNI. São Paulo :Atheneu, 2007. pp.107-14.

Técnicas de Fisioterapia Respiratória durante o Processo de VNI

16

Ana Maria Gonçalves Carr
Marcelle Guerra
George Jerre Vieira Sarmento

INTRODUÇÃO

■ Desde a sua aplicação inicial, ocorrida na década de 1980, vários estudos relacionados à ventilação não invasiva (VNI) demonstraram sua utilização em diferentes tipos de doenças que poderiam se beneficiar da VNI, com achados e soluções interessantes que tornaram esse método de ventilação cada vez mais utilizado.

■ Plant et al.[1] definiram que a VNI é o maior avanço na medicina intensiva respiratória, sendo mais utilizada em DPOC com acidose respiratória e no desmame da ventilação mecânica invasiva. Em pacientes hipoxêmicos há melhora do quadro, mas tornam-se necessários estudos mais aprofundados. Para o uso domiciliar, é efetiva tanto em longo quanto em curto prazo em pacientes com doenças pulmonares restritivas e DPOC.

■ Estudos com meta-análise sobre VNI demonstram a utilização, indicações e efeitos sobre a insuficiência respiratória aguda (IrpA) provenientes de diversas etiologias. Nota-se então uma importante melhora no quadro clínico dos doentes, bem como diminuição do tempo de estadia na unidade de terapia intensiva e hospitalar, com alguns casos de melhora na qualidade e na sobrevida de alguns pacientes. Eles também advertem quanto à intensa monitoração e utilização criteriosa da VNI em doentes com falência muscular e na gravidade dos casos, pois podem se agravar se não houver uma interrupção da VNI em tempo hábil.

■ No III Consenso Brasileiro de Ventilação Mecânica,[2] dentre as indicações diversas da VNI, dois tópicos relacionados ao bem-estar do paciente se tornam extremamente importantes:

☐ Cooperação do paciente perante a técnica empregada,

☐ Paciente capaz de manter a permeabilidade da via aérea superior, assim como a integridade dos mecanismos de deglutição e a capacidade de mobilizar secreções.

- Esses fatores devem ser respeitados pelos profissionais de saúde, principalmente em se tratando de técnicas de fisioterapia, no momento da utilização da ventilação não invasiva, pois se o paciente não estiver confortável com a técnica e/ou com a VNI pode haver descompensação do quadro clínico, com sérias consequências.

- Esse consenso preconiza que a fisioterapia respiratória é de extrema importância no que diz respeito à terapia de expansão pulmonar, principalmente em pacientes acamados e que estão internados em unidades de terapia intensiva e semi-intensiva. Para o Consenso o fisioterapeuta deve associar as diversas técnicas de remoção de secreções e de expansão pulmonar recomendadas para diversas patologias, podendo também utilizar aparelhos específicos para ventilação pulmonar mecânica como recurso terapêutico necessário.

- Para isso, podem ser utilizados respiradores específicos para a ventilação não invasiva ou até os tradicionais de ventilação invasiva, mas para que haja sucesso na terapia a doença de base e suas consequências devem ser conhecidas, além de haver uma elaboração adequada dos objetivos a serem conseguidos, visando o conforto do paciente, sua melhora clínica e também custos hospitalares e a morbimortalidade nas unidades de terapia intensiva decorrentes de complicações da insuficiência respiratória aguda.

- A ventilação não invasiva associada à fisioterapia depende não só dos aparelhos disponíveis em cada local, mas de uma adequada avaliação do profissional e de um objetivo bem traçado, e pode ser realizada tanto nas unidades de terapia intensiva quanto nas enfermarias e ambulatórios hospitalares ou em *home care*. Deve-se também atentar para que cada equipe respeite a rotina hospitalar e do paciente, adequando a terapia às necessidades e realidade dos pacientes e dos hospitais.

- Um recente artigo publicado pela Associação de Medicina Intensiva Brasileira (AMIB) [3] analisa as técnicas fisioterapêuticas associadas à ventilação mecânica e recomenda a aplicação de técnicas mais adequadas para a prevenção de atelectasias, pneumonia e síndrome do imobilismo nesses indivíduos. Eles recomendam que a terapia de expansão pulmonar seja de extrema importância na prevenção de atelectasias, tanto em pacientes sob VM quanto em portadores de doenças neuromusculares, pois o colapso pulmonar com sua consequente redução da capacidade residual funcional (CRF) incorre em hipoxemia e lesões pulmonares. A fisioterapia então deve se utilizar de técnicas manuais e de pressão positiva para reduzir esses eventos e minimizar a morbimortalidade. Recomenda-se, além dos exercícios de inspirações profundas e de inspirômetros de incentivo, o uso de pressão positiva por meio de recursos como hiperinsuflação manual, respiração por pressão positiva intermitente (RPPI), uso da pressão positiva contínua intermitente (CPAP), pressão de via área expiratória positiva (EPAP), pressão expiratória positiva (PEP) e dois níveis pressóricos na via aérea (BiPAP), principalmente naqueles doentes com CVF inferior a 20 mL/kg.

- Segue o fluxograma de recomendação da AMIB para a terapia de expansão pulmonar em pacientes acamados (Figura 16.1).

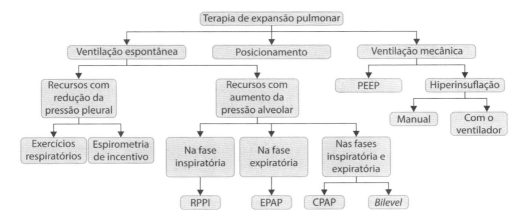

PEEP = pressão expiratória positiva; RPPI = respiração por pressão positiva intermitente; EPAP = pressão de via área expiratória positiva; CPAP = pressão positiva continua intermitente.

FIGURA 16.1 – **Algoritmo para terapia de expansão pulmonar no paciente na unidade de terapia intensiva em ventilação espontânea e em ventilação mecânica.** Fonte: França et al. Recomendações de fisioterapia em pacientes críticos adultos. Rev Bras Ter Intensiva 2012.

- Neste capítulo, serão abordadas as principais doenças pediátricas e neonatais, com ênfase nos procedimentos fisioterapêuticos que podem ser aplicados durante o uso da ventilação não invasiva.

FISIOTERAPIA E A INSUFICIÊNCIA RESPIRATÓRIA AGUDA

- A insuficiência respiratória aguda (IRpA) é a principal causa de internação e morbimortalidade em unidades de terapia intensiva. Com o avanço tecnológico torna-se mais fácil a manutenção desses doentes até seu total restabelecimento, além de medicamentos mais adequados a cada doença e equipamentos modernos, que estão cada vez mais acessíveis às equipes hospitalares. A equipe está mais qualificada e em constante aprimoramento, tornando o manejo das doenças mais fácil e qualificado.

- Alguns estudos realizados com portadores de distrofia muscular advertem que 90% dos casos de insuficiência respiratória aguda são iniciados por quadros de infecção viral de via aérea superior, e, devido ao quadro restritivo da doença e à diminuição da força muscular e da eficácia da tosse, citam a importância da terapia manual assistida (TMA) aplicada apenas com apoio das mãos do fisioterapeuta ou associada a uma bolsa de insuflação. Brito et al. (2009)[4] demonstraram em seu estudo com pacientes adolescentes e adultos jovens portadores de distrofia muscular que a associação da TMA à insuflação mecânica foi eficaz na remoção de secreções, com consequente melhora da oxigenação e eficácia de tosse desses indivíduos.

- A tosse associada com hiperinsuflação manual, segundo o III Consenso Brasileiro de Ventilação Mecânica, potencializa as forças de recolhimento elástico pulmonar, com aumento do pico de fluxo expiratório e eliminação de secreções. Deve-se apenas atentar para que não ultrapasse o limite de pressão de 40 cmH$_2$O devido ao risco de barotrauma, e em crianças a monitoração desses valores se torna mais cautelosa.

- Dentre as muitas técnicas em fisioterapia associada à ventilação mecânica, a ventilação não invasiva pode promover uma melhor distribuição da ventilação pulmonar através da ventilação colateral, prevenindo assim o colapso das vias de menor calibre, podendo minimizar as complicações pós-operatórias como atelectasias e remoção de secreções. Por meio de um circuito pressurizado e uma interface adequada (pronga, máscara ou bucal) pode-se conseguir melhora do quadro respiratório, diminuição do tempo de internação na unidade de terapia intensiva, e evitar a intubação orotraqueal e suas morbidades.

- Pode ser utilizada a terapia com pressão positiva em um nível pressórico ou em dois, contínua ou intermitente, associada ou não às técnicas de expansão pulmonar, manobras de higiene brônquica e outras.

- Comumente utiliza-se a CPAP (*Continuous Positive Airway Pressure*), pressão positiva contínua nas vias aéreas, o BiPAP (*Bilevel Positive Airway Pressure*), com dois níveis pressóricos nas vias aéreas, em semelhança com a associação do modo PSV e CPAP em ventiladores convencionais de ventilação invasiva.

CPAP (*CONTINUOUS POSITIVE AIRWAY PRESSURE*)

- A pressão positiva contínua de vias aéreas ocorre a partir de um gerador de fluxo contínuo aplicando uma pressão contínua na qual o volume corrente do paciente varia de acordo com seu próprio esforço respiratório. O ventilador então mantém uma pressão positiva durante todo o ciclo respiratório.

- Muitos estudos iniciais em ventilação não invasiva foram realizados em CPAP e edema agudo cardiogênico; com relação à insuficiência respiratória aguda hipoxêmica não relacionada ao edema agudo de pulmão há algumas revisões sistemáticas e meta-análises que avaliam os riscos e benefícios da VNI nesses doentes, concluindo que há redução na necessidade de intubação, com consequente diminuição nos dias de permanência na UTI e na mortalidade hospitalar.

- Arcêncio et al. (2008)[5] realizaram um estudo de revisão que avaliava a utilização das manobras de reexpansão pulmonar com o CPAP em pacientes em cuidados pré e pós-operatórios de cirurgia cardiotorácica, demonstrando que essa associação pode prevenir a deterioração da função pulmonar e reduzir a incidência de complicações pulmonares nesses doentes.

BIPAP (*BILEVEL POSITIVE AIRWAY PRESSURE*)

- A BiPAP (*Bilevel Positive Airway Pressure*) é uma modalidade ventilatória que utiliza duas fases de níveis pressóricos na via aérea, auxiliando o paciente a alcançar um volume corrente adequado na fase inspiratória, mantendo um volume residual adequado, tendo então uma pressão inspiratória denominada IPAP – *Inspiratory*

Positive Airway Pressure e uma pressão expiratória denominada EPAP – *Expiratory Positive Airway Pressure*. Essa combinação de pressões auxilia o paciente a manter um volume corrente adequado, diminuindo assim o trabalho respiratório, com consequente recrutamento alveolar e melhora da troca gasosa.

- Marrara et al. (2006)[6] demonstraram em seu estudo a utilização do BiPAP em comparação com a fisioterapia convencional sem o uso de aparelhos em pacientes no pós-operatório de cirurgia cardíaca com o objetivo de avaliar as alterações da mecânica pulmonar, força muscular respiratória, padrão respiratório e oxigenação. Eles concluíram que ocorreu melhora dos valores avaliados nos pacientes em que houve associação da BiPAP com a fisioterapia convencional, pois houve melhora da oxigenação, melhora do pH sanguíneo e diminuição do esforço respiratório nesses doentes.

- Outro estudo[7] objetivou determinar os efeitos da combinação entre fisioterapia respiratória e o BiPAP de modo intermitente em pacientes com doença pulmonar obstrutiva crônica (DPOC). Nesse estudo, foram analisados 90 pacientes randomizados e divididos em grupo de terapia por pressão positiva no modo BiPAP e grupo de terapia respiratória associada ao BiPAP. Esse estudo verificou que os pacientes que receberam a terapia de expansão pulmonar associada ao BiPAP apresentaram melhora nos sinais vitais, na radiografia torácica e nos níveis de paO_2 e $paCO_2$, além de diminuição do tempo de utilização de VNI e outro suporte de oxigenação.

RPPI (RESPIRAÇÃO POR PRESSÃO POSITIVA INTERMITENTE)

- Essa é uma das técnicas mais comuns utilizadas pelos fisioterapeutas para a terapia de expansão pulmonar. Geralmente utiliza-se um aparelho de pressão positiva, e o mais conhecido é o BIRD Mark 7, mas outros ventiladores que promovam uma pressão positiva na fase inspiratória também podem ser utilizados.

- Renault et al. (2008)[8] realizaram um estudo analítico sobre artigos publicados em fisioterapia respiratória para a reabilitação de pacientes em pós-operatórios recentes de cirurgia cardíaca. Eles verificaram que a utilização de RPPI foi realizada com pressão média de 20 a 30 cmH_2O por um período de 15 minutos a cada hora nas 3 primeiras horas pós-extubação e por 30 minutos na 24ª e 48ª horas. Também encontraram a utilização da técnica em períodos de três séries de 20, associados ou não a pressão expiratória positiva.

INSUFICIÊNCIA RESPIRATÓRIA CRÔNICA

- Com o avanço da medicina no que diz respeito à tecnologia de equipamentos e fármacos hoje, tornou-se frequente dentro das unidades de terapia intensiva pediátrica e neonatal pacientes com sequelas neurológicas e pulmonares.

- Esses pacientes, muitas vezes, são dependentes de algum tipo de suporte ventilatório, com os objetivos de reduzir o trabalho respiratório, diminuir a fadiga da musculatura respiratória, melhorar as trocas gasosas, melhorar a qualidade do sono, dentre outros.

- Doenças neuromusculares são causas comuns de insuficiência respiratória crônica (IRC) em pacientes pediátricos, e a ventilação não invasiva é uma indicação para a reversão desse quadro.

DOENÇAS NEUROMUSCULARES

- Nas doenças neuromusculares, a insuficiência respiratória (IR) está relacionada a disfunção ventilatória principalmente devido à fraqueza da musculatura respiratória, gerando episódios de hipoventilação alveolar.

- Principalmente durante o sono, ocorre menor atividade dos músculos diafragma e intercostais, acarretando hipercapnia e hipoxemia.

- A IR nesses pacientes pode se instalar de maneira aguda, em decorrência de complicações como pneumonias e atelectasias, ou de maneira lenta, pela própria descompensação ventilatória.[9]

- A ventilação não invasiva (VNI) apresenta vantagens como diminuição das complicações respiratórias, além da diminuição das taxas de admissão hospitalar, nos casos em que o paciente já apresenta progressão da fraqueza muscular.

- A realização das técnicas de fisioterapia respiratória torna-se indispensável para evitar complicações como pneumonias de repetição, atelectasias e hipoventilação.

- Com a redução progressiva dos volumes pulmonares, determinadas áreas do pulmão poderão sofrer colapso alveolar.

- Há uma propensão ao desenvolvimento de complicações pulmonares, também devido à tosse fraca, não sendo possível a adequada proteção das vias aéreas, visto que a tosse é um importante mecanismo de defesa pulmonar.

- Técnicas fisioterapêuticas de assistência à tosse serão fundamentais, haja vista a diminuição da efetividade da mesma, com consequente sobrecarga da musculatura respiratória pelo acúmulo de secreções, com aumento tanto do trabalho respiratório quanto do gasto energético.[10]

- Técnicas de desobstrução brônquica nos casos em que houver acúmulo de secreção e manobras de reexpansão pulmonar serão de vital importância para esses pacientes.

- Nos pacientes que toleram a retirada momentânea da VNI, técnicas como *air-stacking*, que auxilia a expansão pulmonar através de sucessivos empilhamentos de ar, atingindo a capacidade de insuflação máxima, aperfeiçoam o pico de fluxo da tosse, além de serem úteis no tratamento das atelectasias.

- Pode-se assistir a tosse de maneira mecânica por meio do Cough-Assist® ou do In-Exsufflator®. A aplicação de altos valores de pressão positiva, seguidas de negativação abrupta, provoca uma diferença de pressão que estimula o fluxo expiratório, auxiliando a tosse e consequentemente o *clearance* mucociliar.[9]

- Outra opção é a ventilação percussiva intrapulmonar, em que o aparelho impõe uma frequência respiratória elevada (50-550 ciclos/min), gerando percussão pulmonar interna, mobilizando secreções, aumentando o volume pulmonar, revertendo áreas de atelectasia.

- A respiração por pressão positiva intermitente (RPPI) auxilia como técnica para promover a expansão pulmonar adequada, lembrando que devido à fraqueza da muscular é comum redução volumétrica com consequentes áreas de atelectasia.

- O treino de musculatura respiratória por meio de equipamentos que impõem sobrecarga ainda é controverso.

- Nos pacientes em que não for possível a retirada momentânea da VNI, a terapia respiratória ficará restrita às técnicas convencionais de desobstrução brônquica como tapotagem, vibrocompressão, aumento do fluxo expiratório (AFE), drenagem postural, além da aspiração das vias aéreas em função da incapacidade de tosse eficaz.

- Manobras de reexpansão pulmonar como compressão-descompressão brusca, bloqueio torácico e exercícios de respiração profunda podem ser utilizadas. Aumentos transitórios das pressões utilizadas durante a VNI podem promover melhor recrutamento das unidades alveolares, minimizando o aparecimento das atelectasias.

- Por meio dessas técnicas, pode-se promover melhoria na qualidade de vida dos pacientes com doenças neuromusculares, diminuindo as complicações pulmonares e até diminuindo o tempo de internação e os custos hospitalares.[9]

BRONQUIOLITE VIRAL AGUDA

- A bronquiolite viral aguda (BVA) é uma doença inflamatória do trato respiratório inferior, de etiologia viral, que acomete os lactentes até o 2° ano de vida, sendo responsável por grande número de internações.

- As manifestações iniciais incluem: coriza, tosse, obstrução nasal, irritação, inapetência e taquipneia, seguidas de sibilância e expiração prolongada.

- O processo inflamatório agudo gera edema, aumento da produção de muco, com consequente obstrução ao fluxo aéreo com diferentes graus de desconforto respiratório, desde leves, moderados e graves; seguidos de hipoxemia e hipercapnia.

- Nesses pacientes, vale lembrar as particularidades anatômicas e fisiológicas, visto que a incidência é maior nos lactentes abaixo de 6 meses. Respiração predominantemente nasal, poucas fibras musculares do tipo II, complacência pulmonar reduzida, ventilação colateral pouco desenvolvida, dentre outras, podem contribuir para a rápida deterioração respiratória.

- Alguns pacientes desenvolvem IR moderada a grave, necessitando do suporte ventilatório, seja ele não invasivo ou invasivo.

- Apesar de a maioria dos estudos não demonstrar benefícios da fisioterapia respiratória nesses pacientes, na prática clínica vem sendo utilizada com bons resultados.

- Lanza et al.[11] demonstraram benefícios da fisioterapia respiratória em lactentes com bronquiolite; com redução significativa no Boletim de Silverman-Andersen, remoção de maior quantidade de secreção e melhora da ausculta pulmonar.

- Postiaux et al.,[12] em um estudo controlado e randomizado, também demostraram melhora dos sintomas respiratórios no grupo que recebeu fisioterapia respiratória. Entretanto, deve-se avaliar a resposta do paciente à intervenção. É comum também crianças apresentarem piora da oxigenação, aumento da frequência respiratória e dos sinais de desconforto respiratório, pela agitação, choro e desconforto causado pela manipulação. Postiaux et al.[12] demonstraram também que essa deterioração acontece imediatamente após a realização da fisioterapia, porém em 30 minutos já é possível observar melhora desses parâmetros.

- Nas situações em que não forem evidentes os benefícios da fisioterapia respiratória, recomenda-se a realização da desobstrução das vias aéreas, com atenção especial às vias aéreas superiores e posicionamento entre 35-45°.

ASMA

- A asma é uma doença inflamatória crônica caracterizada por hipersecreção brônquica das vias aéreas inferiores e por limitação variável ao fluxo aéreo, reversível espontaneamente ou com tratamento. As manifestações clínicas são os episódios recorrentes de sibilância, dispneia, aperto no peito e tosse.

- O paciente asmático pode ser beneficiado pelas técnicas de fisioterapia respiratória principalmente quando há secreção brônquica. Os brônquios, porém, estão mais propensos à constrição devido à inflamação.

- Diversos são os estímulos que provocam a constrição, e a literatura a respeito da indução do broncoespasmo após aplicação de técnicas de convencionais de fisioterapia respiratória é controversa.

- A tapotagem tem sido utilizada com o objetivo de remover secreção pulmonar. As ondas mecânicas proporcionadas pelos movimentos repetitivos do tórax do paciente favorecem o tixotropismo, permitindo a eliminação das secreções das vias aéreas. Entretanto, supõe-se que a manipulação abrupta do tórax do paciente asmático em exacerbação da doença possa agravar ainda mais o broncoespasmo e consequentemente o quadro clínico.[13]

- A técnica de vibração tem sido escolhida para promover higiene brônquica, pois as ondas mecânicas que ela desencadeia são de menor amplitude, o que reduz o risco de efeitos adversos.

- Estudos em pacientes asmáticos pediátricos são escassos, por isso os efeitos provocados por essas técnicas não são claros. Além disso, a maioria dos estudos avalia os efeitos da técnica medindo os níveis de oxigenação e desconforto respiratório e não a observação da broncoconstrição.

- Barnabé et al.[14] estudaram adultos e crianças asmáticos submetidos a drenagem postural, vibração, percussão torácica manual e terapia expiratória forçada (TEF). A espirometria foi realizada antes e após a terapia, e não se observaram alterações nos valores de VEF1 e do fluxo expiratório forçado (FEF25-75%), inclusive nos pacientes com formas mais graves. Concluíram, portanto, que a aplicação dessas técnicas é segura.

SÉRIE FISIOTERAPIA EM NEONATOLOGIA E PEDIATRIA

- Em tese, técnicas mecânicas realizadas sobre o tórax do paciente não agravam o processo inflamatório e tampouco alteram a função pulmonar por si sós.

- Como dito anteriormente, estudos ainda são escassos. Técnicas ativas de desobstrução brônquica como drenagem autógena, ciclo ativo da respiração, ELTGOL (expiração lenta e total com a glote aberta) e AFE (aumento do fluxo expiratório) podem ser utilizadas em substituição à tapotagem ou vibração, quando o paciente tiver condições de realizá-las.

- Em pacientes com insuficiência respiratória moderada/grave, recomenda-se a higiene brônquica por meio da tosse ou de aspiração das vias aéreas. Além disso, o posicionamento em decúbito Fowler auxilia a respiração do paciente, por aumentar a pressão abdominal e melhorar o apoio do diafragma durante a inspiração. Muitas vezes será a única intervenção da fisioterapia, até que o paciente melhore a crise.

- A inaloterapia durante a VNI pode ser realizada e contribui positivamente para a melhora do quadro de hiperinsuflação.

CARDIOPATIAS CONGÊNITAS

- As cardiopatias congênitas estão entre os defeitos mais comuns ao nascimento e acometem de 8 a 10 crianças a cada 1.000 nascidos vivos.

- As causas mais comuns de morbidade e mortalidade em cirurgias cardíacas em adultos são as complicações pulmonares. Na população pediátrica, dados relativos a essa incidência continuam indefinidos.

- Baseando-se nos dados achados na população adulta, o fisioterapeuta tem sido inserido na equipe multiprofissional para prevenir e recuperar complicações pulmonares nos períodos pré, peri e pós-operatório.

- Melhora da oxigenação, adequação da ventilação pulmonar e manutenção da permeabilidade das vias aéreas têm sido apontadas como benefícios da fisioterapia respiratória. Além disso, há indícios de que a atuação fisioterapêutica nos pacientes submetidos a cirurgia cardíaca diminui o tempo de internação hospitalar.

- Eleger a intervenção fisioterapêutica adequada ao paciente pediátrico, seja no pré, peri ou pós-operatório, exige do fisioterapeuta conhecimento da fisiopatologia da cardiopatia em questão, da anatomia, do tipo de cirurgia, se reparadora ou paliativa, e da condição clínica do paciente.

- Particularidades cirúrgicas importantes devem ser consideradas durante o manuseio fisioterapêutico. Não é rara a evolução de um quadro de hipertensão pulmonar, decorrente da adaptação do fluxo pulmonar no pós-operatório. Nesses pacientes, manobras bruscas de fisioterapia podem ocasionar deterioração clínica. Deve-se atentar para o posicionamento do paciente, que deve ser de pelo menos 45° de elevação, e evitar o aumento da resistência vascular pulmonar com manutenção da PEEP (pressão positiva no final da expiração) baixa (até 5 cmH_2O).

- A aplicação da pressão positiva tanto no pré quanto no pós-operatório reduz os riscos de barotrauma e/ou volutrauma, além de diminuir as alterações cardiocirculatórias, por oferecer menor pressão às vias aéreas. Além disso, alguns estudos apontam a VNI como um recurso que pode auxiliar o desmame precoce da ventilação mecânica invasiva, reduzindo assim os efeitos adversos da intubação orotraqueal como: PAV (pneumonia associada à ventilação mecânica), estenose de traqueia, laringomalacia, dentre outros.

PRÉ-OPERATÓRIO DE CIRURGIA CARDÍACA

- A indicação da fisioterapia respiratória no pré-operatório tem como principal objetivo reduzir as complicações pulmonares no pós-operatório. A orientação da importância e dos objetivos aos pais/acompanhantes ou aos pacientes capazes de compreensão é importante.

- Técnicas de desobstrução brônquica como vibração, tapotagem, drenagem postural, tosse e aspiração das vias aéreas são recursos utilizados. Apesar de a associação da drenagem postural e percussão ser usual na prática clínica, ainda são escassos os estudos comparativos que as enfatizam, principalmente nas cardiopatias.

- Outras possibilidades são as técnicas de aceleração do fluxo expiratório (AFE), ciclo ativo da respiração (CAR) e técnica de expiração forçada (TEF).

- Para manutenção ou adequação dos volumes pulmonares, técnicas como compressão-descompressão brusca, bloqueio torácico, exercícios respiratórios, incentivadores respiratórios são recomendadas, sendo estas duas últimas indicadas para aqueles que tiverem condições de compreensão.

- Apesar de escassos os ensaios clínicos prospectivos que avaliam as complicações pulmonares em crianças submetidas a cirurgia cardíaca, bem como os efeitos da fisioterapia no pré e pós-operatório, com relação à prevenção de complicações pulmonares, há relatos na literatura que apontam os benefícios.

- Felcar et al. [15] evidenciaram que a fisioterapia respiratória pré-operatória associada à pós-operatória diminui a frequência e o risco de complicações pulmonares no pós-operatório em crianças cardiopatas, em comparação à intervenção realizada apenas após a cirurgia.

- A presença de complicações pulmonares, com destaque para a pneumonia, associada a outras complicações, como o tempo de internação hospitalar, foi significativamente maior no grupo que não recebeu fisioterapia no pré-operatório.

- Segundo Garcia e Piva,[16] o processo de inclusão da fisioterapia respiratória tem ganhado espaço, embora a conferência da efetividade dessa atuação ainda necessite de investigações bem delineadas.

PÓS-OPERATÓRIO DE CIRURGIA CARDÍACA

- O tempo de circulação extracorpórea (CEC) talvez seja o fator mais importante que implique grandes prejuízos da função pulmonar, além do procedimento realizado,

SÉRIE FISIOTERAPIA EM NEONATOLOGIA E PEDIATRIA

que envolve o tempo de cirurgia, drogas e anestésicos utilizados, volume e diurese transoperatória e intercorrências no decorrer da cirurgia.

- A CEC tem como efeito adverso o aumento da permeabilidade capilar que gera edema, o que acarreta diminuição da complacência pulmonar e trocas gasosas, além de levar ao colabamento das vias aéreas, atelectasia, diminuição da capacidade residual funcional e consequente hipoxemia.[17]

- A função do sistema respiratório é indiscutivelmente afetada durante e após as cirurgias cardíacas, principalmente em função da dor. A alteração da mecânica ventilatória decorrente da incisão cirúrgica, situação encontrada pós-esternotomia e da própria anatomofisiologia decorrente do procedimento, leva à redução da complacência pulmonar no pós-operatório. Nessa situação, é reconhecida a importância da fisioterapia para restabelecer a função respiratória e prevenir as complicações.

- Devido à dor e à alteração da biomecânica dos músculos respiratórios no pós-operatório, os pacientes adotam uma respiração apical e superficial. Consequentemente, diminuição da capacidade vital (CV) e da capacidade residual funcional (CRF) gera retenção de secreções e atelectasias.

- A dor é um limitante da fisioterapia respiratória. A instituição da adequada analgesia antes da realização da fisioterapia pode auxiliar o sucesso da intervenção.

- A atelectasia é a complicação mais comum resultante da hipoventilação, que pode ser devido a dor, uso de anestésicos, drogas narcóticas e parada de ventilação durante a CEC. Além disso, a hipersecreção brônquica, a diminuição da função ciliar, a limitação ao esforço inspiratório e a ineficácia do reflexo de tosse podem prejudicar a evolução do paciente.

- A manutenção da higiene brônquica é o foco do fisioterapeuta no pós-operatório, pois evita o colapso de vias aéreas terminais por tampões de muco, o que evita o aumento do trabalho respiratório e consequentemente do trabalho cardíaco.

- Os procedimentos da fisioterapia para depuração mucociliar e reexpansão pulmonar devem respeitar a dor do paciente. Sabe-se que dor, choro, acidose e hipoxemia podem aumentar a resistência vascular pulmonar.

- Portanto, manobras que não exerçam compressão torácica são as mais indicadas no pós-operatório. São recomendados vibração, tapotagem, drenagem postural, ciclo ativo da respiração, drenagem autógena, aspiração das vias aéreas e os exercícios de inspiração profunda associados aos membros superiores e o uso de incentivadores respiratórios.

- Nos episódios de tosse da criança, o fisioterapeuta deve auxiliar com apoio no tórax, que pode ser feito com as mãos ou com um travesseiro no local da incisão cirúrgica. O apoio da caixa torácica proporciona a segurança necessária para que a criança realize a tosse de maneira eficaz. Pode ser preciso desencadear a tosse, aplicando pressão delicada na traqueia.

- Main et al.[18] compararam o efeito da aspiração isolada com técnicas fisioterapêuticas desobstrutivas, como vibração manual, percussão, hiperinsuflação manual, posicionamento e drenagem postural, e constataram que a aplicação das técnicas de fisioterapia apresentou uma tendência a melhorar o volume corrente expirado, a complacência e a resistência pulmonar.

- Não é regra que toda criança no pós-operatório apresentará quadros hipersecretivos, contudo é preciso que o fisioterapeuta avalie periodicamente o estado do paciente, pois complicações pulmonares podem instalar-se rapidamente.

- De qualquer modo, a atuação do fisioterapeuta tem adquirido credibilidade e autonomia no pós-operatório, mas devem-se considerar a real necessidade e o quadro clínico do paciente.

APNEIA OBSTRUTIVA DO SONO

- A apneia obstrutiva do sono (AOS) em crianças é uma desordem bastante comum atualmente e se caracteriza por episódios de obstrução parcial ou total das vias aéreas no momento do sono. Pode ocorrer devido a obesidade associada ou não a desordens neurológicas, podendo haver diminuição da qualidade do sono e de vigília dessas crianças, com complicações como hipertensão arterial, insuficiência cardíaca e alterações na ventilação pulmonar. Essa desordem ocorre em 0,7-3% das crianças, e é comum em pré-escolares. As doenças neuromusculares principalmente predispõem essas crianças à AOS. O tratamento mais comumente utilizado é a VNI, por haver maior tolerância das crianças e melhor manejo por parte dos familiares e equipe.[19]

- Em um estudo de Senn et al.[20] o modo CPAP manteve a saturação parcial de oxigênio em níveis aceitáveis e melhorou a qualidade do sono dos indivíduos estudados. Eles verificaram então que a utilização do CPAP se tornou eficaz nos momentos em que ainda não há um diagnóstico totalmente preciso, por manter uma boa oxigenação e evitar complicações cardíacas e pulmonares.

- Um estudo de Gilman et al.[21] avaliou pacientes com AOS e alteração da frequência cardíaca (FC) em utilização de CPAP noturno e concluiu que nos pacientes que mantinham a variabilidade da FC o CPAP pode modular e ajustá-la, pois não impõe aumento do trabalho cardíaco, melhorando assim os níveis pressóricos e diminuindo os riscos para insuficiência cardíaca.

PNEUMONIA

- Define-se pneumonia por uma infecção das vias aéreas com lesões inflamatórias de tecido intersticial e consolidação alveolar. Consequentemente leva a alterações na relação ventilação-perfusão, com alteração na resistência e complacência pulmonares.

- A pneumonia é uma das complicações mais temidas e comuns em pacientes internados, e de grande mortalidade se associada a qualquer afecção de órgãos. Na infância, por volta de 14 a 35% das pneumonias são ocasionadas por infecções virais, e o *S. pneumoniae* é o agente mais comum nessa população.

SÉRIE FISIOTERAPIA EM NEONATOLOGIA E PEDIATRIA

- Para a população pediátrica foi desenvolvido recentemente um projeto para definir a pneumonia e sua gravidade para melhor manejo e prevenção. Trata-se da Pneumonia Etiology Research for Child Health (PERCH), uma pesquisa que avaliou prontuários de crianças de 1 a 59 meses hospitalizadas com diagnóstico clínico de pneumonia. Nesse projeto houve análise de quadro clínico, exames e tempo de internação, local de internação e manejo dos casos relatados nos prontuários médicos. A classificação de pneumonia seguiu os critérios da Organização Mundial de Saúde (OMS) e verificou que as crianças enquadradas no nível severo a grave necessitaram de mais monitoração, broncodilatadores e terapia por pressão positiva, além da fisioterapia respiratória. Apesar de ser uma nova classificação, a PERCH tenta avaliar e melhorar o manejo dessas crianças, prevenindo complicações e a mortalidade, sendo assim uma ferramenta segura não só para manejo mas também para diagnóstico.[22]

- No tratamento clínico e fisioterapêutico, a VNI é utilizada com os objetivos de diminuir a resistência de vias aéreas, diminuir o trabalho respiratório, aumentar a capacidade residual funcional (CRF), melhorar a complacência pulmonar e melhorar a relação ventilação-perfusão.[23]

- A fisioterapia em pacientes com pneumonia tem por objetivos a remoção de secreções, a melhora do padrão ventilatório e a melhora da mecânica pulmonar. Para isso, associam-se técnicas e manobras que removam as secreções e auxiliem na expansão pulmonar. A VNI torna-se então mais uma aliada para esse fim, com o objetivo de reexpandir o parênquima pulmonar, aumentando as áreas de ventilação e estabilizando as unidades alveolares. Pode ser associada ou às manobras de higiene brônquica no caso da RPPI para que o fluxo turbulento gere maior descolamento e retirada de secreções ou às manobras de reexpansão pulmonar como o Temp brusco ou o bloqueio torácico, fazendo com que a pressão de ar gerada pelo ventilador seja direcionada para as áreas de maior necessidade.[24]

CASO CLÍNICO

- Lactente admitida no CTI com quadro de febre alta e crise convulsiva. Inicialmente foi sedada, intubada e acoplada ao ventilador mecânico. O foco infeccioso foi identificado e tratado. Após a melhora clínica a lactente foi extubada e mantida em oxigenoterapia com macronebulização com baixo fluxo. No dia seguinte apresentou hipoxemia, piora ventilatória, agitação e muito choro. Ver a radiografia de tórax (Figura 16.2).

- A fisioterapia instituiu CPAP (fluxo contínuo) com 10 cmH$_2$O através de uma máscara nasal adulta adaptada e em decúbito lateral direito (Figura 16.3).

- A oxigenação, o conforto e o padrão ventilatório melhoraram (a lactente dormiu). Após 40 minutos repetimos a radiografia de tórax e em seguida retiramos o CPAP (Figura 16.4).

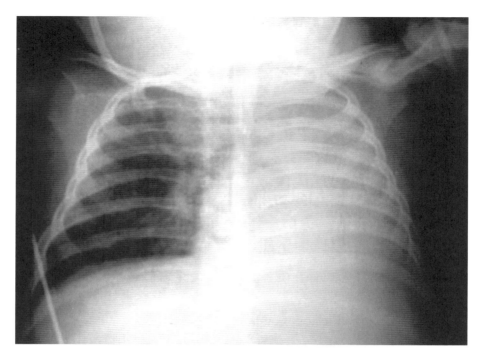

FIGURA 16.2 – RX de tórax com imagem sugestiva de atelectasia total em HTxE.

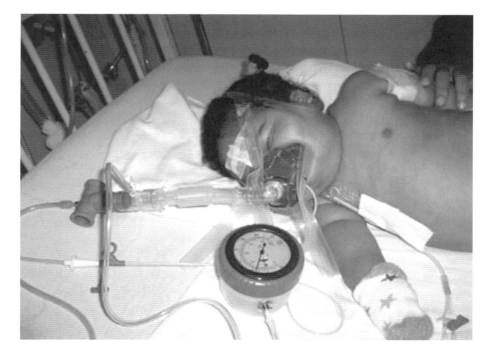

FIGURA 16.3 – Imagem de lactente em decúbito lateral direito e VNI.

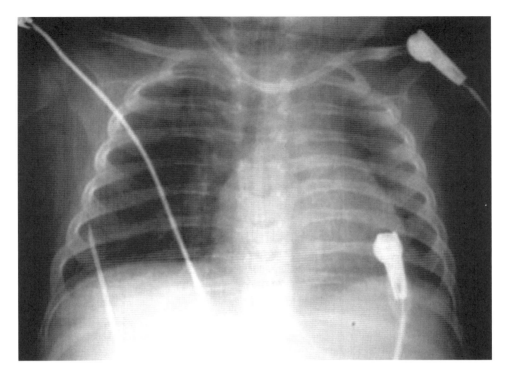

FIGURA 16.4 – Radiografia de tórax após realização da VNI, mostrando reversão da atelectasia.

- Este relato de caso nos mostra uma situação (atelectasia total do pulmão esquerdo) em que a VNI pode ajudar bastante. O sucesso da conduta depende da vigilância e da monitoração constantes durante a sua aplicação. Os riscos e as complicações potenciais associados à técnica são minimizados ou mesmo evitados quando a conduta está bem indicada e os ajustes necessários são realizados com critério.

- Disponível em: http://fisioterapiaemterapiaintensiva.blogspot.com.br/2008/05/ventilao-no-invasiva-vni-em-pediatria.html

CONSIDERAÇÕES FINAIS

- Sabe-se que a ventilação não invasiva vem sendo uma grande aliada no tratamento das afecções respiratórias na infância, distribuindo o ar alveolar e melhorando a mecânica pulmonar e os níveis de oxigenação.

- Mas para que seja bem aproveitada em suas diversas aplicações deve haver muita cautela ao se traçar objetivos, bem como se deve avaliar a real necessidade e os benefícios que trará aos pacientes, não esquecendo das complicações que podem ocorrer por uma conduta e/ou aplicação inadequadas.

- A fisioterapia respiratória associada às modalidades da ventilação não invasiva vem sendo bastante requerida para melhorar o quadro dos pacientes, mas ainda necessita de estudos que comprovem cada técnica e a sua real eficácia. Cabe à equipe multiprofissional conhecer cada caso, estudar em conjunto cada objetivo e formular soluções para que as crianças tenham melhora clínica adequada com menores taxas de morbimortalidade nas unidades hospitalares.

REFERÊNCIAS

1. Plant PK; Owen JL; Elliott MW. Early use of non-invasive ventilation for acute exacerbations of chronic obstructive pulmonary disease on general respiratory wards: a multicentre randomized controlled trial. The Lancet 2000; 355: 1931-35.
2. III Consenso Brasileiro de Ventilação Mecânica. Fisioterapia no paciente sob ventilação mecânica. J Bras Pneumol 2007; 33 (supl 2), S: 142S-150.
3. França EET, Ferrari F, Fernandes P, Cavalcanti R, Duarte A, Martinez BP, Aquim, EE, Damasceno, MCP: Fisioterapia em pacientes críticos adultos: recomendações do Departamento de Fisioterapia da Associação de Medicina Intensiva Brasileira. Rev Bras Ter Intensiva 2012;24(1):6-22.
4. Brito MF, et al. Empilhamento de ar e compressão torácica aumentam o pico de fluxo da tosse em pacientes com distrofia muscular de Duchenne. J Bras Pneumol São Paulo out. 2009; 35:10.
5. Arcêncio L; Souza MD; Bortolin BS; Martinez AC. Cuidados pré e pós-operatórios em cirurgia cardiotorácica: uma abordagem fisioterapêutica. Rev Bras Cir Cardiovasc 2008;23 (3): 4000-410.
6. Marrara KT; Franco AM; Di Lorenzo VAP; Negrini F; Luzzi S. Efeitos fisiológicos da fisioterapia respiratória convencional associada à aplicação de BiPAP no pós-operatório de cirurgia cardíaca. Fisioterapia Brasil jan-fev 2006; 7 (1):12-7.
7. Qu Y; Peng H; Chen P; Xiang X. Combination of chest physiotherapy and intermittent non-invasive mechanical ventilation for chronic obstructive pulmonary disease patients with respiratory failure. Zhong Nan Da Xue Xue Bao Yi Xue Ban 2009; 34(7): 655-8.
8. Renault JA; Costa-Val R; Rossetti MB. Fisioterapia respiratória na disfunção pulmonar pós-cirurgia cardíaca. Rev Bras Cir Cardiovasc 2008; 23(4): 562-9.
9. Paula PB, Lasmar LMLBF, Fonseca MTM, Carvalhais MB, Machado MGR. Atualização sobre a abordagem da fisioterapia respiratória nas doenças neuromusculares. RBPS, Fortaleza, jan/mar 2010; 23(1):92-8.
10. Gauld LM, Boyton A. Relationship between peak cough flow and spirometry in Duchenne muscular dystrophy. Pediatric Pulmonology 2005;39:457-60.
11. Lanza FC, Gazzotti MR, Luque A, Cadrobbi C, Faria R, Solé D. Fisioterapia respiratória em lactentes com bronquiolite: realizar ou não? O Mundo da Saúde, São Paulo: abr/jun 2008;32(2): 183-8.
12. Postiaux G; Louis J; Labasse HC; Gerroldt J; Kotik AC; Lemuhot A; Patte C. Evaluation of an alternative chest physiotherapy method in infants with respiratory syncytial virus bronchiolitis. Respir Care, 2011 Jul; 56(7): 989-94.
13. Lanza FC, Gazzotti MR, Luque A, Souza LA, Nascimento RZR, Solé D. Técnicas de fisioterapia respiratória não provocam efeitos adversos na função pulmonar de crianças asmáticas hospitalizadas: ensaio clínico randomizado. Rev Bras Aler Imunopatol 2010; 33(2):63-8.
14. Barnabé V, Saraiva B, Stelmac B, Martins MA, Patrocinio M. Chest physiotherapy does not induce broncospasm in stable asthma. Phisiotherapy 2003;89:714-9.
15. Felcar JM, Guitti JCS, Marson AC, Cardoso JR. Fisioterapia pré-operatória na prevenção das complicações pulmonares em cirurgia cardíaca pediátrica. Rev Bras Cir Cardiovasc 2008;23(3):383-8.
16. Garcia PCR, Piva JP. Novas terapias na criança criticamente enferma. J Pediatria (Rio J) 2003; 79(Suppl 2): S125-S126.

SÉRIE FISIOTERAPIA EM NEONATOLOGIA E PEDIATRIA

17. Cavenaghi S, Moura SCG, Silva TH, Venturinelli TD, Marino LHC, Lamari NM. Importância da fisioterapia no pré e pós-operatório de cirurgia cardíaca pediátrica. Rev Bras Cir Cardiovasc 2009; 24(3):397-400.
18. Main E, Castle R, Newham D, Stocks J. Respiratory physiotherapy vs. Suction: the effects on respiratory function in ventilated infants and children. Intensive Care Med 2004;30(6):1144-51.
19. Balbani APS; Weber SAT; Montovani JC. Atualização em síndrome da apnéia obstrutiva do sono na infância. Rev Bras Otorrinolaringologia 2005; 71(1): 74-80.
20. Senn O; Brack T; Russi EW; Bloch KE. A continuous positive airway pressure trial as a novel approach to the diagnosis of the obstructive sleep apnoea syndrome. Chest 2006; 129(1): 67-75.
21. Gilman MP; Floras JS; Usui K; Kaneko Y; Leung RS; Bradley TD. Continuous positive airway pressure increases heart rate variability in heart failure patients with obstructive sleep apnoea. The Cochrane Library, 2008.
22. Scott JA; Wonodi C; Moïsi JC; Deloria-Knoll M; DeLuca AN; Karron RA; Bhat N; Murdoch DR; Crawley J; Levine OS; O'Brien KL; Feikin DR. The definition of pneumonia, the assessment of severity, and clinical standardization in the Pneumonia Etiology Research for Child Health study. Clin Infect Dis 2012; 54 Suppl 2: S109-16.
23. Fagon J-Y, Chastre j, Wolf M. (PAV trial group). Invasive and noninvasive strategies for management of suspected ventilator-associated pneumonia. Ann Intern Med 2000; 132:621-30.
24. Peixe AAF, Carvalho FA. Pneumonia na infância. In Sarmento et al. Fisioterapia respiratória em pediatria e neonatologia. Barueri: Manole, 2007. pp. 36-60.

Ventilação Não Invasiva na Emergência

Pricila Mara Novais de Oliveira
Nathalia Mendonça Zanetti Koga
Walter Koga

INTRODUÇÃO

- A insuficiência ventilatória aguda (IVA) é a causa mais comum de atendimento na emergência pediátrica. A prevalência é variável, sendo maior no período de inverno e nas zonas urbanas. A média de crianças que visitam o departamento de emergência com IVA é de 398 para cada 1.000.[1]

- As crianças com IVA, dependendo da fase na qual se encontram, respondem às terapias-padrão, incluindo aerossóis, aspiração de vias aéreas e oxigênio suplementar. Entretanto, alguns pacientes necessitam de suporte ventilatório. Naqueles adequadamente selecionados, a VNI é uma possível alternativa à ventilação pulmonar mecânica (VPM) em pacientes com IVA.

- A VPM é um procedimento invasivo associado a complicações como lesão de mucosas, necessidade de sedação, alteração de mecanismos de defesa da via aérea; predispõe o paciente a infecções nosocomiais; e causa dor e desconforto, além de impedir a fala e alimentação por via oral (VO).

- A ventilação não invasiva (VNI) tem demonstrado diminuir a morbidade e a mortalidade dos pacientes, reduzindo o tempo de internação hospitalar e, consequentemente, diminuindo os custos de saúde[2]. É indicada com o objetivo de diminuir o trabalho ventilatório, prevenindo fadiga da musculatura acessória respiratória, e melhorando a hipoventilação, otimizando as trocas gasosas e diminuindo os riscos de intubação intratraqueal.

- A VNI mantém os reflexos da via aérea, diminui a necessidade de sedação, reduz o período de VPM, evitando a intubação intratraqueal e suas complicações.[3] Outros benefícios são a redução do risco de pneumonia nosocomial e mortalidade.[3,4] Entretanto o sucesso da VNI está diretamente relacionado à tolerância e colaboração do paciente.

- O uso da VNI na IVA hipoxêmica e na facilitação do desmame é realizado em centros especializados.[5] Na Europa, a utilização de VNI é de cerca de 60% em unidades de cuidados intensivos (UCI) respiratórios ou departamentos de emergência.[6,7] Na

VOLUME – VENTILAÇÃO NÃO INVASIVA

América do Norte, a VNI é iniciada com mais frequência nos serviços de emergência, com a maioria dos pacientes transferid para a UCI.

■ Neste capítulo, será abordada a utilização da VNI em situações de emergência, como na sala de parto, em pacientes com edema pulmonar cardiogênico e com asma aguda grave.

IMPLEMENTAÇÃO DA VNI NA EMERGÊNCIA

■ A avaliação do profissional de saúde é de extrema importância, devendo verificar o nível de agitação do paciente e observar o trabalho ventilatório, evidenciado pela frequência respiratória (FR), uso de musculatura ventilatória acessória e boa sincronia entre o paciente e o aparelho, além do estado hemodinâmico e neurológico. Uma vez que o paciente esteja confortável e respirando em sincronia com o aparelho, os parâmetros da VNI devem ser reavaliados e verificada a necessidade de continuidade do tratamento ou sua interrupção.

■ O objetivo principal da utilização da VNI é melhorar as trocas gasosas, otimizando a segurança do paciente e minimizando as complicações. No quadro agudo, evitar a intubação e suas consequentes complicações é normalmente a maior prioridade. Em geral, os melhores indicadores de sucesso são redução do trabalho ventilatório, indicado por redução da FR e boa sincronia entre o paciente e o aparelho de VPM, redução da morbidade e mortalidade.[8]

■ Em geral, os gases sanguíneos arteriais são a única forma de avaliar os níveis de pressão arterial de gás carbônico ($PaCO_2$) como medida da adequação da ventilação. Segundo o consenso de VNI,[9] gasometria arterial é recomendada dentro de 1 a 2 horas do início da VNI para demonstrar a melhoria ou excluir a deterioração e deve ser realizada em conjunto com o estado clínico do paciente.

■ O aumento na $PaCO_2$ associado à assincronia do paciente com o aparelho de VPM ou trabalho ventilatório persistente é um dos indicadores de intubação intratraqueal. Medicamentos inalatórios, como salbutamol, podem ser administrados simultaneamente com a VNI, dependendo da prescrição médica. A sedação é frequentemente considerada para ajudar a diminuir a ansiedade e facilitar a sincronia da VNI. Segundo o I Consenso de VPM em Pediatria e Neonatologia, as práticas variam amplamente, no entanto o regime de sedação de escolha mais frequente é benzodiazepínicos (33%) ou opioides (29%)[10], sendo indicado pela equipe médica. De acordo com pesquisa, o uso de sedação parece ser inversamente proporcional à frequência e experiência na utilização de VNI para tratamento de pacientes com IVA.[10] Não existem evidências sugerindo que os opioides ou benzodiazepínicos realmente exercem efeito depressor respiratório, particularmente nas baixas doses usadas para VNI.

■ Os profissionais devem estar cientes de que, em pediatria, há uma alta taxa de falha da VNI relacionada à intolerância por agitação. Crianças de 8 anos ou mais são os melhores candidatos porque têm maior probabilidade de cooperar e de entender o procedimento.[11] Outros critérios para a descontinuação da VNI, além da intolerância à máscara em razão de dor, desconforto ou claustrofobia, são

SÉRIE FISIOTERAPIA EM NEONATOLOGIA E PEDIATRIA

incapacidade de melhorar a troca gasosa e ou dispneia, instabilidade hemodinâmica ou evidência de arritmia ventricular e necessidade de intubação intratraqueal urgente para manejo de secreções, proteção de vias aéreas e parada cardiorrespiratória.

UTILIZAÇÕES CLÍNICAS DA VNI NA EMERGÊNCIA

VNI NA SALA DE PARTO

- No nascimento, os pulmões dos recém-nascidos (RN) pré-termo estão sem ar, preenchido de fluido, deficiente de surfactante e não complacente. A assistência ventilatória é comum e fundamental para prevenir asfixias, que causam encefalopatias hipóxicase até óbito neonatal.

- Os pulmões imaturos e deficientes em surfactante precisam ser expandidos com auxílio de pressão expiratória final positiva (PEEP), para minimizar o edema pulmonar e a liberação de citocinas, melhorando, assim, a complacência pulmonar e a resposta ao surfactante. O objetivo da PEEP na sala de parto é prevenir o colapso pulmonar durante a expiração e estabelecer a capacidade residual funcional (CRF), prevenindo a lesão pulmonar principalmente nos RN de extremo baixo peso.[12]

- Siew et al. avaliaram oito coelhos prematuros recebendo ventilação com pressão pico de 35 cmH_2O com PEEP zero ou com pressão pico de 35 cmH_2O e PEEP de 5 cmH_2O. Observe, na Figura 17.1, o recrutamento pulmonar com o uso de PEEP nas áreas hipotransparentes do pulmão. Com o uso de PEEP, a CRF foi em média 19,9 mL/kg *versus* 2,3 mL/kg sem o uso do PEEP.[13]

- Estudo realizado em carneiros prematuros demonstrou que o uso de PEEP durante a ventilação na sala de parto melhorou a oxigenação, a complacência pulmonar, a $PaCO_2$, o pH e a pressão média de vias aéreas, de acordo com os autores,[14] o valor de PEEP ideal é de 8 cmH_2O. Ainda neste estudo, os animais que usaram 12 cmH_2O apresentaram pneumotórax e foram a óbito.[14]

- Alguns autores[15,16] têm recomendado o uso de pressão positiva contínua nas vias aéreas (CPAP) nasal na sala de parto como estratégia para diminuir o suporte da VPM e o desenvolvimento da displasia broncopulmonar.[15,16] Nos Estados Unidos, 59% dos neonatologistas pesquisados relatam utilizar CPAP nasal e PEEP na sala de parto, sendo o CPAP fornecido em 63% com balão anestésico e 27% com balão autoinflável com válvula de PEEP. O valor médio de PEEP utilizado foi de 4,7 cmH_2O nos prematuros e de 5,3 cmH_2O nos RN de termo.[17]

- A aplicação de CPAP nasal é possível logo após o nascimento, em prematuros com idade gestacional inferior a 28 a 30 semanas.[18] Porém, são necessários mais estudos para demonstrar os possíveis benefícios, critérios de tratamento e riscos dessa terapia.[19] Deve-se utilizar a menor pressão e o menor volume possíveis para a obtenção de uma ventilação adequada, mediante observação contínua da expansibilidade torácica no RN de extremo baixo peso.

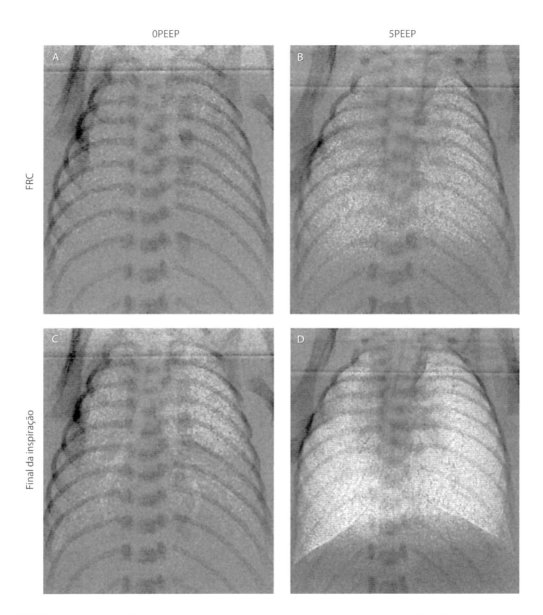

FIGURA 17.1 – Radiografias de coelhos prematuros comparando as fases da respiração (final da expiração e final da inspiração) entre animais ventilados com 0 cm H_2O (A e C) e 5 cm H_2O (B e D) de PEEP. Fonte: Siew ML, Te Pas AB, Wallace MJ, et al. Positive end-expiratory pressure enhances development of a functional residual capacity in preterm rabbits ventilated from birth. J Appl Physiol 2009;106(5):1487-93.

- Não existe consenso quanto ao melhor equipamento para ventilar o RN ao nascimento com pressão positiva de forma adequada. Existem diferentes aparelhos além dos geradores de fluxo e aparelhos de VPM convencionais, como o balão autoinflável, balão anestésico, reanimador em tubo-T e reanimador inflado a fluxo (Neopuff®, Fisher & Paykel Healthcare®).

- O volume corrente empregado durante a ventilação com pressão positiva depende da mecânica pulmonar, que se altera de acordo a imaturidade pulmonar, deficiência de surfactante e a cada expansão pulmonar. Assim, a maior preocupação da VNI refere-se ao desconhecimento do volume corrente fornecido. O ideal seria ventilar com o menor volume corrente possível para manter a oxigenação tecidual, normalizar a CRF e prevenir o volutrauma.

- Apesar das evidências científicas, o uso da CPAP ou PEEP ainda não é recomendado pelos *guidelines* internacionais para reanimação do RN na sala de parto. A Figura 17.2 sugere um passo a passo para a ventilação na sala de parto.

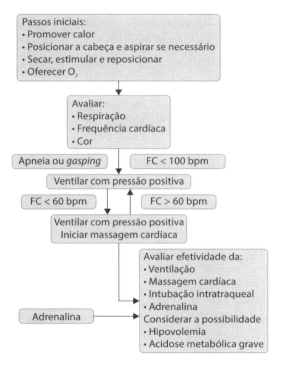

FIGURA 17.2 - Utilização da pressão positiva na sala de parto. Fonte: Carvalho WB, Troster EJ, Bousso A. Algoritmos em terapia intensiva pediátrica, neonatologia e emergências pediátricas. In: Melo AMGP, Almeida MFB. Sala de Parto. Atheneu, Belo Horizonte 2011.[20]

EDEMA PULMONAR CARDIOGÊNICO

- O edema pulmonar cardiogênico representa uma importante causa de IVA na emergência. A presença de congestão pulmonar ocasiona alterações nas trocas gasosas e na mecânica pulmonar. O aumento da impedância do sistema ventilatório determina o aumento do trabalho ventilatório e uma maior variação das pressões intratorácicas durante a inspiração. Essa variação, por sua vez, leva a uma sequência de alterações hemodinâmicas que podem ser atenuadas com a instalação de VNI.[21]

- Duas modalidades de VNI têm sido estudadas nesses pacientes no tratamento do edema pulmonar cardiogênico: CPAP e modo ventilatório com dois níveis de pressão (*bilevel*, do inglês *Bilevel Positive Pressure Airway*). O CPAP deve ser considerada a modalidade de primeira escolha para pacientes que têm edema agudo de pulmão. Nesses pacientes, o CPAP pode ajudar a reduzir a pós-carga e aumentar o débito cardíaco,[22] principalmente nos edemas relacionados com função ventricular esquerda comprometida. Além disso, o CPAP leva à diminuição dos componentes elásticos e resistivos do trabalho respiratório.[23]

- O uso precoce da VNI no edema pulmonar agudo pode reduzir a necessidade de intubação intratraqueal em 57% e a mortalidade em 39%.[24] O CPAP também é altamente eficaz na redução da FR, escores de dispneia e melhora da oxigenação, com a maioria dos estudos demonstrando de 20 a 30% de aumento na pressão arterial de oxigênio (PaO_2) e fração inspirada de oxigênio (FiO_2) na 1ª hora.[25] Aconselha-se precaução quando os pacientes têm pressão arterial limítrofe (90-100 mmHg), pois eles podem apresentar instabilidade hemodinâmica.

- O uso de CPAP traz mais benefícios ao paciente do que somente o uso do oxigênio suplementar no tratamento do edema pulmonar cardiogênico.[26] Em geral, pacientes em CPAP cuja condição está claramente se deteriorando apresentam aumento na $PaCO_2$ acima de 55 mmHg e uma queda da PaO_2 abaixo de 70 mmHg com FiO_2 a 100% sendo indicada a intubação intratraqueal.[27]

- O uso do *bilevel* no edema pulmonar baseia-se em fundamentos fisiológicos, com benefícios similares ao do uso de CPAP[24]. Apesar disso, estudos utilizando-se *bilevel* no tratamento do edema não trazem evidências consistentes, indicando desde uma maior incidência de isquemia miocárdica até uma redução da necessidade de intubação, especialmente em pacientes hipercápnicos. Entretanto, são necessários mais estudos com grande número de pacientes para esclarecer certas dúvidas.[28]

- O uso da VNI nos pacientes com edema pulmonar cardiogênico deve ser visto como uma terapêutica sintomática para ganhar tempo para o paciente, já que terapias definitivas, como vasodilatadores e diuréticos, requerem tempo para administração. Apesar de a VNI reduzir o trabalho ventilatório, ela não corrige a causa do problema (aumento da resistência vascular pulmonar, diminuição do débito cardíaco e sobrecarga de volume) e não deve ser vista como terapia definitiva.

ASMA AGUDIZADA

- O suporte pressórico das vias aéreas com o uso do *bilevel* para tratar o asmático teve origem com a utilização da respiração com pressão positiva intermitente (RPPI). Tanto o RPPI, quanto o *bilevel* são modalidades do suporte não invasivo de se ventilar com pressão positiva. Entretanto, o *bilevel* amplia este conceito utilizando um fluxo contínuo e alterna uma alta pressão inspiratória e baixa pressão expiratória ao final da expiração.

- Na sala de emergência em pacientes com crise aguda de asma grave, a VNI comparada à terapêutica convencional foi associada à melhora significativa da função pulmonar, com aumento do volume expiratório forçado no 1° segundo (VEF$_1$), reduzindo a necessidade de internação hospitalar.[29]

- Existem diversos mecanismos pelos quais o *bilevel* auxilia no tratamento da asma aguda. A pressão positiva diminui a carga de trabalho da musculatura inspiratória, do diafragma e da musculatura acessória ventilatória, evitando a fadiga muscular. Além disso, a pressão positiva reduz a auto-PEEP, atenuando, assim, o gasto energético e melhorando as expirações forçadas.[30] A melhora do trabalho ventilatório também acaba reduzindo o nível de ansiedade do paciente.[31] Além disso, a pressão positiva tem um efeito broncodilatador direto, recrutando as pequenas vias aéreas e alvéolos colapsados, o que melhora o desequilíbrio da relação ventilação-perfusão.[29,30]

- Os profissionais da equipe podem divergir sobre a decisão clínica de se iniciar a ventilação com pressão positiva em pacientes com asma aguda, pois não existe uma indicação clara do momento ideal para começar o suporte, porém sabe-se que o paciente deve ter uma condição hemodinâmica estável, com pressão arterial sistêmica dentro dos limites de normalidade. Entretanto, alguns autores[29] indicam o uso de *bilevel* apenas para pacientes que tiveram o tratamento medicamentoso convencional próximo do limite máximo.[30]

- Os medicamentos inalatórios podem ser conectados entre a interface e o circuito do aparelho de VPM. A localização é importante para evitar deposição do medicamento no circuito e otimizar a dose que alcança o pulmão. A pressão positiva também pode otimizar o fornecimento de broncodilatadores às pequenas vias aéreas.[32] Estudos[33-36] avaliando o uso do RPPI em pacientes com exacerbação da asma recebendo nebulização de beta2-agonista não encontraram benefícios. Contudo, são estudos antigos que analisaram pacientes com severidade diferente da doença e não foram estudos controlados. Apenas dois estudos concluem que o paciente grave que não responde à medicação inalatória se beneficia do RPPI.[33-36]

- Beers et al., 2007[30], avaliaram a segurança, a tolerância do paciente e os benefícios do *bilevel* em conjunto com o beta2-agonista em pacientes refratários ao tratamento convencional da asma agudizada. O autor[30] afirma que a adição do *bilevel* é segura e bem-tolerada e demonstra ser um benefício adicional à terapia medicamentosa convencional, afirmando que o uso do *bilevel* no suporte ventilatório da asma aguda é seguro, bem-tolerado e promete ser um complemento aos tratamentos convencionais. Ele também relata redução da necessidade de intubação e VPM com o uso de VNI e, consequentemente, diminuição da incidência de complicações associadas à ventilação invasiva.[30]

- Existem algumas possíveis complicações do uso da VNI com pressão positiva em crianças com asma, que estão em risco elevado de complicações, incluindo pneumotórax e pneumomediastino.[37,38] Apesar da melhora clínica com o uso do *bilevel* na criança com asma aguda que não responde à medicação inalatória, existe limitada evidência sobre sua aplicação no tratamento da asma em pacientes pediátrico.[38] Em breve relato sobre seu uso em pacientes pediátricos na UCI, houve um resultado positivo.[39]

A Figura 17.3 apresenta uma sugestão de fluxograma para uso da VNI nas doenças obstrutivas.

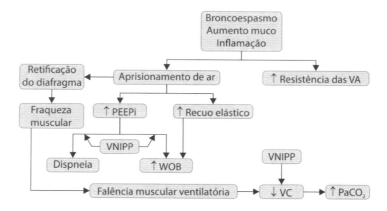

VA = via aérea; PEEP = pressão expiratória positiva final; VNIP = ventilação não invasiva por pressão positiva; WOB = work of breathing; VC = volume corrente; $PaCO_2$ = pressão parcial de gás carbônico.

FIGURA 17.3 - Uso da Ventilação Não Invasiva nas doenças obstrutivas. Fonte: Barbosa A, Johnston C, Carvalho WB, 2007

CONCLUSÕES

- A pouca utilização da VNI em alguns hospitais geralmente está relacionada com a falta de conhecimento ou de experiência, deficiência de equipamento e falta de recursos.[41] Apesar dessas limitações, a VNI está sendo cada vez mais utilizada fora das tradicionais UCI, principalmente nos serviços de emergência.

- Para otimizar o uso com sucesso da VNI no departamento de emergência, os profissionais de saúde devem adquirir conhecimento necessário, experiência e habilidade na sua utilização.

CASO CLÍNICO

- CAS, 5 anos e 3 meses, 25 kg, masculino, branco, asmático desde os 2 anos de idade, em uso de singulair e flixotide, acompanhado ambulatorialmente com pneumologista há 1 ano. Iniciou crises de sibilância com 1 ano e 10 meses de vida, a cada 2 meses, em média, tendo sido internado em duas ocasiões, sendo uma delas em regime de terapia intensiva, sem necessidade de intubação intratraqueal e/ou ventilação pulmonar mecânica. Deu entrada no pronto-socorro infantil com história de ter iniciado com tosse seca e coriza nasal hialina há 3 dias, sem febre e há 1 dia com cansaço para respirar e chiado de início súbito com piora progressiva. Apresentando um pico febril (37,9 °C) e acentuação da tosse.

SÉRIE FISIOTERAPIA EM NEONATOLOGIA E PEDIATRIA

Nega alterações no hábito intestinal ou no aspecto da diurese, com discreta diminuição no volume urinário.

■ À sua chegada, apresentava-se taquidispneico moderado, FR de 43 ipm, desidratado grau I/II, com discreta cianose de extremidades, com escore de Wood-Downes de 5, afebril, sonolento e prostrado. Apresentando tiragem subdiafragmática e retração de fúrcula, com fala "entrecortada" e ausculta pulmonar com murmúrio vesicular globalmente diminuído e sibilos expiratórios difusos em ambos hemitórax, com tempo expiratório prolongado.

■ Radiografia de tórax com aumento discreto de trama vasobrônquico peri-hilar bilateral e leve hiperinsuflação pulmonar bilateral, sem imagem de condensação, atelectasias ou derrame pleural.

■ Hemograma com discreta leucocitose sem desvio à esquerda com PCR 0,3 e gasometria arterial com pH 7,31, pO_2 93 cmH_2O, pCO_2 42 cmH_2O, HCO_3 18 mmHg, saO_2 91% sob nebulização de oxigênio a 5 L/min.

■ Recebeu expansão com 20 mL/kg de soro fisiológico por duas vezes, metilprednisolona de 2 mg/kg e três inalações com 300 mcg de salbutamol *spray* com intervalo de 15 minutos, sem melhora clínica e gasométrica. Foi indicada VNI com máscara orofacial, no modo Bi-Level com EPAP de 5 cmH_2O e IPAP de 12 cmH_2O, com FiO_2 0,5 e FR de *backup* de 12 cpm, decúbito dorsal elevado a 45 graus, sonda nasogástrica aberta e sistema de umidificação adequado.

■ Após 2 horas, foi reavaliado e observada melhora de seu estado geral, sem prostração, melhora de seu padrão respiratório, com escore de Wood-Downes de 3, acianótico, hidratado, SaO_2 em torno de 95% com murmúrio vesicular presente bilateral com sibilos esparsos em ambos hemitórax, discreta tiragem subdiafragmática e retração de fúrcula, sendo encaminhado à unidade de internação.

CONSIDERAÇÕES FINAIS

■ A aplicação da VNI no setor de emergência necessita de conhecimento da operacionalização deste suporte ventilatório, devendo ser aefetuada somente por médicos e/ou fisioterapeutas treinados.

REFERÊNCIAS

1. Bourgeois FT, Valim C, Wei JC, et al. Influenza and other respiratory virus-related emergency department visits among young children. Pediatrics. 2006;118(1):e1-8.
2. Plant PK, Owen JL, Parrott S, et al. Cost effectiveness of ward based non-invasive ventilation for acute exacerbations of chronic obstructive pulmonary disease: economic analysis of randomized controlled trial. BMJ 2003;326:956-9.
3. Conti G, Costa R, Craba A, Festa V, Catarci, S. 2004. Non-invasive ventilation in COPD patients. Minerva Anestesiol 2004;70:145-50.
4. Soroksky A, Stav D, Shpirer I. A pilot prospective, randomized, placebocontrolled trial of bilevel positive airway pressure in acute asthmatic attack. Chest 2003;123:1018-25.

5. Crimi C, Noto A, Esquinas A, Nava S. Non-invasive ventilation (NIV) practices: a European web-survey. Eur Respir J 2008; 32:1970.
6. Doherty MJ, Greenstome MA. Survey of non-invasive ventilaton (NPPV) in patients with acute exacerbations of chronic obstructive pulmonary disease (COPD) in the UK. Thorax 1998; 53:863-66.
7. Vanpee J, Delaunois L, Lheureux P, et al. Survey of non-invasive ventilation for acute exacerbations of chronic obstructive pulmonary disease patients in emergency department in Belgium. Eur J Emerg Med 2002; 9:217-24.
8. Principi T, Pantanetti S, Catani F, et al. Noninvasive continuous positive airway pressure delivered by helmet in hematological malignancy patients with hypoxemic acute respiratory failure. Intensive Care Med 2004; 30:147-50.
9. Carvalho WB, Johnston C, Barbosa AP, Horigoshi NK, Zanetti, NM, Melo APL, Barcellos PG, Carr AMG, Sarmento GJV. Consenso de Ventilação Não Invasiva por Pressão Positiva. São Paulo: AMIB, 2008 (Consenso de Ventilação Pulmonar Mecânica em Pediatria/Neonatal).
10. Devlin JW, Nava S, Fong JJ, et al. Survey of sedation practices during noninvasive positive-pressure ventilation to treat acute respiratory failure. Crit Care Med 2007; 35:2298-302.
11. Mark A. Hostetler. Use of Noninvasive Positive-Pressure Ventilation in the Emergency Department. Emerg Med Clinics of North America 2008; 26(4):929-939.
12. Almeida MFB, GuinsburgII R. A reanimação do prematuro extremo em sala de parto: controvérsias. J. Pediatr 2005; 81(1)suppl.1.
13. Siew ML, Te Pas AB, Wallace MJ, et al. Positive end-expiratory pressure enhances development of a functional residual capacity in preterm rabbits ventilated from birth. J Appl Physiol 2009;106(5):1487-93.
14. Probyn ME, Hooper SB, Dargaville PA, et al. Positive end expiratory pressure during resuscitation of premature lambs rapidly improves blood gases without adversely affecting arterial pressure. Pediatr Res 2004; 56(2).
15. Gittermann MK, Fusch C, Gittermann AR, Regazzoni BM, Moessinger AC. Early nasal continuous positive airway pressure treatment reduces the need for intubation in very low birth weight infants. Eur J Pediatr 1997; 156:384-8.
16. Burch K, Rhine W, Baker R, et al. Implementing potentially better practices to reduce lung injury in neonates. Pediatrics 2003; 111(4.2):e432-6.
17. Graham AN, Finer NN. The use of continuous positive airways pressure and positive end expiratory pressure in the delivery room. Pediatr Res. 2001;49:400A.
18. Boubred F, Rizzotti A, Fayol L, et al. Early continuous positive airway pressure applied in the delivery room in less than 28 weeks premature infants. Pediatr Res. 2004;55:537[a].
19. Morley C, Davis P. Continuous positive airway pressure: current controversies. Curr Opin Pediatr. 2004; 16:141-5.
20. Carvalho WB, Troster EJ, Bousso A. Algoritmos em Terapia Intensiva Pediátrica, Neonatologia e Emergências Pediátricas. In: Melo AMGP, Almeida MFB. Sala de Parto. Atheneu, Belo Horizonte 2011,15
21. Winck JC, Azevedo LF, Costa-Pereira A, Antonelli M, Wyatt JC. Efficacy and safety of non-invasive ventilation in the treatment of acute cardiogenic pulmonary edema – a systematic review and metaanalysis. Crit Care. 2006;10(2):R69.
22. Mark A. Hostetler. Use of Noninvasive Positive-Pressure Ventilation in the Emergency Department. Volume 26, Issue 4, Pages 929-939, November 2008.
23. L'Her E. Noninvasive mechanical ventilation in acute cardiogenic pulmonary edema. Curr Opin Crit Care. 2003;9(1):67-71.
24. Collins SP, Mielniczuk LM, Whittingham HA, Boseley ME, Schramm DR, Storrow AB. The use of noninvasive ventilation in emergency department patients with acute cardiogenic pulmonary edema: a systematic review. Ann Emerg Med. 2006 Sep;48(3):260-9.
25. Crane SD, Elliott MW, Gilligan P, et al. Randomised controlled comparison of continuous positive airways pressure, bilevel noninvasive ventilation, and standard treatment in

emergency department patients with acute cardiogenic pulmonary edema. Emerg Med J 2004;21:155-61.

26. Masip J, Betbese AJ, Paez J, Vecilla F, Canizares R, Padro J, et al. Noninvasive pressure support ventilation versus conventional oxygen therapy in acute cardiogenic pulmonary edema: a randomized trial. Lancet. 2000;356:2126-32.

27. Bersten AD, Holt AW, Vedig AE, Skowronski GA, Baggoley CJ. Treatment of severe cardiogenic pulmonary edema with continuous positive airway pressure delivered by face mask. N Engl J Med. 1991;325:1825-30.

28. Santos LJ, Belato JO, Hoff FC, Vieira SRR, Manfroi WC. Ventilação não-invasiva no edema agudo de pulmão cardiogênico. Rev HCPA 2008;28(2).

29. Soroksky A, Stav D, Shpirer I. A pilot prospective, randomized, placebo-controlled trial of bilevel positive airway pressure in acute asthmatic attack. Chest 2003;123:1018 - 25.

30. Trill P, McGuire J, Baden H. Noninvasive positive-pressure ventilation in children with lower airway obstruction. Pediatr Crit Care Med 2004;5:337-42.

31. Beers SL, Abramo TJ, Bracken A, Wiebe RA. Bilevel positive airway pressure in the treatment of status asthmaticus in pediatrics. Am J Emerg Med. 2007 Jan;25(1):6-9.

32. Dolovich M, Killian D, Wolff R, et al. Pulmonary aerosol deposition in chronic bronchitis: intermittent positive pressure breathing versus quiet breathing. Am Rev Respir Dis 1977;115:397.

33. Webber B, Collins J, Branthwaite M. Severe acute asthma: a comparison of three methods of inhaling salbutamol. Br J Dis Chest 1982;76:69.

34. Campbell I, Hill A, Middleton H, et al. Intermittent positive pressure breathing. Br Med J 1978;1:1186.

35. Weber R, Petty W, Nelson H. Aerosolized terbutaline in asthmatics—comparison of dosage strength and method of administration. J Allergy Clin Immunol 1979;63:116.

36. Choo-Kang Y, Grant I. Comparison of two methods of administering bronchodilator aerosol to asthmatic patients. Br Med J 1975;2:119.

37. Cox RG, Barker GA, Bohn DJ. Efficacy, results, and complications of mechanical ventilation in children with status asthmaticus. Pediatr Pulmonol. 1991;11(2):120-126.

38. Stein R, Canny GJ, Bohn DJ, et al. Severe acute asthma in a pediatric intensive care unit: six years' experience. Pediatrics. 1989;83(6):1023-1028.

39. Ram FSF, Wellington SR, Rowe B, Wedzicha JA. Non-invasive positive pressure ventilation for treatment of respiratory failure due to severe acute exacerbations of asthma. Cochrane Database of Systematic Reviews 2005, Issue 3.

40. Akingbola O, Simakajornboon N, Hadley E, et al. Noninvasive positive-pressure ventilation in pediatric status asthmaticus. Pediatr Crit Care Med 2002;3:181 - 4.

41. Nava S, Hill N. Non-invasive ventilation in acute respiratory failure. The Lancet, Volume 374(9685):250-259.

Ventilação Não Invasiva em Ambiente Domiciliar

18

Fernando Lyra
Cíntia Johnston
Werther Brunow de Carvalho

INTRODUÇÃO

■ A atenção domiciliar à saúde é a provisão de serviços de saúde às pessoas em casa ou em outro local não institucional.

■ As modalidades de atenção domiciliar compreendem ações de avaliação, promoção, prevenção e reabilitação, compreendem os níveis de cuidados de atenção primária, secundária e terciária. De acordo com a condição clínica do paciente, a intensidade e a complexidade crescente dos cuidados, é classificada em assistência domiciliar ou internação domiciliar.

■ O grupo de pacientes mais comumente selecionado para os cuidados são portadores de doenças crônico degenerativas, de doenças que necessitem de cuidados paliativos e portadores de incapacidade funcional provisória ou permanente. Nesta população, há um grande contingente de crianças e adolescentes que são beneficiados juntamente com suas famílias.

■ No cenário da legislação sobre assistência domiciliar no Brasil, a Lei nº 10.424/2002 acrescentou capítulo e artigo à Lei nº 8080/1990, que dispõe sobre as condições para promoção, proteção e recuperação da saúde, a organização e o funcionamento de serviços correspondentes, regulamentando a assistência domiciliar no Sistema Único de Saúde (SUS).

■ A Resolução nº 1.668/2003, do Conselho Federal de Medicina, dispõe sobre normas técnicas necessárias à assistência domiciliar do paciente, definindo as responsabilidades do médico, hospital, empresas públicas e privadas; e a interface multiprofissional neste tipo de assistência.

■ A Agência Nacional de Vigilância Sanitária (ANVISA) trouxe contribuições a esta normatização, por meio da Resolução da Diretoria Colegiada (RDC) nº 11/2006, que dispõe sobre o regulamento técnico de funcionamento de serviços que prestam atenção domiciliar, nas modalidades de assistência domiciliar e internação domiciliar.

■ A Portaria GM/MS 2.529/2006 instituiu a Internação Domiciliar no âmbito do SUS, tendo definido esta assistência como *"o conjunto de atividades prestadas no do-*

micílio a pessoas clinicamente estáveis que exijam intensidade de cuidados acima das modalidades ambulatoriais, mas que possam ser mantidas em casa, por equipe exclusiva para este fim".

- A Resolução Normativa da ANVISA RN 211/2010, em seu artigo 13 determina *"Caso a operadora ofereça a internação domiciliar em substituição à internação hospitalar, com ou sem previsão contratual, deverá obedecer às exigências previstas nos normativos vigentes da Agência Nacional de Vigilância Sanitária - ANVISA e nas alíneas "c", "d" e "e" do inciso II do artigo 12 da Lei nº 9.656/98. Parágrafo único. Nos casos em que a assistência domiciliar não se dê em substituição à internação hospitalar, esta deverá obedecer à previsão contratual ou à negociação entre as partes."*

- Pelo exposto, observa-se que o arcabouço legislativo da atenção domiciliar no Brasil acompanhou o crescimento e amadurecimento deste segmento. As crianças e os adolescentes constituem, logo após os idosos, o segundo maior grupo de usuários do chamado *home care*.

- Dentre os diversos serviços prestados no domicílio, expandiu-se a o suporte ventilatório, especialmente através da ventilação não invasiva (VNI) de longa permanência. Poder usufruir de um aparelho de ventilação mecânica (VM) para suporte não invasivo, como o BiPAP, em internações domiciliares é assegurado pela Portaria Ministerial GM/MS nº 1531/2001, que garante aos portadores de distrofia muscular progressiva a utilização de equipamentos que propiciem ventilação intermitente de pressão positiva. Institui, ainda, por meio da Portaria nº 556/2002, no âmbito do Sistema Único de Saúde, o "Programa de Assistência Ventilatória Não Invasiva" a pacientes portadores desta doença aptos a acompanhamento domiciliar.

- Não há recomendações amplamente definidas para o uso prolongado da VNI em crianças, e a maioria dos estudos foi realizada com pacientes adultos. Dessa forma, no referido documento estão apresentados os conceitos básicos sobre a VNI, seus aparatos, suas indicações, contraindicações e os cuidados/precauções no intuito de orientar/auxiliar os membros da equipe multiprofissional que atuam em âmbito domiciliar.

BREVE HISTÓRICO E CONCEITOS BÁSICOS DA VNI

- A aplicação de pressão positiva de forma não invasiva ocorreu, pela primeira vez, em 1937, por Alvan Barach, que demonstrou que a pressão positiva contínua em vias aéreas (CPAP) fornecida através de uma máscara facial poderia ser útil no tratamento do edema agudo pulmonar. No início da década de 1960, a cânula traqueal tornou-se amplamente aceita como uma interface exclusiva para fornecer respirações mecânicas para pacientes com insuficiência ventilatória aguda (IVA).

- No final da década de 1970 e início da década de 1980, dois modos ventilatórios de VNI, utilizando máscara facial ou nasal, foram introduzidos na prática clínica: a CPAP, para melhorar a oxigenação de pacientes com IVA hipoxêmica; e a ventilação com pressão positiva intermitente (VPPI), aplicada para manter em repouso os músculos respiratórios dos pacientes com insuficiência ventilatória crônica (IVC) decorrente das doenças neuromusculares e da doença pulmonar obstrutiva crônica (DPOC).

SÉRIE FISIOTERAPIA EM NEONATOLOGIA E PEDIATRIA

- Durante a década de 1980, houve um aumento progressivo na aplicação da VNI em diversos modos ventilatórios, aplicados com uso de vários modelos de interfaces (máscaras faciais, máscaras nasais, prongas nasais, dentre outras). A sua indicação, desde então, é crescente, objetivando o suporte ventilatório nos quadros clínicos que cursam com a IVA de diversas origens (infecções respiratórias, exacerbação/complicações de doenças crônicas, após a extubação, dentre outras) ou IVC por doenças neuromusculares, doença pulmonar crônica, dentre outras.

NOMENCLATURAS

- A ventilação não invasiva pode ser aplicada em diversos modos ventilatórios, com a finalidade de aumentar a ventilação alveolar, mantendo a criança em respiração espontânea, sem a necessidade de intubação intratraqueal ou de traqueostomia, ou seja, sem uso de prótese ventilatória.

- Na literatura, observa-se a utilização de diversas nomenclaturas referindo-se à ventilação não invasiva, tais como: ventilação não invasiva, ventilação não invasiva; ventilação não invasiva com pressão positiva; ventilação não invasiva com pressão de suporte; ventilação com máscara facial; ventilação mecânica não invasiva; ventilação pulmonar mecânica não invasiva, além dos acrônimos: VNI; VNIPP; VNIPS; CPAP; BiPAP.

- A terminologia utilizada neste documento é "ventilação não invasiva por pressão positiva" e seu acrônimo VNI. Excluindo-se a forma de ventilação com pressão negativa.

MODOS VENTILATÓRIOS

- A escolha do modo ventilatório da VNI para uso domiciliar deve ser avaliada pela equipe multiprofissional (médicos e fisioterapeutas), considerando-se a necessidade e as condições clínicas do paciente, a disponibilidade de aparelhos de VM e a capacidade de treinamento da equipe de atendimento e dos cuidadores.

- A VNI pode ser aplicada com gerador de pressão ou com aparelhos ciclados a volume nos seguintes modos ventilatórios:

  - Pressão de suporte: o paciente desencadeia o gatilho, limitado a pressão, ciclado a fluxo.

  - Pressão assistida: o paciente desencadeia o gatilho, limitado a pressão, ciclado a tempo.

  - Pressão controlada: o aparelho desencadeia o gatilho, limitado a pressão, ciclado a tempo.

  - Volume assistido: o paciente desencadeia o gatilho, limitado a fluxo, ciclado a volume.

  - Volume controlado: o aparelho desencadeia o gatilho, limitado a fluxo, ciclado a volume.

- Pressão positiva contínua nas vias aéreas: aparelho fornece uma pressão positiva contínua durante todo ciclo respiratório, o paciente controla o ciclo respiratório.

- Liberação de pressão nas vias aéreas (APRVC): o aparelho fornece dois níveis de pressão contínua nas vias aéreas, o paciente controla o ciclo respiratório.

■ O modo ventilatório mais frequentemente indicado, em nível domiciliar, é a pressão de suporte associada à pressão positiva expiratória final, ou seja, o modo ventilatório com dois níveis de pressão chamado de BiPAP. Esse modo ventilatório envolve a seleção de uma pressão positiva inspiratória (IPAP) e de uma pressão positiva expiratória final (EPAP), gerando um gradiente de pressão (ΔP). O nível de assistência varia de acordo com a IPAP selecionada e o volume corrente de acordo com o gradiente de pressão (ΔP = IPAP - EPAP).

INDICAÇÕES E CONTRAINDICAÇÕES DA VNI PARA USO DOMICILIAR

■ A VNI domiciliar deve ser avaliada, indicada, instituída e adaptada a cada paciente por equipe multiprofissional (médicos e fisioterapeutas), devendo ser prescrita pelo médico.

■ O suporte ventilatório não invasivo domiciliar pode ser indicado nos casos de doenças crônicas e/ou crônicas degenerativas (Tabela 18.1) que cursem com alterações da ventilação (aumento ou redução na eliminação de CO_2) e/ou com alterações da oxigenação (hipoxemia aguda ou crônica). Em pediatria, as indicações mais frequentes ocorrem nos casos que cursam com obstrução das vias aéreas superiores, em que ocorre falha respiratória por alterações musculares e distorção da caixa torácica e, para crianças com alterações na regulação do centro respiratório, especialmente durante o sono. Entretanto, alguns critérios clínicos e laboratoriais devem ser seguidos para maior segurança na sua indicação e contraindicação (Tabela 18.2).

BENEFÍCIOS/EFEITOS FISIOLÓGICOS DA VNI DOMICILIAR

■ Os benefícios fisiológicos da VNI incluem a melhora na oxigenação, diminuição do trabalho respiratório, melhora da relação ventilação/perfusão (V/Q), diminuição da fadiga, aumento da ventilação minuto e da capacidade residual funcional (CRF). Comparativamente à intubação intratraqueal, existem vantagens adicionais relacionadas ao conforto da criança, possibilidade do paciente deglutir e falar, a facilidade de início, implementação e retirada da VNI e a redução da taxa de infecções relacionadas a VM. A seguir, os principais efeitos fisiológicos da VNI:

- Estabilização das vias aéreas superiores

- Maior eliminação de CO_2 e menor consumo de O_2 (melhora da ventilação e da oxigenação)

- Redução do trabalho respiratório

TABELA 18.1
INDICAÇÕES DA VNI DOMICILIAR

IMATURIDADE FISIOLÓGICA DO CENTRO RESPIRATÓRIO

- Respirações periódicas

FISIOPATOLOGIAS QUE ENVOLVEM O SISTEMA DE CONTROLE VENTILATÓRIO

- Síndrome da hipoventilação central congênita
- Obesidade com disfunção hipotalâmica, hipoventilação e desregulação autonômica
- Malformações de Arnold-Chiari
- Acondroplasia com hipoventilação
- Síndromes neurológicas e neuromusculares: Prader-Willi, Joubert, Moebius, Rett, atrofia muscular espinal, síndrome de Duchenne (e outras distrofias neuromusculares)
- Doenças neurológicas não evolutivas (p. ex.: paralisia cerebral)

DOENÇAS PULMONARES CRÔNICAS

- Fibrose cística
- Asma grave avançada
- Bronquiolite obliterante
- Discinesia ciliar e discinesia ciliar primária

OUTRAS INDICAÇÕES

- Pacientes que aguardam transplante de órgãos (pulmões, fígado, renal)
- Pré e pós-operatório de cifoescoliose
- Obstrução anatômica das vias aéreas superiores (p. ex.: macroglossia, maláceas, hipotonia da musculatura do pescoço)
- Síndrome da fadiga crônica
- Miopatias, neuropatias e polineuromiopatia
- Uso paliativo em pacientes com falha respiratória aguda (imunocomprometidos, AIDS avançada, falha cardíaca, grandes queimados, lesão de múltiplos órgãos)

- ☐ Aumento da CRF em pacientes com insuficiência respiratória restritiva
- ☐ Melhora e diminuição das atelectasias
- ☐ Diminuição da agudização das doenças respiratórias e das hospitalizações
- ☐ Redistribuição da água pulmonar, nos casos de edema pulmonar
- ☐ Melhora da função cardíaca
- ☐ Melhora da qualidade do sono
- ☐ Facilita a mobilização da secreção das vias aéreas
- ☐ Retarda o uso de traqueostomia
- ☐ Evita o gasto energético excessivo
- ☐ Evita e corrige a auto-PEEP

TABELA 18.2
CRITÉRIOS CLÍNICOS E LABORATORIAIS PARA INDICAÇÃO E CONTRAINDICAÇÃO DE VNI DOMICILIAR

CRITÉRIOS PARA INDICAÇÃO	*CRITÉRIOS PARA CONTRAINDICAÇÃO*
Hipoventilação noturna com SpO_2 noturna $< 90\%$ por mais de 1 hora de sono	• Idade < 4 meses
Hipercapnia com $PaCO_2 > 50$ mmHg	• Disfagia sem proteção glótica
Doença neuromuscular de evolução lenta	• Doença neuromuscular de evolução rápida
Necessidade de VNI por tempo inferior a 10 hs contínuas/dia	• Necessidade diária de VNI por mais de 16 hs contínuas
Em pacientes neuromusculares	• Alteração bulbar importante e dificuldade de deglutição
• Indicação para uso noturno da VNI	• Laringo e/ou traqueomalácia severa
° $SpO_2 \leq 88\%$ noturna por mais do que 5 minutos consecutivos	• Deformidade importante das vias aéreas superiores
° $PaCO_2 \geq 45$ mmHg	• Ausência de cuidador habilitado/treinado
° PiMáx < 60 cmH$_2$O	• Não adaptação do paciente e/ou cuidador
° CVF $< 50\%$ do predito	• Dificuldade no manejo da secreção das vias aéreas ou necessidade aspirações frequente (com intervalos ≤ 1 h)
• Indicação para uso diurno da VNI	• Necessidade $FiO_2 \geq 60\%$, PEEP > 10 cmH$_2$O, $SpO_2 < 90\%$ (exceto para pacientes com SpO_2 basal baixa)
° $PaCO_2 > 50$ mmHg quando acordado	
° $SpO_2 < 92\%$ ao despertar	

COMPLICAÇÕES DA VNI DOMICILIAR EM PEDIATRIA

■ Poucas complicações são relatadas na literatura e a maioria pode ser evitada com cuidados adequados. Dentre elas, estão: úlceras de pressão na face e orelhas (complicação mais frequente); escape de ar por ajuste inadequado da interface; ressecamento das mucosas das vias aéreas superiores; aspiração de conteúdo gástrico (mais frequente na posição supina); distensão abdominal; deformidade facial (quando utilizada a mesma interface por longos períodos); irritação ocular; irritabilidade psicomotora (principalmente em lactentes e crianças até 2 anos de idade).

■ A reinalação de CO_2 pode ocorrer em pacientes em uso da VNI domiciliar, principalmente porque alguns equipamentos não apresentarem válvula exalatória. Isso deve ser observado sobretudo em pacientes mais graves com DPOC, apneia do sono e doenças neuromusculares.

■ Outros problemas podem estar relacionados com o ajuste do equipamento e parâmetros ventilatórios podem ser observadas na Tabela 18.3, assim como suas causas e formas de correção.

SÉRIE FISIOTERAPIA EM NEONATOLOGIA E PEDIATRIA

233

TABELA 18.3
COMPLICAÇÕES RELACIONADAS AOS EQUIPAMENTOS E PARÂMETROS DA VNI,
SUAS CAUSAS E MÉTODOS DE CORREÇÃO

PROBLEMAS	CAUSAS POTENCIAIS	COMO CORRIGIR
Falha no disparo inspiratório	• Escape de ar • Autociclagem • Aumento do trabalho respiratório	• Ajustar a interface ou trocá-la por outra • Diminuir a sensibilidade do disparo • Ajustar a sensibilidade ou trocar o seu tipo (de fluxo para pressão)
Pressurização inadequada	• Tempo de rampa longo • Pressão de suporte baixa	• Reduzir o tempo da rampa • Aumentar a pressão inspiratória
Falha de ciclagem à expiração	• Escape de ar e excessiva compensação pelo aparelho • Fluxo alto no final da inspiração	• Ajustar a interface e considerar a troca da máscara nasal por facial • Limitar o tempo inspiratório
Reinalação de CO_2	• Uso de circuito único, sem uma verdadeira válvula exalatória • Frequência respiratória alta • Não utilização de PEEP • Interface ou circuitos muito grandes (↑espaço morto)	• Utilizar dois circuitos (um inspiratório e outro expiratório) e uma válvula exalatória • Diminuir a frequência respiratória • Adicionar PEEP • Adequar a interface e circuitos à idade, peso e formato da face da criança

PARÂMETROS INICIAIS PARA APLICAÇÃO DE VNI DOMICILIAR EM PEDIATRIA

■ Para a aplicação da VNI domiciliar, inicialmente, recomendam-se a avaliação clínica e laboratorial da criança, a adaptação do suporte ventilatório e o treinamento dos cuidadores em ambiente hospitalar por no mínimo 48 hs. Os aspectos fisiológicos e fisiopatológicos devem ser considerados, analisando-se também os exames gasométricos e de imagem. Nos casos que cursem com alterações no ciclo do sono, é necessária também uma avaliação por meio da polissonografia.

■ A escolha do modo ventilatório dependerá da doença de base da criança, da condução ventilatória (*drive*), do trabalho respiratório, dos gases sanguíneos analisados e da tolerância ao modo ventilatório selecionado. Os parâmetros a serem instituídos na VNIIP dependem: da idade e peso da criança, da doença de base, da condução ventilatória (*drive*), do trabalho respiratório, dos gases sanguíneos analisados e da tolerância aos parâmetros selecionados. Sugere-se iniciar a VNI, nos primeiros 15 a 30 minutos, em pacientes pediátricos, com os parâmetros iniciais descritos na Tabela 18.4. Os ajustes desses parâmetros devem ser realizados de acordo com a necessidade de cada caso clínico.

TABELA 18.4
PARÂMETROS INICIAIS RECOMENDADOS PARA PACIENTES PEDIÁTRICOS

PARÂMETROS	VALORES NUMÉRICOS	UNIDADES
IPAP	8 a 12	cmH_2O
EPAP	4 a 6	cmH_2O
Frequência de *back up*	8 a 12	cpm
Relação tempo inspiratório:tempo expiratório	1:3	segundos
Sensibilidade a fluxo	0,5 a 1,0	L/min
Tempo inspiratório	de acordo com a constante de tempo por idade* e doença de base	segundos
Fluxo	de acordo com a idade e doença de base	L/min

IPAP = pressão inspiratória positiva; EPAP = pressão expiratória positiva final; com = ciclos por minuto.
*Recém-nascidos: 1 constante de tempo = 0,15 segundo; lactente: 1 constante de tempo = 0,20 segundo. São necessárias de 3 a 5 constantes de tempo para que ocorram o equilíbrio de pressões nos pulmões e as trocas gasosas.

MONITORAÇÃO DA CRIANÇA E APARELHOS PARA VNI DOMICILIAR

■ A monitoração da criança envolve a disponibilidade do equipamento adequado e seus aparatos, de uma equipe (médicos, fisioterapeuta e enfermagem) de e cuidadores treinados. Os parâmetros de relevância para a monitoração adequada podem ser subdivididos em três grupos: I – parâmetros que auxiliam na tomada de decisão para submeter a criança à VNI; II – parâmetros para o acompanhamento do quadro clínico durante a VNI; III – parâmetros que auxiliam na decisão de manter a criança em VNI (Tabela 18.5), esses parâmetros devem ser avaliados 1 a 2 horas após a instituição do suporte ventilatório.

MONITORAÇÃO DA OXIMETRIA DE PULSO DURANTE A VNI

■ A dessaturação noturna de O_2 é a principal determinante dos efeitos adversos neurológicos e cardiovasculares que ocorrem durante o sono nas doenças respiratórias crônicas e nas síndromes da apneia do sono. Pela importância da oximetria de pulso na detecção destes efeitos adversos e por tratar-se de um método de simples avaliação, rápido e de baixo custo, deve-se incluí-la como método mandatório de monitoração do paciente em VNI domiciliar.

■ Durante o sono, é importante que seja monitorada a SpO_2, pois podem ocorrer episódios recorrentes de escape de ar pela interface, instabilidade das vias aéreas superiores (ocasionada pela hipotonia muscular que ocorre na fase REM do sono) e episódios de obstrução, diminuição da condução (*drive*) respiratória com ou sem o fechamento da glote, e/ou assincronia paciente-aparelho de VM. Esses eventos, geralmente, são marcados por diminuição da SpO_2 e aumento do CO_2 transcutaneo ($PetCO_2$).

TABELA 18.5
MONITORAÇÃO DA CRIANÇA EM VNI

PARÂMETROS A SEREM AVALIADOS	ANTES DA INSTITUIÇÃO	DURANTE A APLICAÇÃO	APÓS A INSTITUIÇÃO
Escore de gravidade (PRISM, PIM)	X	——	——
• FR	X	X	X
• FC	X	X	X
• SpO_2	X	X	X
• Pressão arterial	X	X	X
• Pulso paradoxal	X	X	X
Ausculta pulmonar	X	X	X
Gases arteriais (principalmente PaO_2 e $PaCO_2$)	X	——	X
Escore de Coma de Glasgow	X	X	X
Desconforto ventilatório*	X	X	X
Manutenção do volume corrente	——	X	X
Radiografia de tórax	Se necessário	Se necessário	Se necessário
Distensão abdominal	X	X	X
Lesões ocasionadas pela interface	——	X	X
Umidificação dos gases	X	X	X
Aquecimento dos gases**	X	X	X
Escape de gás pela interface	——	X	X

FR = frequência respiratória; FC = frequência cardíaca; SpO_2 = saturação de pulso de oxigênio.
*Presença de tiragens e retrações da musculatura ventilatória; **Manter aquecimento dos gases em 34 °C.

■ Durante a respiração espontânea, a manutenção prolongada de uma SpO_2 baixa reflete a relação ventilação/perfusão (V/Q) nas doenças obstrutivas ou restritivas graves. A relação V/Q é dependente do posicionamento do paciente nos casos de obesidade grave ou de hipoventilação alveolar persistente, devendo ser avaliado.

■ A dessaturação prolongada (10-30 min) com aumento da frequência cardíaca (90-120 bpm) que ocorre no período noturno durante a fase REM do sono é típica da hipoventilação. Estes sinais também podem ocorrer quando há muito escape de ar pela interface ou quando a pressão de suporte é insuficiente no período do sono. Portanto, sempre se deve tentar identificar a causa da hipoventilação e tentar corrigi-la com a adequação da interface e/ou aumento da pressão de suporte e, em último caso, oferecer ou aumentar a fração inspirada de oxigênio (FiO_2) para pacientes crônicos. A maioria desses pacientes não necessita de suplementação com O_2.

■ Os parâmetros fisiológicos cardiovasculares (frequência cardíaca, pressão arterial, pressão de pulso e a amplitude da onda de pulso) estão relacionados com o tono simpático e devem ser implementados para a avaliação da fragmentação do sono. A interpretação da onda de pulso na oximetria durante a VNI, além de fornecer informações sobre a dessaturação do paciente, permite a avaliação da fragmentação do sono.

- A manutenção de uma adequada SpO_2 noturna durante a VNI provavelmente diminui a hipertensão pulmonar secundária e melhora a função da musculatura inspiratória de pacientes com hipoxemia diurna.

- A VNI noturna deve ser ajustada para manter uma $SpO_2 \geq 90\%$ com $< 10\%$ de variabilidade após correção do escape de ar. A suplementação com O_2 deve ser realizada somente nos casos em que a relação V/Q não for corrigida com o ajuste das pressões da VNI.

- A monitoração recomendada para pacientes em VNI domiciliar é a oximetria de pulso noturna associada à análise dos gases arteriais no período do dia. A avaliação dos gases arteriais diurna reflete os valores da $PaCO_2$ noturna, que está associada a eventos respiratórios importantes que podem ocorrer no período do sono, ou à hipoventilação.

- Entretanto, a monitoração noturna durante a VNI é muito trabalhosa e difícil em razão de alguns fatores: 1 – o sono induz a alterações ventilatórias importantes, especialmente em pacientes com insuficiência respiratória; 2 – essas alterações podem ser exacerbadas pelos aparatos/equipamentos do aparelho de VNI; 3 – geralmente a indicação do modo ventilatório e seus parâmetros são baseados numa única análise dos gases sanguíneos realizados durante a polissonografia.

- A monitoração do paciente pode ser totalmente diferente de acordo com alterações no modo ventilatório, parâmetros, tipo de interface utilizado, do posicionamento e tipo de aparelho utilizado.

EQUIPAMENTOS/APARELHOS PARA VNI EM PEDIATRIA

- Os aparelhos de VM desenhados especificamente para a VNI fornecem uma pressão positiva inspiratória na via aérea (IPAP) e uma pressão expiratória positiva na via aérea (EPAP). Sendo a IPAP o equivalente à pressão positiva inspiratória (PIP) e a EPAP (nível de pressão expiratória) equivalente à pressão positiva expiratória final (PEEP).

- Nos aparelhos de VM, utilizados em cuidados intensivos, o parâmetro da PIP está acima do nível da PEEP. A diferença (gradiente de pressão) entre IPAP e EPAP representa o nível de suporte de pressão não invasiva, o que determinará o volume corrente (VC – em mL/kg) do paciente.

- A frequência respiratória espontânea é influenciada pelo gatilho da respiração selecionado (variável de gatilho), pelo o que dirige o fluxo de gás (variável de limite) e pelo término da respiração (variável de ciclo).

- Qualquer equipamento de VM invasiva pode ser utilizado para a VNI. A escolha do aparelho depende das condições clínicas do paciente, do treinamento da equipe e cuidadores e do local de utilização.

SÉRIE FISIOTERAPIA EM NEONATOLOGIA E PEDIATRIA

- Alguns equipamentos (Syncrony, Harmony, Vipap, dentre outros) de VNI que fornecem os modos ventilatórios CPAP, BIPAP, APRVC, dentre outros e são aprovados pela agência americana Food and Drug Administration (FDA) para a utilização domiciliar. Entretanto, no Brasil estão disponíveis apenas os seguintes equipamentos para ventilar pacientes com peso acima de 5 kg: os aparelhos Trilogy100®, Respironics®; os aparelhos VPAP®, Resmed®; dentre outros.

- Para indicar um equipamento, recomenda-se observar os seguintes detalhes: presença de alarmes básicos (pressão e fluxo), tipo de tempo da rampa inspiratória (*rise time*), tempo de resposta, ruídos, facilidade de manuseio (principalmente ajuste de parâmetros e possibilidade de limpeza/higienização) e custo.

ASPECTOS IMPORTANTES DA MONITORAÇÃO DO PACIENTE E EQUIPAMENTOS DE VNI DOMICILIAR

Influência do vazamento/escape de ar não intencional

- O escape de ar pela interface é muito frequente durante a VNI e em torno de 10 a 15% deve ocorrer para evitar a pressão demasiada entre a face da criança e a interface, evitando úlceras de pressão. Esse escape é quase mínimo com o paciente em pé, mas pode aumentar significativamente durante o sono. O ar pode sair pela interface ou ser deglutido, ocasionando aerofagia.

- Quando o escape de ar é demasiado, pode prejudicar o suporte ventilatório de forma significativa, alterando a sensibilidade, a pressurização, o volume corrente, a frequência da pressão de suporte, o ciclo respiratório e ocasionar a fragmentação do sono.

Influência das vias aéreas superiores

- A resistência das vias aéreas superiores interfere nos parâmetros selecionados da VNI e deve ser avaliada. Obstruções intermitentes das vias aéreas superiores podem ocorrer durante o uso da VNI em razão de PEEP insuficiente do fechamento da glote induzido pela hiperventilação.

Influência do tipo de válvula exalatória e dos circuitos

- Existem dois tipos de sistema para os aparelhos de VNI: a) o mesmo utilizado em aparelhos de VM invasiva, que apresentam dois circuitos (um inspiratório e outro expiratório) e uma válvula exalatória; b) circuito de ramo único (com apenas ramo inspiratório), neste caso deve-se manter aberto um orifício na interface ou no ramo inspiratório do circuito para permitir a exalação do paciente (o que é chamado de escape intencional de ar), este tipo de circuito é o utilizado nos equipamentos que fornecem bilevel, exemplo Vision® Respironics®, sendo melhor para a eliminação do CO_2 que o orifício aberto seja na interface. Deve-se orientar a equipe/familiares/cuidadores quanto a esse detalhe, pois se o orifício estiver fechado o paciente estará reinalando CO_2.

Influência dos aparelhos (de VM invasiva *versus* específicos para VNI)

■ Qualquer equipamento (para VM invasivos ou específicos para VNI) pode ser utilizado para a VNI hospitalar ou domiciliar. Sendo a escolha dependente da gravidade/complexidade do paciente e nível de compreensão dos familiares/cuidadores.

INTERFACES PARA VNI

■ São dispositivos fundamentais para o fornecimento da VNI no que se refere ao sucesso e aos efeitos adversos inerentes a ela. Um dos aspectos importantes na seleção da interface é oferecer conforto ao paciente. Atualmente, existem diversos tipos de interfaces, com diferentes *designs*, dentre elas, as mais utilizadas no âmbito domiciliar são as máscaras nasais, máscaras faciais (nasal-oral), de face total (*full face*) e as prongas nasais. As máscaras nasais são efetivas para a maioria dos pacientes pediátricos, mesmo quando existe extravasamento de gás pela boca. Apresentam a vantagem de ocasionar menos ansiedade para recém-nascidos e lactentes. Esse tipo de interface apresenta um menor espaço morto estático, não ocasiona tanta claustrofobia, aerofagia e risco de aspiração, além de permitir a expectoração, a comunicação e a alimentação de maneira mais adequada, sendo mais funcionais para o uso domiciliar.

■ Para a efetividade da VNI domiciliar, alguns aspectos relacionados às interfaces devem ser considerados: treinamento da equipe multiprofissional; disponibilidade de máscaras de diferentes formatos e tamanhos para evitar úlceras de pressão; adaptação do paciente antes do início do suporte ventilatório; treinamento prévio dos familiares/cuidadores quanto à limpeza/higienização da interface, cuidados com escape excessivo de ar e ajuste excessivo da interface (evitar pressão demasiada na face da criança, pois é a principal causa de úlcera de pressão).

■ Mesmo com todos os cuidados, ocasionalmente alguns pacientes não apresentam capacidade para tolerar nenhum tipo de interface, devendo-se ter cautela na sua indicação, especialmente no âmbito domiciliar. Ressalta-se que o sucesso/falha da VNI depende principalmente do acompanhamento contínuo do paciente e da adaptação à interface.

■ Reduzir o extravasamento de gás é um dos principais objetivos na tentativa de melhorar o sucesso da VNI, com a finalidade de obter uma capacidade residual funcional adequada bem como para melhorar a sincronia paciente-aparelho de VM. O *helmet* modificado pode minimizar o extravasamento de gás. O seu tamanho é apropriado para crianças na faixa etária (de 1 mês a 5 anos) e peso (10 ± 5kg), sendo bem-tolerada por pacientes crônicos que necessitam de VNI por longos períodos.

TREINAMENTO/ORIENTAÇÕES PARA FAMILIARES/CUIDADORES

■ Não existe consenso na literatura. Entretanto, com base na experiência de especialistas, é recomendado que o paciente inicie o suporte não invasivo em ambiente

SÉRIE FISIOTERAPIA EM NEONATOLOGIA E PEDIATRIA

hospitalar por no mínimo 48 hs. Isso permite a adaptação respiratória, hemodinâmica e psicológica do paciente, o treinamento dos familiares/cuidadores e a adaptação do domicílio aos cuidados do paciente.

- Adaptar a criança à VNI e adaptar e treinar os familiares/cuidadores quanto aos cuidados necessários no domicílio é fundamental para o sucesso deste suporte ventilatório em *home care*.

- A desconexão do circuito e/ou da interface da VNI, que geralmente ocorre no período noturno, pode ser fatal para o paciente.

- Recomenda-se verificar/checar se as questões a seguir estão claras para os familiares/cuidadores previamente ao envio da criança para os cuidados no domicílio:

  - o domicílio está adaptado às necessidades do paciente? tem: oxímetro de pulso? aspirador para as vias aéreas superiores? fonte enriquecida com oxigênio? aparelho para avaliar o CO_2 transcutâneo – no caso de pacientes com apneia obstrutiva do sono grave ou com doença respiratória grave? tem uma bolsa-máscara?

  - sabem as medidas básicas de cuidados de limpeza e higienização da via aérea do paciente e do equipamento e seus aparatos?

  - sabem aspirar as vias aéreas? foram orientados em quais períodos devem aspirar as vias aéreas da criança?

  - sabem conectar o oxímetro de pulso e interpretar os alarmes?

  - sabem reconhecer quando a criança não está respirando adequadamente mesmo se os alarmes do aparelho e oxímetro de pulso não dispararem?

  - sabem ajustar a interface?

  - sabem adequar a umidificação e o aquecimento dos gases da VNI?

  - sabem como proceder em caso de parada respiratória até que o socorro chegue?

  - sabem posicionar o paciente no leito e realizar as trocas de decúbito periódicas para evitar úlceras de pressão e atelectasias?

  - sabem como proceder em caso de aspiração de conteúdo gástrico até o momento da chegada do socorro?

  - sabem identificar motivos básicos relacionados a alarmes que não param de tocar e à queda de fluxo?

  - foram informados quanto tempo manter a criança em VNI a cada 24 horas e quando é necessário retorná-la à VNI mesmo que o tempo de respiração em ar ambiente não tenha sido esgotado? E se precisa de oxigênio, e quanto, durante o período sem VNI?

CONSIDERAÇÕES FINAIS

- A indicação de suporte ventilatório domiciliar e a continuidade dos cuidados do paciente após a alta hospitalar são de extrema responsabilidade e exigem equipe multiprofissional capacitada e continuamente treinada para prestar estes cuidados.

REFERÊNCIAS

1. Azoulay E, Demoule A, Jaber S, et al. Palliative noninvasive ventilation in patients with acute respiratory failure on line Intensive Care Med 2011:09.
2. Bancalari E, Claure N. Non-invasive ventilation of the preterm infant.Early Hum Dev 2008;84(12):815-9.
3. Cabrini L, Antonelli M, Savoia G, Landriscina M. Non-invasive ventilation outside of the Intensive Care Unit: an Italian survey. Minerva Anestesiol. 2011;77(3):313-22.
4. Cabrini L, Monti G, Villa M, et al. Non-invasive ventilation outside the Intensive Care Unit for acute respiratory failure: the perspective of the general ward nurses. Minerva Anestesiol 2009.
5. Carvalho WB, Fonseca CM. Noninvasive ventilation in pediatrics: We still do not have a consistent base. Ped Crit Care Med 2004, 5:408-9.
6. Carvalho WB, Horigoshi NK. Conceitos básicos e contraindicações da VNI. In: Barbosa AP, Johnston C, Carvalho WB. Ventilação não invasiva em neonatologia e pediatria. Vol 1 – Série Terapia Intensiva Pediátrica e Neonatal. São Paulo: Editora Atheneu; 2007.
7. Chen TH, Hsu JH, Wu JR, Dai ZK, Chen IC, Liang WC, Yang SN, Jong YJ. Combined noninvasive ventilation and mechanical in-exsufflator in the treatment of pediatric acute neuromuscular respiratory failure. Pediatr Pulmonol. 2014;49(6):589-96.
8. Chiumello D, Conti G, Foti G, Giacomini Matteo M, Braschi A, Iapichino G.
9. Codazzi D, Nacoti M, Passoni M, et al. Continuous positive airway pressure with modified helmet for treatment of hypoxemic acute respiratory failure in infants and a preschool population: a feasibility study. Pediatr Crit Care Med 2006;7(5):455-60.
10. Davis PG, Morley CJ, Owen LS. Non-invasive respiratory support of preterm neonates with respiratory distress: continuous positive airway pressure and nasal intermittent positive pressure ventilation. Semin Fetal Neonatal Med 2009;14(1):14-20.
11. de Carvalho WB, Johnston C. The fundamental role of interfaces in noninvasive positive pressure ventilation. Pediatr Crit Care Med 2006;7(5):495-6.
12. de Klerk A. Humidified high-flow nasal cannula: is it the new and improved CPAP? Adv Neonatal Care 2008;8(2):98-106.
13. De Paoli AG, Davis PG, Faber B, et al. Devices and pressure sources for administration of nasal continuous positive airway pressure (NCPAP) in preterm neonates. Cochrane Database Syst Rev 2008;(1):CD002977.
14. Elliott MW. The interface: crucial for successful noninvasive ventilation. Eur Respir J 2004;23:7-8.
15. Garpestad E, Brennan J, Hill NS. Noninvasive ventilation for critical care. Chest 2007;132(2):711-20.
16. Garpestad E, Brennan J, Hill NS. Noninvasive ventilation for critical care. Chest 2007;132(2):711-20.
17. Gómez Grande ML, Abdel-Hadi Alvarez H, Martínez Migallón M, et al. Methodology in non-invasive ventilation. Enferm Intensiva 2008;19(4):204-12.
18. Gonzalez-Bermejo J, Perrin C, Janssens JP, et al. Proposal for a systematic analysis of polygraphy or polysomnography for identifying and scoring abnormal events occurring during non invasive ventilation. Thorax Published Online First: 22 October 2010. doi:10.1136/thx.2010.142653.
19. Hill NS, Brennan J, Garpestad E, et al. Noninvasive ventilation in acute respiratory failure. Crit Care Med 2007;35(10):2402-7.
20. Hill NS. Where should noninvasive ventilation be delivered? Respir Care 2009;54(1):62-70.
21. Hull J. The value of non-invasive ventilation. Arch Dis Child. 2014;99(11):1050-4.
22. Janssens JP, Borel JC, Pépin JL, et al. Nocturnal monitoring of home non-invasive ventilation: the contribution of simple tools such as pulse oximetry, capnography, built-in ventilator software and autonomic markers of sleep fragmentation. Thorax. 2011;66(5):438-45.

SÉRIE FISIOTERAPIA EM NEONATOLOGIA E PEDIATRIA

23. Johnston C, Melo DAS, Carvalho WB. Parâmetros iniciais para a aplicação da VNI. In: Ventilação não invasiva em neonatologia e pediatria. Vol 1 – Série Terapia Intensiva Pediátrica e Neonatal. Editora Atheneu: São Paulo; 2007.
24. Kubicka ZJ, Limauro J, Darnall RA. Heated, humidified high-flow nasal cannula therapy: yet another way to deliver continuous positive airway pressure? Pediatrics 2008;121(1):82-8.
25. Morley CJ, Davis PG, Doyle LW, et al. Nasal CPAP or intubation at birth for very preterm infants. N Engl J Med 2008;358(7):700-8.
26. Morley CJ, Davis PG. Continuous positive airway pressure: scientific and clinical rationale. Curr Opin Pediatr 2008;20(2):119-24.
27. Non-invasive ventilation outside the Intensive Care Unit for acute respiratory failure. Minerva Anestesiol. 2009;75(7-8):459-66.
28. Norregaard O. Noninvasive ventilation in children. Eur Respir J 2002,20:1332-42.
29. Pandor A, Thokala P, Goodacre S, Poku E, Stevens JW, Ren S, Cantrell A, Perkins GD, Ward M, Penn-Ashman J. Pre-hospital non-invasive ventilation for acute respiratory failure: a systematic review and cost-effectiveness evaluation.Health Technol Assess. 2015;19(42):v-vi, 1-102.
30. Rabec C, Rodenstein D, Leger P, et al. Somno NIV group. Ventilator modes and settings during non-invasive ventilation: effects on respiratory events and implications for their identification. Thorax 2011;66(2):170-8.
31. Schonhofer B, Sortor-Leger S. Equipment needs for noninvasive mechanical ventilation. Eur Respir J 2002;20:1029-36.
32. Thokala P, Goodacre S, Ward M, Penn-Ashman J, Perkins GD. Cost-effectiveness of out-of-hospital continuous positive airway pressure for acute respiratory failure. Ann Emerg Med. 2015;65(5):556-563.e6.
33. Wallis C, Paton JY, Beaton S, et al. Children on long-term ventilatory support: 10 years of progress. Arch Dis Child. 2010:25.
34. Wallis C. Non-invasive home ventilation. Paediatr Respir Rev. 2000:1(2):165-71.

Evidências da Aplicação da VNI em Neonatologia

19

Mônica Carvalho Sanchez Stopiglia
Maria Regina de Carvalho Coppo

INTRODUÇÃO

- O suporte respiratório através das narinas foi descrito no início da década de 1970, quando Gregory relatou o uso de pressão positiva contínua nas vias aéreas (CPAP), utilizando a então denominada caixa de Gregory para tratar recém-nascidos (RN) com síndrome do desconforto respiratório (SDR). Ainda que o CPAP tenha ganhado maior aceitação em 1980, a ventilação invasiva voltou a ser utilizada como cuidado padrão na insuficiência respiratória, durante as décadas de 1980 e 1990. Tal fato se deve aos avanços da ventilação mecânica, com a introdução de novos modos ventilatórios e aparelhos de alta tecnologia.[1]

- Porém, com o aumento da sobrevida de recém-nascidos pré-termo (RNPT) extremos com margem de viabilidade, a alta incidência de doença pulmonar crônica da infância, displasia broncopulmonar (DBP), tornou um desafio minimizar a lesão induzida pelo ventilador no pulmão subdesenvolvido. Inúmeras pesquisas clínicas avaliam a segurança e a eficácia do suporte ventilatório não invasivo.[2]

- Este capítulo sugere as evidências com base na tabela 1 do projeto Diretrizes, que classifica o nível de evidência científica por tipo de estudo – Oxford Centre for Evidence-based Medicine – com a última atualização em maio de 2001.[3]

- Além do CPAP convencional, outras variações e modos ventilatórios têm sido descritos[4] (Figura 19.1).

PRESSÃO CONSTANTE NAS VIAS AÉREAS

- As cânulas nasais de baixo fluxo têm sido utilizadas para fornecer ar ambiente ou ar/oxigênio com fluxos menores que 0,5 L/min para RN. Essa técnica é apropriada para o desmame do CPAP nasal, por ser de fácil utilização e não limitar as interações do bebê com o ambiente.[4]

VOLUME – VENTILAÇÃO NÃO INVASIVA

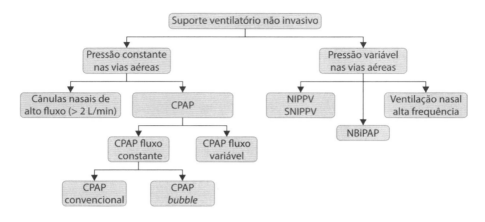

CPAP = pressão contínua nas vias aéreas; NIPPV = ventilação nasal por pressão positiva intermitente; SNIPPV = ventilação nasal por pressão positiva intermitente sincronizada; NBiPAP = pressão positiva em vias aéreas em dois níveis administrada via nasal.

FIGURA 19.1 – Tipos de suporte ventilatório não invasivo em RN.[3] (Adaptado de Mahmoud et al., 2011.)

CÂNULA NASAL DE ALTO FLUXO (HFNC)

- A utilização de fluxos maiores que 2 L/min, por meio de uma cânula nasal de alto fluxo, permite fornecer uma pressão de distensão positiva, comparável ao CPAP. Entretanto, o nível de pressão gerada depende de inúmeros fatores, como tamanho da cânula nasal, fluxo de gás através da cânula, tamanho das vias aéreas da criança e presença de escape de ar nasal e/ou oral, tornando difícil estimar acuradamente a pressão aplicada.[4,5]

- Os problemas potenciais das HNFC são secundários ao ressecamento das mucosas e à viscosidade das secreções nasais, que resultam da umidificação insuficiente. Sistemas de cânula nasal de alto fluxo® (Fisher & Paykel RT329; Salter Labs, Arvin, CA) e Vapotherm 2000i1 (Vapotherm Inc., Stevensville, MD), que aquecem e umidificam o gás inalado, podem solucionar ou minimizar essas alterações.[6]

CPAP

- Desde a sua descrição por Gregory em 1971, o CPAP tem sido utilizado como tratamento primário e após extubação em RN com desconforto respiratório.
- Vantagens e desvantagens têm sido descritas:[4]
- Vantagens:
    - Aumento da capacidade residual funcional, levando ao aumento da pressão parcial de oxigênio arterial (PaO_2);
    - Melhora da complacência pulmonar e diminuição do trabalho respiratório;
    - Fornece suporte às vias aéreas e ao diafragma;

TABELA 19.1
EVIDÊNCIAS NA LITERATURA

AUTORES	DESENHO DO ESTUDO	MÉTODOS	RESULTADOS
Spence et al.[7] 2007	Estudo clínico observacional, não randomizado. Evidência – 2C	14 RNPT [idade gestacional (IG) 30 ± 1 e peso 1589 ± 170 g] em HFNC e/ou CPAP nasal foram estudados para medir a pressão intrafaríngea gerada pela HFNC em fluxos de 1 a 5 L/min[-1]. Pacientes observados durante 30 minutos em no mínimo uma sessão de estudo.	HFNC não gera pressão positiva até 3 L/min[-1], acima do qual a pressão intrafaríngea aumenta linearmente até 5 L min[-1]
Holleman-Duray et al.[8] 2007	Ensaio clínico, prospectivo, não randomizado/controlado Evidência – 3B	G1= 65 RN utilizaram Vapotherm® (sistema de umidificação de alto fluxo). G2 = 49 RN retrospectivo antes do uso do Vapotherm®	RN extubado para o Vapotherm® necessitou de menor número de dias em ventilação, menor incidência de pneumonia associada à ventilação e maior ganho de peso
Wilkinson et al.[9] 2011	Revisão Sistemática Evidência – 1A	Estudos randomizados ou quase randomizados comparando HFNC com outras formas de suporte não invasivo em RNPT, imediatamente após o nascimento ou após extubação. Encontrados quatro estudos	Utilizado como suporte respiratório primário após o nascimento: • Estudo 1 - revelou índices de falha semelhantes no tratamento quando comparado ao CPAP. • Utilizado após extubação: • Estudo 2 –maior índice de reintubação quando comparado ao CPAP nasal. • Estudo 3 – índices semelhantes de reintubação comparando HFNC umidificada e não umidificada. • Estudo 4 – ausência de diferença entre dois modelos de equipamento de umidificação para HFNC
Miller et al.[6] 2010	Estudo clínico prospectivo randomizado Evidência – 2B	39 RNPT com IG: 26 e 29 semanas foram estudados para comparar o sucesso da extubação com a utilização de dois sistemas de HFNC: Fisher and Paykel (FP) e Vapotherm (VT). O resultado primário foi o índice de falência na extubação definida como reintubação em 72 horas. O resultado secundário foi definido como necessidade de reintubação no período $\leq$ 7 dias.	A porcentagem de falência em 72 horas foi de 18% para o FP e 9% para o VT. A porcentagem de falência no período $\leq$ 7 dias foi de 30% para o FP e 27% para o VT. Nenhuma dessas diferenças foi estaticamente significativa.

VOLUME – VENTILAÇÃO NÃO INVASIVA

☐ Previne colapso alveolar;

☐ Diminui o gradiente de pressão arterioalveolar de oxigênio;

☐ Diminui o *shunt* intrapulmonar;

☐ Diminui a apneia obstrutiva e a mista;

☐ Conserva o surfactante.

■ Desvantagens:

☐ Aumenta o risco das síndromes de escape de ar (pneumotórax, pneumomediastino);

☐ Altos níveis de CPAP podem levar a hiperinsuflação pulmonar, diminuição da complacência e aumento do trabalho respiratório;

☐ Aumento da pressão intratorácica pode reduzir o retorno venoso para o coração direito e diminuir o débito cardíaco;

☐ Hiperinsuflação pulmonar diminui o volume corrente e pode aumentar a pressão parcial de gás carbônico (PCO_2) e o espaço morto;

☐ A deglutição de ar pode causar distensão gasosa;

☐ Depois de aproximadamente 10 dias de CPAP nasal, mais de 13% das crianças podem desenvolver complicações nasais (necrose columelar, ulceração da cavidade nasal ou estenose vestibular)

☐ Escoriações de pele e dano nasal podem levar a obstrução e ao risco de infecção.

■ Vários tipos de interface podem ser utilizados para a aplicação do CPAP. Evidências atuais recomendam a utilização de prongas binasais curtas.[10]

■ O método de geração do CPAP nasal varia entre os equipamentos e pode ser categorizado, com base na mecânica do fluxo, em dois tipos principais: constante ou variável.[2]

CPAP fluxo constante

■ Nos sistemas de fluxo constante, a pressão pode ser gerada pelo ajuste do orifício da válvula de exalação, como em todos os ventiladores neonatais; por sistemas de geração de CPAP; ou pela submersão do ramo expiratório do circuito em uma câmara de água (CPAP *bubble*).

CPAP convencional (Tabela 19.2 e Tabela 19.1)

CPAP *bubble* (Tabela 19.3 e Tabela 19.1)

CPAP fluxo variável

■ Nos sistemas de fluxo variável, a pressão positiva é gerada pela variação de fluxo nas vias aéreas, próximo às narinas do RN. Um adaptador nasal especialmente

TABELA 19.2
EVIDÊNCIAS NA LITERATURA[3]

AUTORES	DESENHO DO ESTUDO	MÉTODOS	RESULTADOS
Roehr et al.[11] 2011	Estudo clínico randomizado controlado Evidência – 1B	39 RNPT em respiração espontânea foram randomizados logo após o nascimento para G1: CPAP nasal e G2: intubação, surfactante e ventilação mecânica. Testes de função pulmonar foram realizados após 8 semanas pós-termo para determinar volume corrente, mecânica respiratória e capacidade residual funcional. A média de peso e IG no G1 (17 RN) foi de 997 g e 26,9 semanas e no G2 (22 RN) foi de 933 g e 26,5 semanas.	Os RN do G1 necessitaram de menor número de dias em ventilação mecânica e menos suporte ventilatório total. Os pacientes do G1 que necessitaram de ventilação mecânica utilizaram picos de pressão inspiratória significativamente menores, menos assistência ventilatória durante o período 1-120 horas e menor número de dias em ventilação mecânica. Pós-termo, o G1 apresentou frequência respiratória e ventilação minuto menores, melhor complacência respiratória e melhor trabalho elástico da respiração.
De Paoli et al.[10] 2008	Revisão sistemática Evidência – 1A	Estudos randomizados e quase randomizados comparando diferentes técnicas de geração de CPAP nasal e/ou interfaces nasais em RNPT extubados para CPAP nasal após ventilação por pressão positiva intermitente (VPPI) para SDR ou tratados com CPAP nasal logo após o nascimento.	RNPT extubados para CPAP nasal após VPPI para SDR: • Prongas binasais curtas são mais efetivas do que prongas unilaterais, na redução de efeitos adversos (necessidade de reintubação e falência respiratória). As prongas binasais mais efetivas ainda não foram determinadas, pois não está claro se a superioridade do Infant Flow System demonstrada nos estudos pode ser atribuída às prongas ou ao método de geração de pressão. RNPT tratados com CPAP nasal logo após o nascimento: • A redução da necessidade de oxigênio e a frequência respiratória com prongas binasais curtas sugerem que elas são mais efetivas do que prongas unilaterais nasofaríngeas, no tratamento da SDR.
Ramanathan et al[12] 2012	Estudo multicêntrico randomizado controlado Evidência – 1B	57 RN foram randomizados com 120 minutos de vida, para extubação para CPAP nasal - G1 (média de peso de nascimento 1099 g e IG 27,8 semanas); e 53 RN para extubação para NIPPV - G2 (média de peso de nascimento 1052 g e IG 27,8 semanas). Ambos os grupos receberam surfactante e ventilação mecânica até a estabilização.	Um total de 40% dos RN do G1 necessitou de ventilação mecânica com 7 dias de vida, comparados com 17% no G2. O número de dias em ventilação mecânica foi de 12 ± 11 dias no G1 e de $7,5\pm12$ dias no G2. A ocorrência de DBP clínica foi de 39% no G1 e de 21% no G2, enquanto a DBP fisiológica aconteceu em 46% do G1 e em 11% do G2. Os outros parâmetros não mostraram diferenças entre os dois grupos. Este estudo demonstrou que a utilização da NIPPV resulta numa menor necessidade de ventilação mecânica com 7 dias de idade, menor número de dias em ventilação mecânica, e pode promover benefícios significativos na redução da DBP clínica e fisiológica, quando comparada ao CPAP nasal.

TABELA 19.3
EVIDÊNCIAS NA LITERATURA[3]

AUTORES	DESENHO DO ESTUDO	MÉTODOS	RESULTADOS
Yagui et al[13] 2011	Ensaio clínico randomizado controlado Evidência – 1B	Comparar eficácia e segurança do CPAP utilizando aparelhos de fluxo contínuo em selo d'água (CPAP *bubble*) e aparelhos de fluxo variável. Foram estudados falha do CPAP, ocorrência de escape de ar, tempo de uso de CPAP e de oxigênio e tempo de internação em unidade de terapia intensiva e hospitalar, em RN com desconforto respiratório moderado e peso de nascimento $\geq$ 1.500 g. Quarenta bebês foram randomizados em dois grupos: G1 tratado CPAP nasal com fluxo variável e G2 tratado com fluxo contínuo (CPAP *bubble*). Ambos os grupos usaram prongas binasais curtas.	Não houve diferença quanto aos dados demográficos, falha do CPAP, síndrome de escape de ar, tempo de CPAP e tempo de uso de oxigênio. Em RN com peso de nascimento $\geq$ 1.500 g e desconforto respiratório moderado, o CPAP nasal com fluxo contínuo apresentou os mesmos benefícios do CPAP nasal com fluxo variável.
Abdel-Hady et al.[14] 2011	Ensaio clínico randomizado controlado Evidência – 1B	Sessenta RN com IG $\geq$ 28 semanas, clinicamente estáveis em CPAP nasal com 5 cmH$_2$O e FiO$_2$ <30%, por no mínimo 24 horas foram randomizados em dois grupos de 30 RN. G1: sem cânula nasal, foram mantidos em CPAP nasal até FiO$_2$ = 21% por 24 horas e desmamados completamente sem exposição à cânula nasal. G2: cânula nasal, foram desmamados do CPAP nasal quando FiO$_2$ < 30%, para cânula nasal (2 L/min) seguido por desmame gradual do oxigênio (O$_2$). Os dois grupos eram semelhantes nas variáveis confundidoras.	O G1 necessitou de menor número de dias em oxigenoterapia e menor duração do suporte respiratório. Não houve diferenças entre os grupos em relação ao sucesso do desmame do CPAP nasal.
Courtney et al.[15] 2011	Estudo clínico randomizado cruzado Evidência – 1B	18 RNPT < 1500 g e IG média de 28± 2 semanas que estavam fazendo uso de CPAP nasal para tratamento da SDR foram submetidos ao CPAP convencional e ao CPAP *bubble*. O volume corrente foi obtido por pletismografia de indutância, a pressão intrapleural foi estimada por cateter esofágico e o trabalho da respiração (inspiratório, elástico e resistivo) calculado por dados pressão/volume. Foram realizadas comparações da frequência respiratória, frequência cardíaca, volume corrente, volume minuto, assincronia respiratória, complacência pulmonar, saturação de oxigênio e transcutâneo de O$_2$ (TcO$_2$) e de CO$_2$ (TcCO$_2$).	O trabalho da respiração e a maior parte dos parâmetros respiratórios não diferiram entre o CPAP convencional e o CPAP *bubble*. O TCO$_2$ foi maior com a utilização do CPAP *bubble*. Outros parâmetros não apresentaram diferenças significativas. O trabalho da respiração e a ventilação com a utilização do CPAP convencional e do CPAP *bubble* são semelhantes quando se fornecem níveis de pressão equivalentes.

SÉRIE FISIOTERAPIA EM NEONATOLOGIA E PEDIATRIA

desenhado com prongas nasais curtas que ficam próximas às narinas reduz a resistência adicional e o adaptador nasal produz CPAP sem a utilização de válvulas inspiratória ou expiratória. Esses sistemas produzem pressão por meio de um único jato, direcionado para uma pequena câmara em frente ao nariz do paciente. Essas diferenças no fluxo aéreo resultam em alteração no trabalho respiratório (Tabela 19.4).

TABELA 19.4
EVIDÊNCIAS NA LITERATURA[3]

AUTORES	DESENHO DO ESTUDO	MÉTODOS	RESULTADOS
Pantalitschka et al.[16] 2009	Estudo clínico randomizado controlado cruzado Evidência – 1B	16 RN (IG média 31 semanas) selecionados para receber pressão positiva nasal, utilizando quatro diferentes métodos, por 6 horas cada (NIPPV via ventilador convencional; NIPPV e CPAP nasal via dispositivo de fluxo variável; e CPAP *bubble*). Foi avaliada a média de eventos de bradicardia ($\leq$ 80 bpm) e queda de saturação ($\leq$ 80 % de saturação de O_2 arterial).	Média de episódios de apneia: 6,7 /h com NIPPV via ventilador convencional; 2,8 /h com CPAP nasal via dispositivo de fluxo variável; 4,4 /h com NIPPV via dispositivo de fluxo variável. Sem diferenças significativas entre NIPPV via ventilador convencional e CPAP *bubble*. O CPAP nasal via dispositivo de fluxo variável é o mais efetivo para tratar apneia da prematuridade.
Boumecid et al.[17] 2007	Estudo clínico randomizado Evidência – 1B	13 RN (IG: 29$\pm$1 semanas, peso de nascimento 1350$\pm$ 350 g, idade pós-natal 3$\pm$1 dias) foram investigados em cada um dos três modos ventilatórios (aplicados por 30 minutos cada, em ordem randomizada): CPAP nasal fluxo variável; CPAP nasal convencional; e cânula nasal, para avaliar o padrão respiratório.	Comparado ao CPAP nasal convencional e a cânula nasal, o CPAP nasal fluxo variável, aumenta o volume corrente e melhora a sincronia toracoabdominal. O CPAP nasal fluxo variável fornece suporte ventilatório mais efetivo do que o CPAP nasal convencional e a cânula nasal.

PRESSÃO VARIÁVEL NAS VIAS AÉREAS

VENTILAÇÃO NASAL POR PRESSÃO POSITIVA INTERMITENTE (NIPPV)

- É um modo ventilatório não invasivo que combina CPAP nasal com a sobreposição de respirações impostas pelo ventilador em picos de pressão preestabelecidos (Tabela 19.5).[4]

TABELA 19.5
EVIDÊNCIAS NA LITERATURA[3]

AUTORES	DESENHO DO ESTUDO	MÉTODOS	RESULTADOS
Owen et al.[18] 2010	Estudo observacional Evidência – 2C	11 RNPT com média de IG 25 semanas, peso de nascimento 732 g, idade e de peso no momento do estudo 24 dias e 1095 g, recebendo NIPPV gerada pelo ventilador mecânico, foram estudados para quantificar as pressões de pico fornecidas. As pressões intrapronga, alterações no volume corrente, frequência respiratória, saturação de O_2, O_2 inspirado e imagens em vídeo foram registradas.	Seis RN com ajuste de pico de pressão inspiratória (PIP) de 20 cmH_2O, receberam pressão media de 15,9 cmH_2O. 37% das insuflações ocorreram em picos no mínimo 5 cmH_2O menores do que o PIP ajustado. 12,7% das insuflações ocorreram em picos acima do ajuste. Cinco RN com ajuste de PIP de 25 cmH_2O, receberam pressão media de 17,2 cmH_2O. 83% das insuflações ocorreram em picos no mínimo 5 cmH_2O menores do que o PIP ajustado. 6,1% das insuflações ocorreram em picos acima do ajuste. O PIP foi mais alto e mais variável quando a criança estava se movimentando e não variou quando coincidiu com a inspiração ou expiração.
Kishore et al[19] 2009	Estudo clínico randomizado controlado estratificado Evidência – 1B	76 RN com desconforto respiratório nas primeiras 6 horas de vida e Escore de Downe ≥ 4 foram randomizados para NIPPV ou CPAP nasal, após estratificação em semanas de IG (28-30 semanas e 31-34 semanas) e utilização de surfactante (com ou sem administração de surfactante). A variável estudada foi a falha do modo de ventilação no período de 48 horas; 37 RN foram colocados em NIPPV (G1) e 39 em CPAP nasal (G2).	A falha no modo ventilatório foi de 13,5% no G1 e 35,9% no G2. A necessidade de intubação e ventilação mecânica com 7 dias foi de 18,9% no G1 e 41% no G2. O índice de falha da NIPPV foi menor no subgrupo 28-30 semanas e que não recebeu surfactante. Conclui-se que entre RNPT com suspeita de SDR a utilização precoce de NIPPV reduz a necessidade de intubação e ventilação mecânica comparada ao CPAP nasal.

SÉRIE FISIOTERAPIA EM NEONATOLOGIA E PEDIATRIA

VENTILAÇÃO NASAL POR PRESSÃO POSITIVA INTERMITENTE SINCRONIZADA (SNIPPV)

- A NIPPV pode ser sincronizada aos esforços respiratórios do RN (SNIPPV) com os objetivos de diminuir o trabalho respiratório e a assincronia com o ventilador e melhorar a estabilidade da caixa torácica (Tabela 19.6).[19]

TABELA 19.6
EVIDÊNCIAS NA LITERATURA[3]

AUTORES	DESENHO DO ESTUDO	MÉTODOS	RESULTADOS
Chang et al.[19] 2011	Estudo clínico randomizado Evidência – 1B	16 RNPT, média de 10 dias de vida, IG 30 semanas e 960 g no momento do estudo, clinicamente estáveis, foram submetidos a cinco períodos de 1 hora cada, em diferentes modos e aplicações de suporte ventilatório: CPAP nasal, NIPPV com frequência respiratória de 20/min, NIPPV com frequência respiratória de 40/min, SNIPPV com frequência respiratória de 20/min e SNIPPV com frequência respiratória de 40/min, em ordem randomizada.	Volume corrente, volume minuto e trocas gasosas não diferiram significativamente entre CPAP nasal, NIPPV e SNIPPV. O esforço inspiratório diminuiu durante SNIPPV comparado ao CPAP e NIPPV, enquanto o esforço inspiratório em NIPPV não diferiu do CPAP nasal. O esforço expiratório ativo e a duração da expiração aumentaram durante a NIPPV. A distorção da caixa torácica, episódios de apneia e hipoxemia, circunferência abdominal e conforto não diferiram entre os modos. Não existiram benefícios em curto prazo na ventilação e troca gasosa comparando-se a ventilação nasal e o CPAP nasal, em RNPT clinicamente estáveis. Entretanto, a SNIPPV reduziu os esforços respiratórios e resultou em melhor interação com o ventilador quando comparada a NIPPV.
Moretti et al[21] 2008	Estudo clínico randomizado controlado Evidência – 1B	63 RNPT com peso de nascimento < 1251 g e diagnóstico de SDR, que necessitaram de ventilação mecânica antes de 48 horas de vida e preencheram os critérios para extubação antes de 14 dias de vida, foram randomizados para receber SNIPPV ou CPAP nasal no pós-extubação.	32 RN foram colocados em SNIPPV (G1) e 31 em CPAP nasal (G2). A extubação foi considerada um sucesso quando não houve necessidade de reintubação por no mínimo 72 horas. Não houve diferenças significativas nas características clínicas entre os dois grupos. 94% dos RN do G1 obtiveram sucesso na extubação contra somente 61% do G2. Os RN do G2 falharam na extubação predominantemente por apneia e hipercapnia, enquanto os do G1 falharam por hipóxia. SNIPPV no período pós-extubação é mais efetiva do que o CPAP nasal para prevenir reintubação.

BIPAP NASAL (NBIPAP)

- A pressão positiva nas vias aéreas em dois níveis administrada via nasal (NBiPAP) é um modo de suporte ventilatório não invasivo, no qual ar e/ou oxigênio são fornecidos para o trato respiratório superior, através de uma máscara facial ou prongas nasais. É uma forma de ventilação por pressão controlada, proporcionando liberdade de respiração e respiração espontânea em dois níveis de CPAP, com pressão de suporte na inspiração e na expiração. NBiPAP fornece maior pressão durante a inalação e menor pressão durante a exalação, com o objetivo de diminuir o trabalho da respiração. O ciclo entre as pressões inspiratória e expiratória pode ser desencadeado pelo esforço respiratório do paciente no modo sincronizado, ou pode ser predefinido num modo não sincronizado (Tabela 19.7).

VENTILAÇÃO NASAL OU NASOFARÍNGEA DE ALTA FREQUÊNCIA

- Este modo ventilatório tem sido proposto pois dados clínicos sugerem que a oscilação de alta frequência liberada para a nasofaringe pode melhorar a eliminação de CO_2 em crianças. A vantagem potencial da ventilação nasal de alta frequência (NHFV) sobre NSIPPV e NBiPAP é que a sincronização não é necessária.

- O mecanismo de redução de CO_2 durante a NHFV é complexo e não está completamente entendido. Mais pesquisas são necessárias para demonstrar a efetividade e a segurança da NHFV em pacientes graves, antes que essa terapia possa ser recomendada (Tabela 19.8).

TABELA 19.7
EVIDÊNCIAS NA LITERATURA[3]

AUTORES	DESENHO DO ESTUDO	MÉTODOS	RESULTADOS
Ancora et al.[22] 2010	Ensaio clínico retrospectivo não randomizado Evidência – 2B	Avaliar se o uso do sistema BiPAP depois da falha do protocolo Intubação-Surfactante-Extubação (InSurE) (surfactante administrado durante um breve período de intubação seguido de extubação imediata para CPAP) em RN é capaz de prevenir a necessidade de ventilação mecânica. G1 – 22 RNPT submetidos ao InSurE (grupo controle histórico) G2 – 38 RNPT submetidos ao InSurE seguido de BiPAP	Seis dos 22 pacientes (27%) do G1 e 14 dos 38 (37%) do G2 tiveram falha no protocolo InSurE. A necessidade de ventilação mecânica foi de 27% no G1 contra 0% no G2. BiPAP reduz a necessidade de ventilação mecânica depois da falha do protocolo InSurE.
Migliori et al[23] 2005	Estudo clínico, não randomizado, controle do próprio paciente Evidência – 2C	Comparar os efeitos do NBiPAP com o CPAP nasal na troca gasosa de RNPT. 20 RNPT (IG média= 26,3 semanas; peso médio= 1,033 g) recebendo dois ciclos repetidos de CPAP nasal alternado com NBiPAP, num total de quatro fases alternadas, cada fase com duração de 1 hora.	Houve aumento estatisticamente significativo na saturação periférica de O_2 e na tcO_2 durante as duas fases do NBiPAP e uma significativa redução da $tcCO_2$ e da frequência respiratória, comparado aos dois períodos de CPAP nasal. Um significativo aumento da PO_2 e uma redução da PCO_2 foram notados ao final do teste. NBiPAP comparado ao CPAP nasal melhora a troca gasosa em RNPT.
Lista et al[24] 2010	Estudo clínico randomizado Evidência – 1B	Avaliar o curso clínico, resultados respiratórios e marcadores de inflamação em 40 RNPT (IG = 28 a 34 semanas) afetados por SDR moderada, tratados desde o nascimento com CPAP nasal ou CPAP nasal em dois níveis, em 2 grupos randomizados. G1(CPAP nasal) = 20 RNPT, nível de CPAP=6cm H_2O; e G2 (CPAP nasal em 2 níveis) = 20 RNPT, baixo nível de CPAP= 4,5 cm H_2O, alto nível de CPAP= 8 cm H_2O, fornecido com aparelho de fluxo variável.	G1 = permaneceu mais tempo em suporte respiratório (6,2±2 dias contra 3,8±1 dias, p=0,025), maior dependência de oxigênio (13.8±8 dias contra 6,5±4 dias, p=0,027) e obteve alta hospitalar mais tardia. Todos os RNPT sobreviveram. Não ocorreram DBP ou desordens neurológicas. CPAP nasal em dois níveis foi associado a melhores resultados respiratórios em relação ao CPAP nasal.

VOLUME – VENTILAÇÃO NÃO INVASIVA

TABELA 19.8
EVIDÊNCIA NA LITERATURA[3]

AUTORES	DESENHO DO ESTUDO	MÉTODOS	RESULTADOS
Colaizy et al.[25] 2008	Estudo piloto prospectivo, não randomizado Evidência – 2C	Avaliar o uso da HFNV para fornecer suporte ventilatório não invasivo em 14 RNPT de muito baixo peso (IG = 26 a 30 semanas), > 7 dias de idade (18 a 147 dias de vida), peso mediano ao nascimento = 955 g e peso mediano no estudo = 1.605 g, em CPAP com pressão de 4 a 7 cmH$_2$O), colocados em HFNV por 2 horas. A pressão média das vias aéreas foi ajustada nos níveis prévios do CPAP, e a amplitude (30 a 60) foi ajustada para obter vibração da parede torácica.	Após 2 horas, PCO$_2$ (média = 45 torr) foi significativamente mais baixa que a PCO$_2$ inicial (média = 50 torr) e pH foi aumentado significativamente (7,40 contra 7,37). HFNV é efetiva para diminuir PCO$_2$ em crianças prematuras estáveis que necessitam de suporte de CPAP nasal. O uso em longo prazo requer mais estudos.

REFERÊNCIAS

1. Ramanathan R. Nasal respiratory support through the nares: its time has come. J Perinatol 2010;30: S67–S72.
2. Gupta S, Sinha SK, Donn SM. Myth: mechanical ventilation is a therapeutic relic. Semin Fetal Neonatal Med 2011;16:275e-278e.
3. Associação Médica Brasileira e Conselho Federal de Medicina. Projeto Diretrizes, 2001. www.projetodiretrizes.org.br (25 mai. 2012).
4. Mahmoud RA, Roehr CC, Schmalisch G. Current methods of non-invasive ventilatory support for neonates. Paediatr Respir Rev 2011;12:196-205.
5. Dani C, Pratesi S, Migliori C, Bertini G. High flow nasal cannula therapy as respiratory support in the preterm infant. Pediatr Pulmonol 2009;44:629–34.
6. Miller SM, Dowd AS. High-flow nasal cannula and extubation success in the premature infant: a comparison of two modalities. J Perinatol 2010;30: 805–8.
7. Spence KL, Murphy D, Kilian C, McGonigle R, Kilani RA. High-flow nasal cannula as a device to provide continuous positive airway pressure in infants. J Perinatol 2007;27: 772–5.
8. Holleman-Duray D, Kaupie D, Weiss MG. Heated humidified high-flow nasal cannula: use and a neonatal early extubation protocol. J Perinatol 2007;27: 776–81.
9. Wilkinson D, Andersen C, O'Donnell CP, De Paoli AG. High flow nasal cannula for respiratory support in preterm infants. Cochrane Database Syst Rev May 11 2011;(5):CD006405.
10. De Paoli AG, Davis PG, Faber B, Morley CJ. Devices and pressure sources for administration of nasal continuous positive airway pressure (NCPAP) in preterm neonates. Cochrane Database Syst Rev Jan 23 2008;(1):CD002977.
11. Roehr CC, Proquitté H, Hammer H, Wauer RR, Morley CJ, Schmalisch G. Positive effects of early continuous positive airway pressure on pulmonary function in extremely premature infants: results of a subgroup analysis of the COIN Trial. Arch Dis Child Fetal Neonatal Ed 2011;96: F 371-F 373.
12. Ramanathan R, Sekar KC, Rasmussen M, Bhatia J, Soll RF. Nasal intermittent positive pressure ventilation after surfactant treatment for respiratory distress syndrome in preterm infants <30 weeks' gestation: a randomized, controlled trial. J Perinatol. May 32 2012;336-43.

SÉRIE FISIOTERAPIA EM NEONATOLOGIA E PEDIATRIA

13. Yagui ACZ, Vale LAPA, Haddad LB, Prado C, Rossi FS, Deutsch AD, et al. Bubble CPAP versus CPAP with variable flow in newborns with respiratory distress: a randomized controlled Trial. J Pediatr (Rio J) 2011;87(6):499-504.

14. Abdel-Hady H, Shouman B, Aly H. Early weaning from CPAP to high flow nasal cannula in preterm infants is associated with prolonged oxygen requirement: A randomized controlled Trial. Early Hum Dev 2011;87: 205-8.

15. Courtney SE, Kahn DJ, Singh R, Habib RH. Bubble and ventilator-derived nasal continuous positive airway pressure in premature infants: work of breathing and gas exchange. J Perinatol 2011;31: 44–50.

16. Pantalitschka T, Sievers J, Urschitz MS, HerbertsT, Reher C, Poets CF. Randomised crossover trial of four nasal respiratory support systems for apnoea of prematurity in very low birthweight infants. Arch Dis Child Fetal Neonatal Ed 2009;94: F245–F248.

17. Boumecid H, Rakza T, Abazine A, Klosowski S, Matran R, Storme L. Influence of three nasal continuous positive airway pressure devices on breathing pattern in preterm infants. Arch Dis Child Fetal Neonatal Ed 2007;92:F298–F300.

18. Owen LS, Morley CJ, Davis PG. Pressure variation during ventilator generated nasal intermittent positive pressure ventilation in preterm infants. Arch Dis Child Fetal Neonatal Ed 2010;95:F359–F364.

19. Kishore MSS, Dutta S, Kumar P. Early nasal intermittent positive pressure ventilation versus continuous positive airway pressure for respiratory distress syndrome. Acta Paediatrica 2009;98:1412–5.

20. Chang HY, Claure N, D'ugard C, Torres J, Nwajei P, Bancalari E. Effects of synchronization during nasal ventilation in clinically stable preterm infants. Pediatr Res Jan 2011; 69(1):84-9.

21. Moretti C, Giannini L, Fassi C, Gizzi C, Papoff P, Colarizi P. Nasal flow-synchronized intermittent positive pressure ventilation to facilitate weaning in very low-birthweight infants: Unmasked randomized controlled Trial. Pediatr Int 2008;50: 85–91.

22. Ancora G, Maranella E, Grandi S, Pierantoni L, Guglielmi M, Faldella G. Role of bilevel positive airway pressure in the management of preterm newborns who have received surfactant. Acta Paediatr Dec 2010; 99(12): 1807-11

23. Migliori C, Motta M, Angeli A, Chirico G. Nasal bilevel vs. continuous positive airway pressure in preterm infants. Pediatr Pulmonol Nov 2005;40(5):426-30.

24. Lista G, Castoldi F, Fontana P, Daniele I, Cavigioli F, Rossi S, et al. Nasal continuous positive airway pressure (CPAP) versus bi-level nasal CPAP in preterm babies with respiratory distress syndrome: a randomised control trial. Arch Dis Child Fetal Neonatal Ed 2010;95:F85–F89.

25. Colaizy TT, Younis UM, Bell EF, Klein JM. Nasal high-frequency ventilation for premature infants. Acta Paediatr Nov 2008;97(11):1518-22.

Evidências da Aplicação da Ventilação Não Invasiva em Pediatria

20

Fernanda Luisi
Pricila Mara Novais de Oliveira

INTRODUÇÃO

- A ventilação não invasiva (VNI) é a forma de suporte ventilatório mecânico que utiliza como interface máscaras, prongas ou bocal entre o ventilador e o paciente. O uso de suporte ventilatório em crianças com traqueostomia, configura uma ventilação invasiva. Para realizar a VNI, podem-se utilizar desde os geradores de fluxo e ventiladores portáteis e específicos, até os ventiladores mecânicos microprocessados, encontrados em unidades de terapia intensiva.

- A forma mais comum de VNI é por meio de um gerador de pressão positiva. Entretanto, a VNI pode ser realizada por pressão negativa, gerada através de uma couraça que cobre o tórax e abdômen, causando um gradiente de pressão toracoabdominal que movimenta o diafragma. Contudo, essa modalidade é rara e onerosa, portanto não será abordada neste capítulo.

- O uso da VNI vem aumentando nos últimos anos. Essa modalidade pode ser utilizada de forma domiciliar em pacientes com doenças crônicas, enfermarias, bem como nas unidades de terapia intensiva (UTI). Atualmente, a VNI tem sido a principal escolha para o suporte ventilatório de pacientes pediátricos em insuficiência ventilatória aguda (IVA), após a extubação com a finalidade de se evitar uma reintubação, no suporte ventilatório domiciliar de pacientes com doenças crônicas e durante a exacerbação de doenças respiratórias crônicas.[1]

- Apesar das bases científicas para o uso da VNI em crianças com IVA, nos últimos anos, a efetividade da VNI tem sido avaliada de forma limitada em alguns estudos. Este capítulo apresenta as evidências do uso da VNI na população pediátrica baseada na classificação dos níveis de evidência científica do Oxford Center for Evidence Based Medicine.

INDICAÇÕES DA VENTILAÇÃO NÃO INVASIVA

INSUFICIÊNCIA VENTILATÓRIA AGUDA

- Principal indicação para o uso de VNI tanto em adultos quanto em crianças, haja vista que a IVA é responsável por cerca de 20% das admissões em UTI pediátrica.[2,3] Apesar de a ventilação mecânica (VM) invasiva ter sido considerada durante muito tempo o principal suporte ventilatório nesses pacientes, os riscos envolvidos com o uso desse tipo de suporte (sedação, infecções, pneumonia associada à VM etc.) e as crescentes evidências dos benefícios da VNI na população adulta têm tornado a VNI a 1ª linha de tratamento na IVA.[4]

- A VNI pode ser utilizada tanto na IVA como na insuficiência respiratória crônica agudizada. Quando a VNI é utilizada de forma preventiva, antes da instalação de um possível quadro de IVA, ela é chamada de VNI eletiva, e, quando utilizada após o paciente apresentar algum tipo de desconforto respiratório, é conhecida como VNI de resgate. O objetivo da VNI nos casos de IVA é reduzir o estresse fisiológico, otimizando a oxigenação e melhorando a ventilação alveolar, reduzir o trabalho da musculatura respiratória, aumentar o conforto do paciente e evitar a necessidade de intubação e ventilação invasiva.[5]

- Diversos estudos randomizados e controlados em adultos demonstram que o uso da VNI para a IVA hipercápnica, edema pulmonar cardiogênico e exacerbação da doença pulmonar obstrutiva crônica (DPOC), melhora a troca gasosa e reduz as taxas de intubação em quase 50% dos pacientes, quando comparado àqueles que fizeram somente uso de oxigenoterapia. Ainda, há evidências na população adulta de que a VNI pode reduzir a taxa de reintubação no período pós-extubação.[6-8]

- Em pediatria, o número de estudos ainda é limitado e, muitas vezes, com baixo rigor metodológico. Alguns estudos em pediatria demonstram a melhora dos sinais vitais e fisiológicos, como a frequência respiratória (FR), frequência cardíaca (FC), gasometria e índices de oxigenação.[9,10] Apesar dos resultados clínicos significativos demonstrados em estudos com crianças, a indicação da VNI como terapia de 1ª escolha na IVA pediátrica ainda é controversa.[10-13]

- Apenas um estudo controlado e randomizado avaliou o uso de VNI em crianças com IVA.[12] Nesse estudo, foram comparadas 50 crianças e adolescentes, com média de idade de 17 meses, submetidas ao tratamento padrão para IVA *versus* aquelas que tiveram a VNI associada ao tratamento. A pressão inspiratória positiva (IPAP) fornecida variou de 12 a 18 cmH_2O e a pressão expiratória positiva (EPAP) foi de 6 a 12 cmH_2O. O grupo que utilizou VNI obteve uma redução significativa da FC e FR nas primeiras 6 horas quando comparado ao grupo que recebeu o tratamento padrão. A taxa de intubação no grupo VNI foi de 28%, enquanto no grupo controle foi de 60%.

- A grande dúvida acerca do uso de VNI em crianças com IVA é distinguir sobre qual seria o momento ideal para início do suporte ventilatório e quais os melhores critérios para seleção dos pacientes com indicação para essa terapêutica. A adequada distinção desses pacientes diminuiria a probabilidade de falência da VNI, retardando, assim, uma possível intubação e reduzindo a exposição do paciente a maiores riscos. Além disso, a falta de experiência dos profissionais, a baixa tolerância dos pacientes e a falta de equipamentos adequados, dificultam uma maior utilização da VNI na população pediátrica.[14,15]

- Existem diversas causas para a IVA em crianças, porém a mais comum entre lactentes é a bronquiolite aguda. A bronquiolite é uma infecção das vias aéreas inferiores que pode apresentar boa evolução; porém, nas formas mais graves os pacientes evoluem para IVA e necessitam de suporte ventilatório. A maior parte dos estudos realizados nesses pacientes nos últimos anos é observacional e associa o uso da VNI à melhora dos sinais vitais (FC e FR) e da gasometria. Normalmente, são excluídos nesses estudos dados de crianças com rebaixamento do nível de consciência porque a chance de falha da VNI nesse grupo é grande, ou pacientes hemodinamicamente instáveis, pois nesse caso o uso da VNI é contraindicado.[16,17] As evidências da VNI na bronquiolite aguda encontram-se descritas na Tabela 20.1.

- Como ainda não existe consenso com relação ao momento ideal para o início da VNI, a instituição do tratamento normalmente é realizada por indicação do corpo clínico. É descrito que 60 a 90% das crianças com IVA que utilizam VNI não evoluem para intubação. Geralmente, na prática clínica, a VNI é iniciada após a extubação ou quando fica evidente que a criança não pode viver sem suporte ventilatório. Também, atribui-se a necessidade de uso da VNI quando estas crianças apresentam hipoxemia e/ou hipercapnia persistente ou episódica, evidenciadas na avaliação do estudo do sono (polissonografia). Hipoxemia e hipercapnia estão associadas com déficit de desenvolvimento, diminuição do desempenho cognitivo e hipertensão pulmonar.[18]

- Pesquisas tentam identificar os marcadores da falência do uso da VNI em crianças com IVA, na tentativa de prever a efetividade da VNI e não atrasar a necessidade de uma possível intubação, expondo os pacientes a maiores riscos. Crianças com IVA que iniciam a VNI e permanecem com a necessidade de FiO_2 maior que 50%, ou que não apresentam melhora da gasometria, da frequência cardíaca ou respiratória, apresentam maior risco de falência da VNI e, consequentemente, necessidade de intubação. A sepse ou falência de órgão também aumentam o risco de falência da VNI, porém a heterogeneidade dos estudos dificulta a comparação dos seus resultados e sua transposição para a prática clínica.

- As evidências indicam que o uso da VNI a longo prazo é benéfico para muitas crianças, principalmente aquelas com doença pulmonar crônica, distrofias torácicas ou distúrbios de controle respiratório. Atribui-se este fato à probabilidade de que estas crianças desenvolverão, ainda na idade jovem, um quadro de IVA, necessitando de um período de ventilação.[18]

- As evidências sugerem que o uso da VNI na IVA pediátrica é seguro e pode reduzir a necessidade de intubação orotraqueal.[19] O momento ideal para o início da VNI e para a suspensão do seu uso ainda depende da experiência clínica e permanece subjetivo. As evidências da VNI na IVA encontram-se descritas na Tabela 20.2.

TABELA 20.1
EVIDÊNCIAS DA VNI NA BRONQUIOLITE AGUDA

AUTORES	TIPO DE ESTUDO	MÉTODO	RESULTADOS
Thia LP, et al.[17] 2008	Estudo do tipo *crossover* Evidência – 1B	29 crianças < 1 ano de idade e PCO_2>6 kPa randomizadas para CPAP ou tratamento padrão = oxigenoterapia (TP) e após 12 horas invertiam o grupo.	PCO_2 caiu após 12 h para 0,92 kPa em crianças no CPAP comparada a um aumento de 0,04 kPa naqueles submetidos ao TP. Houve maior redução da PCO_2 quando o CPAP foi o 1º tratamento usado.
Cambonie G, et al.[13] 2008	Estudo prospectivo Evidência – 2C	12 lactentes < 3 meses com IVA grave BVA. Esforço respiratório quantificado por escore, PES foi medida em ventilação espontânea e após CPAP por nCPAP. Pgas foi registrada nos 5 pacientes mais velhos.	O escore de esforço respiratório diminuiu após nCPAP, principalmente uso da musculatura acessória e sibilos exp. O padrão respiratório foi alterado com insp. mais curta e exp. mais longa. Pes *swings* e PTPes (insp) (índices de esforço insp.) se reduziram. PT Pgas (exp) (indicador de atividade da musculatura exp.) foi abolido. Houve correlação do desconforto respiratório e o Pes *swings* do início e após nCPAP.
Javouhey E, et al.[11] 2008	Estudo retrospectivo. Evidência – 2B	Lactentes < 12 meses admitidos durante 2 epidemias de BVA. A VM foi o único suporte empregado na 1ª epidemia e a VNI foi usada como suporte primário na 2ª epidemia. VNI consistiu de CPAP (CPAP=5-10 cmH_2O) ou BIPAP (IPAP=12-18 cmH_2O) com máscara nasal.	Incluídos durante 1ª epidemia 53 lactentes e, na 2ª epidemia, 27. Na 2ª epidemia, durante o uso da VNI, a taxa de intubação foi reduzida e nenhuma criança apresentou pneumonia-associada à VM, enquanto 9 lactentes a apresentaram durante o período de VM. No grupo VNI, 10 (37%) lactentes necessitaram de O_2 por mais de 8 dias comparado a 33 (65%) no grupo VM. A duração da internação e da ventilação foi similar.
Larrar S, et al.[16] 2006	Estudo descritivo retrospectivo. Evidência – 2C	145 lactentes críticos durante epidemias (2003-2004 e 2004-2005). Desses, 121 necessitaram de suporte ventilatório: nCPAP (N=53) ou VM (N=68).	A falência do nCPAP foi semelhante nos 2 períodos, (25%), mas o seu uso dobrou no 2º período. No grupo nCPAP, foi observada redução da FR e $PaCO_2$ mais significativa do que no grupo VM. Os únicos preditores de falência do nCPAP foram o PRISM no dia 1 e a redução inicial da $PaCO_2$. A taxa de pneumonia associada à VM foi similar entre o grupo VM e o que necessitou de intubação após falha do nCPAP. O grupo nCPAP também apresentou menor duração do suporte respiratório e hospitalização.

IVA = insuficiência ventilatória aguda; BVA = bronquiolite viral; PES = pressão esofágica; CPAP = pressão positiva contínua nas vias respiratórias, do inglês *continuous positive airway pressure*; Pgas = pressão gástrica; nCPAP = pronga nasal; exp. = expiração; insp. = inspiração; VM = ventilação mecânica; VNI = ventilação não invasiva; FR = frequência respiratória; PTPes = pressão transpulmonar; PIP = Pico de pressão inspiratória.

SÉRIE FISIOTERAPIA EM NEONATOLOGIA E PEDIATRIA

TABELA 20.2
EVIDÊNCIAS DA VNI NA INSUFICIÊNCIA VENTILATÓRIA AGUDA

AUTORES	TIPO DE ESTUDO	MÉTODO	RESULTADOS
Mayordomo-Colunga J, et al.[27] 2010	Estudo prospectivo observacional. Evidência – 2C	Avaliou a VNI pós-extubação para identificar fatores de risco da falência da VNI pós-extubação. VNI foi aplicada em pacientes com alto risco de falha na extubação (Gextub.) imediatamente após esta ou com IVA até 48 h pós-extubação (Ginsuf.).	VNI foi necessária em 41 episódios (Ginsuf em 20). Houve maior taxa de sucesso no Gextub (81%) comparada ao Ginsuf (50%). O grupo que teve sucesso da VNI comparado ao grupo que falhou apresentou redução da FR na 6ª h, FiO_2 na 1ª h e PaO_2/FiO_2 na 6ª h. Comprometimento neurológico foi associado à falha da VNI.
Munoz-Bonet JI, et al.[38] 2010	Estudo prospectivo não-controlado. Evidência – 2C	Crianças com IVA receberam VNI por máscara orofacial.	Pneumonia foi a causa mais comum de IVA (46,8%). *Pediatric logistic organ dysfunction* (PELOD) escore 12,4±24%, PIP foi 18,5±2,7 cmH_2O, PEEP 5,7±1,1 cmH_2O, PS 10,5 ± 2,7 cmH_2O e MAP 9,2 ± 2 cmH_2O. O escore clínico aumentou de forma progressiva nas 6 primeiras horas. Houve melhora na FR, FC, pH, PCO_2 e SpO_2 em 2-4 horas, mantida nas primeiras 24h. A FiO_2 foi menor em 24 h e melhora radiológica foi observada após 24 h em 17/26 pacientes. A duração da VNI foi 85,4 ± 62,8 h. Houve poucas complicações e só 4 pacientes necessitaram de intubação.
Yanez LJ, et al.[12] 2008	Estudo prospectivo, controlado e randomizado. Evidência – 1B	Compara benefícios da VNI + terapia-padrão vs. somente terapia padrão (GC) em 50 crianças com IVA. O grupo VNI recebeu IPAP= 12-18 cmH_2O e EPAP= 6-12 cmH_2O.	FC e FR melhoraram com VNI, sendo menor já na 1 h comparadas à admissão. A tendência continuou com a FC sendo menor do que a do GC após a 1ª hora e a FC foi menor após 6h. O grupo VNI na 1ª hora melhorou PaO_2/FiO_2 e teve menos intubação (28%) comparada ao GC (60%).

Continua

BiPAP = denominação de aparelho de dois níveis, do inglês *bilevel positive pressure airway*; IVA = insuficiência ventilatória aguda; CPAP = pressão positiva contínuanas vias respiratórias, do inglês *continuous positive airway pressure*; PEEP = pressão positiva expiratória final, do inglês *positive end-expiratory pressure*; VM = ventilação mecânica; VNI = ventilação não invasiva; FR = frequência respiratória; FC = frequência cardíaca; PO = pós-operatório; GC = grupo controle; MAP = pressão média nas vias aéreas; PS = ventilação por pressão de suporte.

Continuação

AUTORES	TIPO DE ESTUDO	MÉTODO	RESULTADOS
Joshi G e Tobias JD.[19] 2007	Estudo de coorte retrospectiva. Evidência – 2C	Descreveu últimos 5 anos de experiência com BiPAP no tratamento da IVA em pediatria. Foram excluídos pacientes em BiPAP domiciliar e com uso apenas pós-extubação.	Incluídos 45 pacientes (1,5-22 anos) que usaram BiPAP por doença parenquimatosa (n=29) e atelectasia no PO toracoabdominal (n=16). O BiPAP reduziu necessidade de O_2, melhorou PCO_2 e FR em todos os pacientes e melhorou a SpO_2 nos pacientes com IVA no PO. Necessitaram de intubação 11 pacientes com doença parenquimatosa vs. 1 no PO. Tiveram maior chance de intubação: pacientes ≤ 6 anos, se FiO_2 não < 60% dentro das primeiras 24 h e PCO_2 ≥ 55 mmHg nas primeiras 24 h. Não houve complicações.
Bernet V, et al.[9] 2005	Estudo clínico prospectivo. Evidência – 2C	Descrição de crianças ≤16 anos de idade com IVA e com indicação de intubação e VM que receberam VNI como alternativa de suporte. As crianças foram agrupadas de acordo com falha ou sucesso da VNI e comparadas suas respostas após 1, 8, 24 e 48 horas de VNI.	Incluídos 42 pacientes (idade média 2,5 anos). 21 usaram CPAP e 21 BiPAP. A taxa de sucesso da VNI foi de 57%. Em ambos os grupos houve melhora da gasometria, FC e FR após início da VNI. Os pacientes que falharam a VNI apresentaram após 1h de VNI FiO_2 maior do que o grupo com sucesso da VNI. Uma FiO_2 > 0,8 após 1h de VNI pôde predizer a falha da VNI (sensibilidade=56% e especificidade=83%).

BiPAP = denominação de aparelho de dois níveis, do inglês *bilevel positive pressure airway*; IVA = insuficiência ventilatória aguda; CPAP = pressão positiva continuanas vias respiratórias, do inglês *continuous positive airway pressure*; PEEP = pressão positiva expiratória final, do inglês *positive end-expiratory pressure*; VM = ventilação mecânica; VNI = ventilação não invasiva; FR = frequência respiratória; FC = frequência cardíaca; PO = pós-operatório; GC = grupo controle; MAP = pressão média nas vias aéreas; PS = ventilação por pressão de suporte.

FIBROSE CÍSTICA

- Um ciclo de inflamações e infecções recorrentes nos pacientes com fibrose cística (FC) leva ao desenvolvimento de bronquiectasias e a doença pulmonar é responsável pela maior mortalidade desses pacientes. A VNI pode ser uma modalidade de ventilação utilizada para reverter a IVA aguda ou retardar a progressão da IVA crônica em pacientes com FC.[20] A VNI pode ser um recurso útil e complementar às técnicas de fisioterapia respiratória, auxiliando na expectoração das secreções destes pacientes. A VNI utilizada em conjunto com o oxigênio pode melhorar a troca gasosa dos pacientes de forma mais significativa, principalmente durante o sono, quando comparada ao uso apenas do oxigênio.

- Uma revisão sistemática da Cochrane comparou os efeitos da VNI em um grupo de pacientes com FC que utilizava a VNI *versus* um grupo que não utilizou nenhum tipo de suporte ventilatório.[21] Os autores reuniram seis estudos randomizados e controlados que contaram com uma única sessão de tratamento e apenas uma pesquisa avaliou o uso da VNI a longo prazo (6 semanas). Quatro estudos avaliaram a VNI com o objetivo de desobstrução das vias aéreas, como alternativa durante a fisioterapia respiratória. Esses estudos demonstraram que os pacientes preferem a inclusão da VNI na terapia e que a adição desse recurso facilita a execução das técnicas de desobstrução. Também observaram que os pacientes apresentaram aumento de alguns parâmetros de função pulmonar, porém os autores não encontraram evidências de que a VNI aumentaria a expectoração de secreções brônquicas. Ainda, considerando a revisão da Cochrane, três estudos avaliaram o suporte ventilatório noturno medindo a função pulmonar, escores de qualidade de vida e dióxido de carbono transcutâneo, mas houve divergência dos resultados encontrados nos estudos originais e na análise da revisão sistemática. Não foi observada uma diferença significativa entre o uso da VNI quando comparado ao uso do oxigênio, exceto para capacidade física que foi otimizada com uso da VNI.[21]

- Um ensaio clínico randomizado e controlado avaliou se o uso da VNI aumentaria a distância percorrida durante o teste de caminhada de 6 minutos e se haveria incremento nos volumes pulmonares de 13 crianças com FC. Os autores concluíram que a VNI otimizou a ventilação e oxigenação tecidual, bem como a distância percorrida durante o teste, sendo seu uso efetivo na melhora da capacidade funcional dos pacientes com FC.[22]

- A VNI é bem-tolerada pelos pacientes e pode ser um ótimo recurso para auxiliar aqueles que aguardam transplante de pulmão. Apesar da comprovada utilidade da VNI como adjunto no tratamento dos pacientes com FC, o impacto dessa terapia na progressão da doença e na frequência de exacerbações pulmonares permanece desconhecido. São necessários mais estudos a longo prazo para se determinar o papel da VNI na desobstrução de vias aéreas e na capacidade física dos pacientes com FC. As evidências da VNI na FC encontram-se descritas na Tabela 20.3.

TABELA 20.3
EVIDÊNCIAS DA VNI NA FIBROSE CÍSTICA

AUTORES	TIPO DE ESTUDO	MÉTODO	RESULTADOS
Lima CA, et al.[22] 2014	Estudo randomizado e controlado do tipo crossover. Evidência – 1B	13 crianças (7-16 anos) com FC realizaram o teste de caminhada de 6 min na esteira (TC6M) com e sem VNI no modo BiPAP com intervalo de 24-48 h entre os testes. Realizadas espirometria e pletismografia antes e após os testes.	A distância percorrida no TC6M foi maior com VNI do que sem. TC6M com VNI aumentou VEF_1, VT, VE, volume da caixa torácica e diminuiu o volume abdominal após os testes. Sem VNI, houve redução na SpO_2 e aumento permanente da FR após 5 min do fim do teste.
Bright-Thomas RJ e Johnson SC.[20] 2014	Estudo de revisão. Evidência – 1A	7 estudos compararam o efeito da VNI *versus* não VNI na FC. Foram considerados recentes avanços tecnológicos e potenciais benefícios.	Papel da VNI na IVA crônica na FC é bem estabelecido, mas estudos prospectivos são necessários para determinar futuras indicações e melhor *timing* para essa intervenção. O desenvolvimento de ventiladores e o *design* de interfaces podem aumentar a eficácia da VNI, mas requerem avaliação individual cuidadosa e revisão regular. As implicações no tratamento e qualidade de vida na FC também precisam ser estudadas.
Moran F, et al.[21] 2013	Estudo de Revisão Sistemática. Evidência – 1A	Estudos randomizados e controlados avaliaram os efeitos da VNI em um grupo de pacientes com FC que utilizava a VNI com um grupo que não utilizou nenhum tipo de suporte ventilatório.	Estudos demonstram que pacientes preferem a inclusão da VNI na terapia e a adição desse recurso facilita a execução das técnicas de desobstrução. Pacientes em uso de VNI apresentaram aumento de alguns parâmetros de função pulmonar, porém sem evidências de que a VNI aumentaria a expectoração de secreções brônquicas.

BiPAP = denominação de aparelho de dois níveis, do inglês *bilevel positive pressure airway*; IVA = insuficiência ventilatória aguda; VNI = ventilação não invasiva; FR = frequência respiratória; FC = frequência cardíaca; VEF_1 = volume expiratório forçado no primeiro segundo; VT = volume corrente; VE = volume minuto exalado.

ASMA

- Doença respiratória comum na infância cujos principais fatores envolvidos na respectiva fisiopatologia são a broncoconstrição, hipersecreção e inflamação persistente de vias aéreas. Caracteriza-se clinicamente por tosse persistente, dispneia, sibilância e retrações. Os episódios estão associados à obstrução do fluxo aéreo, que é parcialmente reversível. As exacerbações são geralmente induzidas por vírus que aumenta o risco de sibilância recorrente e o risco de desenvolvimento de asma na infância.[23,24]

- A literatura recente sobre o estado de mal asmático pediátrico (PSA, do inglês *paediatric status asthmaticus*) evidencia uma elevada incidência de internações em UTI. O PSA é uma emergência médica que pode ser fatal, necessitando de cuidados e intervenções imediatas. A gravidade de PSA é determinada principalmente pela avaliação clínica dos sinais e sintomas.[25]

- O objetivo do manejo da PSA inclui a correção da hipoxemia, alívio da obstrução ao fluxo aéreo e redução do processo inflamatório por meio de terapia medicamentosa. O uso da VNI proporciona a redução do trabalho dos músculos acessórios da respiração (imposto pela hiperinsuflação pulmonar) e promove mudanças na modulação autonômica resultante do aumento da pressão intratorácica.[24] Além disso, a VNI tem o potencial benefício de aumentar a CRF "abrindo" a via aérea periférica. A VNI tem sido cada vez mais utilizada no manejo do PSA.

- Um estudo demonstrou que de 72 crianças com episódios de PSA que fizeram uso de VNI, apenas cinco necessitaram de intubação orotraqueal.[27] Outro estudo revelou que pacientes em uso de VNI apresentaram declínio significativo da FR, FC e do escore clínico da asma durante as primeiras 2 horas após início da VNI.[28]

- Uma revisão sistemática da Cochrane evidenciou os benefícios do uso da VNI em adultos asmáticos nos índices de hospitalização, número de altas hospitalares, VEF_1, capacidade vital forçada e FR dos pacientes quando comparada àqueles que fizeram tratamento somente com uso de terapia medicamentosa. Contudo, concluiu que os dados foram insuficientes e que o tratamento da asma severa com VNI ainda é controverso.[29]

- Apesar de as evidências serem controversas, o uso da VNI nas exacerbações de asma proporciona maior conforto ao paciente, mantém a possibilidade de deglutição e de tosse ativas, apresenta menores índices de infecções de vias aéreas inferiores, menor necessidade de sedação, além de ser bem-tolerada, segura e oferecer um risco mínimo de complicações.[23-26] As evidências da VNI na asma encontram-se descritas na Tabela 20.4.

DOENÇAS NEUROMUSCULARES

- Crianças que sofrem com doenças neuromusculares progressivas, normalmente, sofrem de insuficiência respiratória crônica e necessitam de suporte de VNI por longo prazo.[18] Estudos têm demonstrado que a utilização de VNI noturna é eficaz para corrigir a hipoventilação associada ao sono, bem como na redução dos sintomas de cefaléia matinal, falta de apetite e letargia diurna.[18] Em crianças que apresentam hi-

TABELA 20.4 – EVIDÊNCIAS DA VNI NA ASMA, DOENÇAS NEUROMUSCULARES E APNEIA OBSTRUTIVA DO SONO

PATOLOGIA	AUTORES	TIPO DE ESTUDO	MÉTODO	RESULTADOS
Doenças Neuromusculares	Servera E, et al.[18] 2005	Estudo Prospectivo Evidência – 2B	Avalia taxa de sucesso da VNI e tosse assistida para evitar entubação traqueal em 24 episódios consecutivos de IVA para 17 pacientes com doença neuromuscular.	A VNI evitou a morte e entubação traqueal em 79,2% dos pacientes. Não houve diferenças na função respiratória entre os grupos tratados.
Apnéia obstrutiva do sono	Girbal IC, et al.[34] 2014	Estudo retrospectivo. Evidência – 2C	Descreve uso de VNI em 68 crianças com AOS complexa e relata a viabilidade e vantagens da VNI.	59% eram meninos com idade média de início da VNI de 6,5 anos, sendo o diagnóstico mais comum má-formação congênita e doenças genéticas. 76% dos pacientes tinham exclusivamente AOS e iniciaram CPAP. 10 tiveram pequenas complicações, 22 interromperam VNI por melhora clínica, 8 não aderiram ao tratamento e 8 morreram. A duração média da VNI foi de 21,5 meses.
Asma	Beers SL, et al.[26] 2007	Estudo descritivo retrospectivo. Evidência – 2C	Estudo de revisão de prontuário que avaliou pacientes com asma aguda tratada com BiPAP em uma emergência.	83 pacientes com asma aguda refratária ao tratamento farmacológico convencional utilizaram BiPAP com inalação de β-2 agonista. 88% tolerou o uso do BiPAP. Todos os pacientes tinham indicação de UTI, porém apenas 78% foi para a UTI. 16 que usaram BiPAP foram transferidos para enfermaria, mas não precisaram ir para UTI. Dos que usaram VNI, 77% reduziu a FR e 88% melhorou SpO_2. Não houve efeitos adversos.
Asma	Ram FS, et al.[29] 2005	Estudo de Revisão Sistemática. Evidência – 1A	Revisou os benefícios da VNI no tratamento da asma severa.	Benefício da VNI nos índices de hospitalização, número de altas hospitalares, VEF_1, capacidade vital forçada e FR dos pacientes quando comparada somente ao uso de medicamentos. Contudo, concluiu que os dados foram insuficientes e que o tratamento da asma severa com VNI ainda é controverso.

AOS = apneia obstrutiva do sono; BiPAP = denominação de aparelho de dois níveis, do inglês *bilevel positive pressure airway*; IVA = insuficiência ventilatória aguda; VNI = ventilação não invasiva; FR = frequência respiratória; FC = frequência cardíaca; VEF1 = volume expiratório forçado no primeiro segundo; UTI = unidade de terapia intensiva.

poventilação associada ao sono, o uso da VNI tem se mostrado benéfico para a redução do número de internações hospitalares.[18]

- Pacientes pediátricos com atrofia muscular espinhal e distrofia muscular de Duchenne são os que mais frequentemente têm indicação para o uso de VNI.[18] O objetivo da VNI em pacientes com doenças neuromusculares é reduzir o trabalho respiratório, aliviar os sintomas da hipoventilação, prevenir ou atenuar as deformidades da caixa torácica, corrigir a hipoxemia ou hipercapnia com a finalidade de evitar a hipertensão pulmonar, reduzir a necessidade de hospitalizações por agudização da insuficiência respiratória crônica e prolongar a expectativa de vida.

- Os pacientes que não fazem uso crônico de VNI domiciliar podem necessitar de suporte ventilatório durante a agudização da insuficiência respiratória. Estudos descrevendo o uso da VNI no manejo da agudização da insuficiência respiratória crônica apontam que 75% dos pacientes que foram tratados com VNI evitaram a intubação.[18]

- O modelo de atendimento domiciliar pode fornecer assistência adequada sem efeitos adversos sobre os resultados clínicos e é geralmente bem-recebido pelos usuários. Um estudo que comparou o atendimento domiciliar e os cuidados hospitalares para pacientes com doença neuromuscular que têm infecções do trato respiratório concluiu que a internação em casa é uma alternativa eficaz para o cuidado de pacientes com doença neuromuscular e com infecções do trato respiratório.[30]

- Nas crianças com doença neuromuscular, a falência da VNI está associada à disfunção bulbar e dificuldade de remoção das secreções brônquicas.[5] As evidências da VNI nas doenças neuromusculares encontram-se descritas na Tabela 20.4.

Apneia obstrutiva do sono

- A síndrome da apneia obstrutiva do sono (SAOS) é caracterizada pela obstrução parcial ou total das vias aéreas superiores durante o sono, o que pode determinar alterações nos gases sanguíneos, na qualidade do sono, no ronco primário, além de síndromes com alterações da resistência de vias aéreas superiores (VAS) e hipoventilação obstrutiva, causando fragmentação do sono. A prevalência encontra-se entre 2 e 11% nas crianças, além disso, SAOS está associada a significativos índices de morbidade.[31]

- A SAOS tem demonstrado estar associada a hiperatividade, baixo rendimento escolar, baixa qualidade de vida, sono diurno excessivo e aos problemas do crescimento.[32] O tratamento conservador que tem sido utilizado na SAOS pediátrica é a adenotonsilectomia, porém muitos pacientes persistem com a doença, mesmo após intervenção cirúrgica.

- O tratamento com a VNI, nas modalidades CPAP (pressão positiva contínua nas vias aéreas) e BiPAP (binível: permite a configuração de dois níveis diferentes de pressão – IPAP e EPAP), tem sido indicado para atenuar a apneia noturna, melhorar a qualidade de sono e de vida destas crianças, por ser uma modalidade bem-tolerada no tratamento da SAOS.[33,34]

- O uso do BiPAP em pacientes com SAOS é considerado a modalidade mais confortável.[5] Entretanto, o grande problema da utilização desse tipo de suporte em crianças é a baixa aderência ao tratamento, principalmente a longo prazo.

- O treinamento para o uso do aparelho de VNI, o ajuste e adequação das interfaces e das pressões limitam seu uso em pediatria. O fisioterapeuta tem um importante papel na melhora da aderência ao uso do CPAP/BiPAP, pois as orientações fornecidas pelos profissionais são fundamentais para o aumento da aderência ao tratamento dos pacientes pediátricos com SAOS.[35] As evidências da VNI na apneia obstrutiva do sono encontram-se descritas na Tabela 20.4.

OUTRAS CONSIDERAÇÕES

- Em crianças que necessitam de suporte ventilatório com altas pressões, normalmente, o BiPAP tem sido a escolha padrão, tendo em vista que esta é uma modalidade mais confortável e mais bem-tolerada do que CPAP.[5]

- O uso da VNI em pediatria em longo prazo é complicado e, normalmente, indicado apenas para durante o sono. O uso de VNI por mais de 16 horas por dia, durante alguns dias, leva ao risco de lesões de pele por contato com a interface.[5]

COMPLICAÇÕES DA VENTILAÇÃO NÃO INVASIVA

- As mais comuns são lesões de pele por contato com a interface e a presença de irritação nos olhos devido aos escapes de ar. Sua é fundamental na população pediátrica, podendo ser realizada por meio da seleção adequada da interface (máscara ou pronga), além de evitar o uso de fixadores/cabrestos apertados. O uso de faixas adesivas em gel nas áreas de maior pressão deve ser encorajado, e os adesivos em gel hipoalergênicos (hidrocoloide) oferecem menor risco para a pele da criança (Figura 20.1).

- Apesar de exigir menos sedação dos pacientes, o uso de interface orofacial pode trazer bastante desconforto para os pacientes pediátricos.[36] O risco de aerofagia

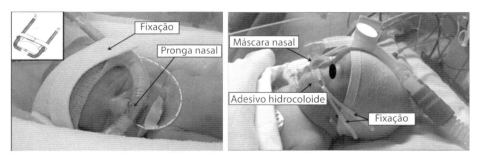

FIGURA 20.1 - Exemplos de adaptação da pronga e máscara nasal na face dos recém-nascidos, respectivamente. Fonte: Arquivo pessoal das autoras.

e distensão abdominal está associado ao uso de máscaras do tipo *full-face* (face inteira). Além disso, essas máscaras expõe o paciente ao risco de broncoaspiração do conteúdo gástrico. A máscara nasal tem sido a interface mais utilizada por apresentar menor frequência de complicações e mais conforto em crianças.

■ Devido ao fato de que as crianças ainda estão com os ossos da face em fase de crescimento e desenvolvimento, o uso da VNI a longo prazo está associado ao subdesenvolvimento da maxila, podendo levar ao achatamento da face e à má oclusão dentária.[37] Em virtude do risco de deformidade em pediatria e, consequentemente, problemas funcionais e psicossociais, é indicada a alternância de interfaces e tipos de máscaras desde o começo do uso da VNI.

FALHA DA VENTILAÇÃO NÃO INVASIVA

■ Definida como a necessidade de reintubação do paciente, a falência da VNI é comum em pacientes com doenças obstrutivas e com IVA hipercápnica. Os fatores de risco para a falência da VNI e a identificação de preditores de intubação ainda não estão claros na pediatria.

■ Está evidenciado que uma pressão média de 11,5 cmH_2O nas vias aéreas e uma FiO_2 acima de 60% são fatores preditivos para falência da VNI; acima desses limites, o risco de atraso na intubação aumentaria potencialmente.[38]

■ A associação entre o risco de falência da VNI com a presença de hipoxemia e acidose após o início do suporte ventilatório é influenciada pela presença de doença respiratória crônica de base. Estudos demonstraram que a taxa de intubação foi reduzida a 15% em pacientes recebendo VNI, com mortalidade de apenas 5%.

CONSIDERAÇÕES FINAIS

■ São poucos os estudos com alto nível de evidência sobre o uso da VNI em pediatria quando comparado ao uso na população adulta. Além disso, o tamanho amostral limitado na maior parte dos estudos exige cautela na inferência dos resultados encontrados para toda a população pediátrica. A ampla faixa etária da pediatria, que abrange desde recém-nascidos até adolescentes, e estudos que avaliam em conjunto o uso da VNI em crianças por diferentes etiologias dificultam um consenso sobre as melhores práticas para essa população.

■ São importantes novos estudos para determinar quais grupos específicos de crianças (idade e patologias) mais se beneficiariam com o uso de determinada modalidade de VNI, qual o momento ideal de início da mesma, avaliação de diferentes protocolos de desmame da VNI, e principalmente, quais os parâmetros para definição do momento de parar a VNI e instituir a VM.

■ Esquema conceitual (Quadro 20.1).

QUADRO 20.1

INDICAÇÕES	CONTRAINDICAÇÕES
Falência respiratória aguda hipercápnica	Instabilidade hemodinâmica
Bronquiolite aguda, IRA, asma	Hipoxemia refratária
Obstrução de vias aéreas superiores	Traumas faciais agudos
Atelectasias	Alteração de sensório
Doenças neuromusculares	Hemorragia gastrintestinal alta
Desmame e pós-extubação	Anormalidades de vias aéreas superiores
Falha na ventilação invasiva	Debilidade bulbar moderada e severa
	Intolerância às interfaces

IRA = insuficiência respiratória aguda.

REFERÊNCIAS

1. Ruza F. Noninvasive ventilation in pediatric acute respiratory failure: a challenge in pediatric intensive care units. Pediatric critical care medicine : a journal of the Society of Critical Care Medicine and the World Federation of Pediatric Intensive and Critical Care Societies 2010;11:750-1.
2. Mas A, Masip J. Noninvasive ventilation in acute respiratory failure. International journal of chronic obstructive pulmonary disease 2014;9:837-52.
3. Randolph AG, Meert KL, O'Neil ME, et al. The feasibility of conducting clinical trials in infants and children with acute respiratory failure. American journal of respiratory and critical care medicine 2003;167:1334-40.
4. Antonelli M, Conti G, Esquinas A, et al. A multiple-center survey on the use in clinical practice of noninvasive ventilation as a first-line intervention for acute respiratory distress syndrome. Critical care medicine 2007;35:18-25.
5. Hull J. The value of non-invasive ventilation. Archives of disease in childhood 2014;99:1050-4.
6. Nava S, Hill N. Non-invasive ventilation in acute respiratory failure. Lancet 2009;374:250-9.
7. Masip J, Roque M, Sanchez B, Fernandez R, Subirana M, Exposito JA. Noninvasive ventilation in acute cardiogenic pulmonary edema: systematic review and meta-analysis. Jama 2005;294:3124-30.
8. Plant PK, Owen JL, Elliott MW. Early use of non-invasive ventilation for acute exacerbations of chronic obstructive pulmonary disease on general respiratory wards: a multicentre randomised controlled trial. Lancet 2000;355:1931-5.
9. Bernet V, Hug MI, Frey B. Predictive factors for the success of noninvasive mask ventilation in infants and children with acute respiratory failure. Pediatric critical care medicine : a journal of the Society of Critical Care Medicine and the World Federation of Pediatric Intensive and Critical Care Societies 2005;6:660-4.
10. Essouri S, Chevret L, Durand P, Haas V, Fauroux B, Devictor D. Noninvasive positive pressure ventilation: five years of experience in a pediatric intensive care unit. Pediatric critical care medicine : a journal of the Society of Critical Care Medicine and the World Federation of Pediatric Intensive and Critical Care Societies 2006;7:329-34.
11. Javouhey E, Barats A, Richard N, Stamm D, Floret D. Non-invasive ventilation as primary ventilatory support for infants with severe bronchiolitis. Intensive care medicine 2008;34:1608-14.
12. Yanez LJ, Yunge M, Emilfork M, et al. A prospective, randomized, controlled trial of noninvasive ventilation in pediatric acute respiratory failure. Pediatric critical care medicine:

a journal of the Society of Critical Care Medicine and the World Federation of Pediatric Intensive and Critical Care Societies 2008;9:484-9.

13. Cambonie G, Milesi C, Jaber S, et al. Nasal continuous positive airway pressure decreases respiratory muscles overload in young infants with severe acute viral bronchiolitis. Intensive care medicine 2008;34:1865-72.

14. Teague WG. Non-invasive positive pressure ventilation: current status in paediatric patients. Paediatric respiratory reviews 2005;6:52-60.

15. Loh LE, Chan YH, Chan I. Noninvasive ventilation in children: a review. Jornal de pediatria 2007;83:S91-9.

16. Larrar S, Essouri S, Durand P, Chevret L, Haas V, Chabernaud JL, Leyronnas D, Devictor D. Effects of nasal continuous positive airway pressure ventilation in infants with severe acute bronchiolitis. Arch Pediatr. 2006 Nov; 13(11): 1397-403.

17. Thia LP, McKenzie SA, Blyth TP, Minasian CC, Kozlowska WJ, Carr SB. Randomized controlled trial of nasal continuous positive airway pressure (CPAP) in bronchiolitis. Arch Dis Child. 2008 Jan; 93(1):45-7.

18. Servera E, Sancho J, Zafra MJ, Catala A, Vergara P, Marin J. Alternatives to endotracheal intubation for patients with neuromuscular diseases. American journal of physical medicine & rehabilitation / Association of Academic Physiatrists 2005;84:851-7.

19. Joshi G, Tobias JD. A Five-year experience with the use of BIPAP in a pediatric intensive care unit population. J Intensive Care Med. 2007 Jan-Feb; 22(1):38-43.

20. Bright-Thomas RJ, Johnson SC. What is the role of noninvasive ventilation in cystic fibrosis? Curr Opin Pulm Med. 2014 Nov; 20(6):618-22.

21. Moran F, Bradley JM, Piper AJ. Non-invasive ventilation for cystic fibrosis. Cochrane Database of Systematic Reviews 2013, Issue 4. Art. no.: CD002769.

22. Lima CA, Andrade A de F, Campos SL, Brandão DC, Fregonezi G, Mourato IP, Aliverti A, Britto MC. Effects of non-invasive ventilation on treadmill 6-min walk distance and regional chest wall volumes in cystic fibrosis: randomized controlled Trial. Respir Med. 2014 Oct; 108(10): 1460-8.

23. Koninckx M, Buysse C, de Hoog M. Management of status asthmaticus in children. Paediatr Respir Rev. 2013 Jun;14(2):78-85.

24. Gomes ELFD, Costa D. Evaluation of functional, autonomic and inflammatory outcomes in children with asthma. World J Clin Cases 2015; 3(3): 301-309.

25. Kline-Krammes S, Patel NH, Robinson S. Childhood asthma: a guide for pediatric emergency medicine providers. Emerg Med Clin North Am. 2013 Aug;31(3):705-32.

26. Beers SL, Abramo TJ, Bracken A, Wiebe RA. Bilevel positive airway pressure in the treatment of status asthmaticus in pediatrics. Am J Emerg Med. 2007 Jan; 25(1):6-9.

27. Mayordomo-Colunga J, Medina A, Rey C, Concha A, Menendez S, Arcos ML, et al. Non-invasive ventilation in pediatric status asthmaticus: a prospective observational study. Pediatric Pulmonology 2011;46:949—55.

28. Basnet S, Mander G, Andoh J, Klaska H, Verhulst S, Koirala J. Safety, efficacy, and tolerability of early initiation of noninvasive positive pressure ventilation in pediatric patients admitted with status asthmaticus: a pilot study. Pediatr Crit Care Med. 2012 Jul;13(4):393-8.

29. Ram FS, Wellington S, Rowe BH, et al. Non-invasive positive pressure ventilation for treatment of respiratory failure due to severe acute exacerbations of asthma. Cochrane Database Syst Rev 2005;(1):CD004360.

30. Vianello A, Savoia F, Pipitone E, Nordio B, Gallina G, Paladini L, Concas A, Arcaro G, Gallan F, Pegoraro E. "Hospital at Home" for Neuromuscular Disease Patients With Respiratory Tract Infection: A Pilot Study. Respir Care, December 2013 58:12 2061-2068.

31. Marcus CL. Sleep-disordered breathing in children. Current opinion in pediatrics 2000;12:208-12.

32. Gozal D, Kheirandish-Gozal L. Neurocognitive and behavioral morbidity in children with sleep disorders. Current opinion in pulmonary medicine 2007;13:505-9.

33. Harford KL, Jambhekar S, Com G, et al. Behaviorally based adherence program for pediatric patients treated with positive airway pressure. Clinical child psychology and psychiatry 2013;18:151-63.
34. Girbal IC, Gonçalves C, Nunes T, Ferreira R, Pereira L, Saianda A, Bandeira T. Non-invasive ventilation in complex obstructive sleep apnea: a 15-year experience of pediatric tertiary Center. Ver Port Pneumol. 2014 May-Jun; 20(3):146-51.
35. Jambhekar SK, Com G, Tang X, et al. Role of a respiratory therapist in improving adherence to positive airway pressure treatment in a pediatric sleep apnea clinic. Respiratory care 2013;58:2038-44.
36. Boitano LJ. Equipment options for cough augmentation, ventilation, and noninvasive interfaces in neuromuscular respiratory management. Pediatrics 2009;123 Suppl 4:S226-30.
37. Fauroux B, Lavis JF, Nicot F, et al. Facial side effects during noninvasive positive pressure ventilation in children. Intensive care medicine 2005;31:965-9.
38. Munoz-Bonet JI, Flor-Macian EM, Brines J, et al. Predictive factors for the outcome of noninvasive ventilation in pediatric acute respiratory failure. Pediatric critical care medicine: a journal of the Society of Critical Care Medicine and the World Federation of Pediatric Intensive and Critical Care Societies 2010;11:675-80.

Ventilação Não Invasiva em Cuidados Paliativos

21

Ana Paula Lopes de Melo
Mário Roberto Hirschheimer

INTRODUÇÃO

- O alívio do sofrimento, a compaixão pelo doente e seus familiares, o controle dos sintomas e da dor, a busca pela autonomia e pela manutenção de uma vida ativa enquanto ela durar: esses são alguns dos princípios dos cuidados paliativos que, finalmente, começam a ser reconhecidos em todas as esferas da sociedade brasileira.

- Os cuidados paliativos foram definidos pela Organização Mundial de Saúde (OMS) em 2002, como uma abordagem ou tratamento que melhora a qualidade de vida de pacientes e familiares diante de doenças que ameacem a continuidade da vida.

- Os cuidados paliativos atuam por meio da prevenção (quando isto é possível) e do alívio do sofrimento, identificando precocemente e tratando a dor e o conjunto de outros problemas físicos, psicossociais e espirituais que acompanham a enfermidade. Eles têm como objetivo cuidar e não curar.

- É imprescindível compreender o que significa saúde, definida pela OMS não como mera ausência de doença, mas como bem-estar físico, mental e social da pessoa. Quando a esses três elementos se acrescenta o bem-estar espiritual, cria-se uma estrutura de pensamento que permite uma abordagem adequada do paciente.

- O critério para avaliar o atendimento é se ele vai beneficiar o paciente. Cuidar do paciente não se relaciona só com a cura da doença, mas com os cuidados necessários para assegurar seu bem-estar global. Garantir o bem-estar físico é o primeiro passo, mas é o mal-estar mental que leva o paciente a questionar o valor de sua vida. Por isso, uma estratégia importante é ajudá-lo a recriar o equilíbrio e o bem-estar mental, componentes fundamentais do bem-estar global. Da mesma forma, o bem-estar social e o espiritual agregam às outras formas de bem-estar uma condição que permite à pessoa viver plenamente dentro de suas possibilidades.

VOLUME – VENTILAÇÃO NÃO INVASIVA

- Os princípios dos cuidados paliativos são:
  - Fornecer alívio para a dor e outros sintomas estressantes, como dispneia, astenia, anorexia e outras emergências.
  - Oferecer um sistema de apoio para ajudar a família a lidar com a doença do paciente, em seu próprio ambiente.
  - Oferecer um sistema de suporte para ajudar os pacientes a viverem o mais ativamente possível até sua morte.
  - Usar uma abordagem multiprofissional e interdisciplinar para acessar necessidades clínicas, psicossociais e espirituais dos pacientes e suas famílias.
  - Reafirmar a vida e a morte como processos naturais.
  - Integrar os aspectos psicológicos, sociais e espirituais ao aspecto clínico de cuidado ao paciente.
  - Não apressar nem adiar a morte (optar pela ortotanásia, e não pela distanásia ou pela eutanásia).
- Os cuidados paliativos devem ser fornecidos por uma equipe multiprofissional, fundamental na avaliação de sintomas em todas as suas dimensões, na definição e condução dos tratamentos farmacológicos e não farmacológicos imprescindíveis para o controle de todo e qualquer sintoma. A comunicação adequada entre essa equipe, o paciente e seus familiares é a base para o esclarecimento e favorecimento da adesão ao tratamento. Os pontos considerados fundamentais são os seguintes:
  - Os sujeitos do tratamento compreendem o paciente e sua família.
  - Os sintomas do paciente devem ser avaliados rotineiramente e gerenciados de forma eficaz mediante intervenções ativas.
  - As decisões relacionadas à assistência e às opções terapêuticas devem objetivar a qualidade de vida e devem ser norteadas por princípios éticos e humanitários, permeadas pela empatia entre a família e a equipe responsável pelos cuidados. A empatia é um dos principais instrumentos dos cuidados paliativos.
- Todos os serviços deveriam estabelecer protocolos de cuidados paliativos que evitem a utilização imotivada, inútil e fútil de recursos terapêuticos, buscando proporcionar cuidado integral ao paciente e à sua família durante todo o processo de final de vida. Tais protocolos devem prever:
  - Alívio da dor, com a utilização de escalas de aferição periódica da dor e do uso de analgésicos e sedativos.
  - Suporte nutricional, priorizando a via oral (VO), que, se comprometida por lesões orais inflamatórias e pela ausência de apetite, pode ser substituída pelas vias enteral ou parenteral, de modo a garantir a hidratação e o suprimento calórico.
  - Minimizar a dispneia por meio do uso de oxigenoterapia quando necessária, com a preocupação de utilizar dispositivos confortáveis.

SÉRIE FISIOTERAPIA EM NEONATOLOGIA E PEDIATRIA

☐ Alívio dos vômitos, com utilização prioritária de antieméticos que atuam no gatilho bulbar do vômito.

☐ Prevenção da constipação intestinal com hidratação, alimentos e medicamentos à base de fibras e, quando necessária, a utilização de enemas.

☐ Prevenção de escaras e observação de posição anatômica dos segmentos corporais.

☐ Incentivo à participação em atividades recreativas, de terapia ocupacional e de fisioterapia, mas com atenção à fadiga, respeitando as limitações físicas e emocionais do paciente.

☐ Uso de tecnologias avançadas com finalidade paliativa, como a irradiação de tumores que causem dor ou obstrução das vias aéreas, quando necessárias.

■ Os cuidados ao paciente crítico vêm sofrendo transformações durante as últimas décadas e as taxas de sobrevivência de pacientes em condições mais severas como câncer, transplante, AIDS, lesões múltiplas, queimaduras, doenças neuromusculares vêm aumentando consideravelmente.

■ Estes doentes apresentam comorbidades ou deficiências crônicas, que podem ser musculoesqueléticas, respiratórias, cardíacas e neurológicas, sendo a insuficiência ventilatória aguda (IVA) uma das principais indicações de internação nas unidades de cuidados intensivas (UCI). Quadros súbitos de dispneia, quando decorrentes de IVA, acarretam risco imediato de morte. Do ponto de vista clínico, a dispneia pode ser controlada ou amenizada com auxílio de um arsenal terapêutico farmacológico e não farmacológico. Técnicas não invasivas, como o correto posicionamento corporal, exercícios respiratórios e, mais recentemente, a ventilação não invasiva (VNI), podem auxiliar a melhora o quadro de dispneia e desconforto.

VENTILAÇÃO NÃO INVASIVA

■ A VNI é uma forma de suporte ventilatório em que uma pressão positiva é fornecida na via aérea do paciente e a conexão entre o aparelho de ventilação pulmonar e o paciente é realizada pelo uso de interfaces (máscaras nasais e orofaciais), substituindo o uso de próteses intratraqueais (cânula intratraqueal ou cânula de traqueostomia). A maior vantagem na utilização da VNI como suporte ventilatório é a possibilidade de oferecer alívio e conforto, diminuindo significativamente a necessidade de intubação intratraqueal (ITT) e, consequentemente, as complicações associadas à VM invasiva, como a pneumonia associada à ventilação (PAV), ulceração e/ou edema da mucosa traqueal, altas doses de sedação e sepse, além de diminuir o tempo de internação hospitalar e as taxas de mortalidade.

■ Diante dessas vantagens, atualmente a VNI vem sendo sugerida como 1ª opção de intervenção para os doentes com IVA sob cuidados paliativos. É um método de fácil aplicação e remoção, necessitando, em algumas situações, de doses baixas de sedação e analgesia, preservando-se, assim, o mecanismo de defesa das vias aéreas superiores, a comunicação e a manutenção da respiração espontânea.

BENEFÍCIOS/EFEITOS FISIOLÓGICOS DA VENTILAÇÃO NÃO INVASIVA

- Os benefícios fisiológicos da VNI incluem a melhora na oxigenação, diminuição do trabalho respiratório, melhora da relação ventilação/perfusão (V/Q), diminuição da fadiga, aumento da ventilação minuto e da capacidade residual funcional (CRF). Comparativamente à ITT, existem vantagens adicionais relacionadas com o conforto da criança, possibilidade do paciente deglutir e falar, a facilidade de início, implementação e retirada da VNI e a redução da taxa de infecções relacionadas a VM.

- Na Tabela 21.1 estão citados os principais efeitos fisiológicos da VNI.

- Nos últimos anos, alguns estudos foram publicados sobre a utilização da VNI como forma de suporte ventilatório em pacientes com doenças degenerativas ou terminais, com quadro de dispneia intensa ou desconforto respiratório. Dois destes estudos[10,11] demonstraram que cerca de metade dos pacientes internados em unidades de cuidados paliativos, submetidos à VNI sobreviveram a episódios de IVA e receberam alta hospitalar. Um estudo-piloto[12] realizado com pacientes em estágio terminal de câncer e IVA, internados em uma unidade de cuidados paliativos, demonstrou diminuição significativa da dispneia após 1 hora de utlização da VNI. Estudos realizados em pacientes adultos que apresentam exacerbação da doença pulmonar obstrutiva crônica (DPOC), imunossupressão, edema pulmonar cardiogênico, asma, fibrose cística e IVA que foram submetidos à VNI têm fornecido evidências de que este suporte ventilatório diminui os riscos da ITT e de mortalidade.

TABELA 21.1
PRINCIPAIS EFEITOS FISIOLÓGICOS DA VNI

Estabilização das vias aéreas superiores.

Maior eliminação de CO_2 e menor consumo de O_2 (melhora da ventilação e da oxigenação)

Redução do trabalho respiratório.

Aumento da CRF em pacientes com insuficiência respiratória restritiva.

Melhora e diminuição das atelectasias.

Diminuição da agudização das doenças respiratórias e das hospitalizações.

Redistribuição da água pulmonar, nos casos de edema pulmonar.

Melhora da função cardíaca.

Melhora da qualidade do sono.

Facilita a mobilização da secreção das vias aéreas.

Retarda o uso de traqueostomia.

Evita o gasto energético excessivo.

Evita e corrige a auto-PEEP

CO_2 = gás carbônico; O_2 = oxigênio; CRF = capacidade residual funciona, PEEP = pressão expiratória positiva final.
Fonte: autores.

INDICAÇÕES DA VENTILAÇÃO NÃO INVASIVA NOS CUIDADOS PALIATIVOS

■ A IVA decorrente de doenças neuromusculares, oncológicas ou cardiorespiratórias pode estar relacionada com um processo reversível (como edema pulmonar e infecção) ou irreversível (como nos casos terminais como tumores malignos). Quando ela está relacionada com um agravo reversível, o tratamento sintómatico é combinado a outras intervenções (p. ex.: fisioterapia e o uso de diuréticos e antibióticos), objetivando-se reverter sua causa. Já a IVA na fase terminal da doença requer cuidados apenas para o conforto do paciente.

■ Nesse contexto, a VNI pode ser indicada em diferentes situações dentro dos cuidados paliativos:

1. Como suporte nos casos de agudização do doente crônico: fornecendo um suporte ventilatório ao paciente que apresentar IVA, até que a causa seja tratada e resolvida. Nesta situação, a VNI é o suporte ventilatório de 1ª escolha por apresentar várias vantagens quando comparado à VM invasiva, sendo importante que o paciente se sinta confortavel e tolere a interface e o modo ventilatório selecionado. Esse modo de tratamento deverá ser descontinuado quando o paciente for capaz de realizar a ventilação e a oxigenação de maneira adequada sem assistência ou quando a VNI for ineficaz ou o paciente não a tolerar. Nestes casos, a IIT e a VM invasiva devem ser indicadas.

2. Quando o paciente ou seus familiares recusam a ITT e a VM invasiva: a VNI será utilizada como 1ª escolha nos casos em que o paciente não aceita a ITT e VM invasiva. Nesses quadros, o sucesso da VNI dependerá da melhora na ventilação e da oxigenação do paciente, sendo fundamental que os sinais vitais e os sinais de desconforto ventilatório sejam monitorados e que o paciente esteja confortável com essa modalidade ventilatória. Caso o paciente apresente piora do quadro ou mantenha os mesmos sinais de desconforto após a instalação deste suporte ventilatório, deve-se optar por outras formas de suporte, sempre visando o conforto do paciente.

3. Como medida de conforto para pacientes terminais: pacientes com doenças terminais podem ser subtidos à VNI de forma paliativa visando conforto com melhora da dispneia, manutenção da cognição e da capacidade de se comunicar. Nessas circunstâncias, a VNI será bem-sucedida apenas se melhorar os sintomas de dispneia e/ou outros sintomas, sem trazer outras consequências preocupantes ao paciente. A reavaliação contínua do paciente é fundamental, pois, com a evolução dos sintomas, mudanças no tratamento podem ser necessárias.

■ Poder usufruir de um aparelho de ventilação mecânica para suporte não invasivo em internações domiciliares é assegurado pela Portaria GM/MS 1.370, de 3 de junho de 2008, que instituiu o Programa de Assistência Ventilatória Não Invasiva aos portadores de doenças neuromusculares, considerando que elas englobam um grupo de doenças que levam à fraqueza muscular generalizada envolvendo membros superiores ou inferiores, músculos da orofaringe e da respiração acarretando dificuldades para engolir, falar e respirar.

VOLUME – VENTILAÇÃO NÃO INVASIVA

■ A Portaria SAS/MS 370, de 4 de julho de 2008, estabeleceu, no seu Anexo I, o rol de doenças neuromusculares incluídas no Programa de Assistência Ventilatória Não Invasiva aos Portadores de Doenças Neuromusculares (Tabela 21.2) e, no seu Anexo II, as indicações e contraindicações clínicas para a sua utilização em pacientes portadores destas doenças (Tabela 21.3).

TABELA 21.2
ROL DAS DOENÇAS INCLUÍDAS NO PROGRAMA ASSISTÊNCIA VENTILATÓRIA NÃO INVASIVA AOS PORTADORES DE DOENÇAS NEUROMUSCULARES – CIDS

G70.0 MIASTENIA GRAVE

Inclui a induzida por drogas.

G71.0 DISTROFIA MUSCULAR

Distrofia muscular:
- autossômica recessiva, infantil (semelhante às síndromes de Duchenne ou de Becker)
- benigna (Becker)
- das cinturas escapular e pélvica
- distal
- escapuloperonial benigna com contraturas precoces (Emery-Dreifuss)
- escapuloperonial
- fascioescápulo-umeral
- grave (Duchenne)
- ocular
- oculofaríngea
- Exclui: distrofia muscular congênita:
  ° sem outra especificação (G71.2)
  ° com anormalidades morfológicas específicas das fibras musculares

G71.1 TRANSTORNOS MIOTÔNICOS

Distrofia miotônica (Steinert)
Miotonia:
- condrodistrófica
- induzida por drogas
- sintomática
Miotonia congênita:
- sem outra especificação
- dominante (Thomsen)
- recessiva (Becker)
Neuromiotonia (Isaacs)
Paramiotonia congênita
Pseudomiotonia
- Inclui a induzida por drogas.

Continua

Continuação

G71.2 MIOPATIAS CONGÊNITAS

Desproporção dos tipos de fibras
Distrofia muscular congênita:
- sem outra especificação
- com anormalidades morfológicas específicas das fibras musculares
Doença (da) (do):
- parte central (*central core disease*)
- tipo: *minicore* e *multicore*
Miopatia:
- miotubular (centronuclear)
- nemalina

G71.3 MIOPATIA MITOCONDRIAL NÃO CLASSIFICADA EM OUTRA PARTE

G12.0 ATROFIA MUSCULAR ESPINAL INFANTIL TIPO I (WERDNIG-HOFFMAN)

G12.1 OUTRAS ATROFIAS MUSCULARES ESPINAIS HEREDITÁRIAS

Atrofia muscular espinal:
- do adulto
- distal
- infantil, tipo II
- forma juvenil, tipo III (Kugelberg-Welander)
- forma escapuloperonial
Paralisia bulbar progressiva da infância (Fazio-Londe)

G12.2 DOENÇA DO NEURÔNIO MOTOR

Atrofia muscular espinal progressiva
Doença familiar do neurônio motor
Esclerose lateral:
- amiotrófica
- primária
Paralisia bulbar progressiva

G60.0 NEUROPATIA HEREDITÁRIA MOTORA E SENSORIAL

Atrofia muscular peronial (tipo axonal) (tipo hipertrófico)
Doença (de):
- Charcot-Marie-Tooth
- Déjerine-Sottas
Neuropatia:
- hereditária motora e sensorial, tipos I-IV
- hipertrófica da infância
Síndrome de Roussy-Lévy

B91 SEQUELAS DE POLIOMIELITE

Fonte: autores.

TABELA 21.3
INDICAÇÕES E CONTRAINDICAÇÕES PARA VNI

INDICAÇÕES

- $PaCO_2 \geq 45$ mmHg.

- $SpO_2 < 88\%$ por mais de 5 minutos durante o sono e/ou dessaturação de oxigênio não explicada pela presença de apneias ou hipopneias.

- Sintomas compatíveis com hipoventilação alveolar crônica: cefaleia matinal, fadiga, despertar noturno frequente com dispneia e taquicardia, sonolência, pesadelos relacionados com dificuldades respiratórias (sufocação e afogamento), dificuldade de concentração, ansiedade, depressão, náuseas, hiporexia, perda ou ganho de peso, dificuldade de mobilizar secreções das vias aéreas e em casos mais avançados hipertensão pulmonar, insuficiência cardíaca congestiva e policitemia.

CONTRAINDICAÇÕES

- Diminuição da consciência, sonolência, agitação, confusão ou recusa do paciente.

- Instabilidade hemodinâmica com necessidade de medicamento vasopressor, choque, arritmias complexas.

- Obstrução da via aérea superior ou trauma de face.

- Tosse ineficaz ou incapacidade de deglutição.

- Distensão abdominal, náuseas e vômitos.

- Sangramento digestivo alto.

PaO_2: pressão parcial de oxigênio; SpO_2: saturação de pulso de oxigênio.

Fonte: autores.

APLICAÇÃO DA VNI

INTERFACE

- A escolha da interface adequada é fundamental para o conforto do paciente e o sucesso da VNI. As máscaras faciais (oronasais) são as mais utilizadas, porém, nos casos de má-adaptação destas ou se presente claustrofobia, a máscara nasal pode ser indicada, desde que não ocorra vazamento importante de ar pela boca.

PARÂMETROS

- Além do ajuste adequado da pressão positiva inspiratória (IPAP), da pressão positiva expiratória nas vias aéreas (EPAP) e da fração inspirada de oxigenio (FiO_2), é importante definir a frequência de reavaliações para garantir a segurança do paciente.

ESTRATÉGIAS VENTILATÓRIAS

- Deve-se iniciar a VNI com baixos valores de IPAP e EPAP para garantir uma boa adaptação e, de acordo com a necessidade, essas pressões podem ser aumentadas gradativamente de 2 em 2 cmH_2O para garantir o alivio dos sintomas e o conforto do paciente (Tabela 21.4).

SÉRIE FISIOTERAPIA EM NEONATOLOGIA E PEDIATRIA

TABELA 21.4
PARÂMETROS INICIAIS PARA VNI

PARÂMETROS	VALORES NUMÉRICOS	UNIDADES
IPAP	8 a 12	cmH_2O
EPAP	4 a 6	cmH_2O
Frequencia de *back up*	8 a 12	cpm
Relação TI:TE	1 : 3	segundos
Sensibilidade à fluxo	0,5 a 1,0	L/min
Tempo inspiratório*	de acordo com a constante de tempo para a idade** e doença de base	segundos
Fluxo	de acordo com a idade e doença de base	L/min

IPAP = pressão inspiratória positiva; EPAP = pressão expiratória positiva final; Cpm = ciclos por minuto; TI = tempo inspiratório; TE = tempo expiratório.

*São necessárias de 3 a 5 constantes de tempo para que ocorra o equilíbrio de pressões nos pulmões, para que ocorram as trocas gasosas.

**Recém-nascidos: 1 constante de tempo = 0,15 segundos. Lactente: 1 constante de tempo = 0,20 segundos. Crianças maiores e adultos: 1 constante de tempo = 0,3 segundos.

Fonte: autores.

MONITORAÇÃO

- É fundamental a monitoração contínua da saturação de pulso de oxigênio (SpO_2), da frequência respiratória (FR), frequência cardíaca (FC) e sinais de desconforto ventilatório (dispneia, tiragens e retrações). A gasometria arterial pode ser realizada apenas para controle da evolução e sintomas da doença. A retirada da VNI quando possível, para alimentação e comunicação do paciente, deve ser incentivada.

CONTRAINDICAÇÕES

- Cirurgia facial, trauma ou deformidade de face (por limitar a adaptação da interface), náuseas e vômitos ativos.

- A diminuição do nível de consciencia é considerada uma contraindicação relativa para esses pacientes, embora existam controvérsias a esse respeito.

INTERRUPÇÃO DA VNI

- A VNI deve ser interrompida quando o paciente não apresentar sinais de melhora dos descorto ventilatório (dispneia, tiragens e retrações) durante as duas primeiras horas de utilização desse suporte ventilatório. Caso o paciente apresente claustrofobia ou intolerância à interface escolhida, um novo modelo deve ser selecionado e o uso de baixas doses de sedação pode ser considerado para diminuir a ansiedade. Se ainda assim o paciente se apresentar desonfortavel e ansioso, a VNI deve ser interrompida e uma nova estratégia deve ser considerada.

ASPECTOS BIOÉTICOS

■ A discussão com o paciente e sua família a respeito dos objetivos de longo prazo, da utilização de recursos artificiais para o manejo das alterações respiratórias e da necessidade procedimentos é fundamental. Vários fatores éticos e econômicos podem interferir na tomada de decisões. O conceito de qualidade de vida, considerando-se a vitalidade do paciente, sua função social, além de sua saúde mental e emocional, pode ser avaliado com o uso de questionários validados.

■ A VNI é trabalhosa e deve ser discutida com a família do paciente, levando-se em conta seus valores morais, sociais, culturais e religiosos, utilizando-se uma abordagem de equipe multiprofissional. O conceito do *menor maduro* postula que alguns menores são capazes de entender a natureza e as consequências do tratamento oferecido. Neste caso, ele deve participar da tomada de decisões para dar seu assentimento, além do consentimento esclarecido dos responsáveis legais pelo paciente (os genitores, na maioria dos casos). É da maior importância que o paciente e sua família estejam envolvidos em todas as etapas das decisões relativas aos cuidados em geral. Discutir objetivos imediatos e de longo prazo, tendo em conta a natureza progressiva e irreversível da doença e seu impacto sobre o paciente e sobre a qualidade de vida dele e de sua família, é de suma importância. O sucesso do atendimento depende da empatia entre a equipe constituída por profissionais de saúde (médicos, enfermagem, psicólogos, fisioterapeutas e assistentes sociais) e o conjunto constituído pelo paciente e sua família. Fazer coincidir expectativas é um dos objetivos a alcançar neste processo e, para tanto, a troca de informações entre as partes envolvidas é fundamental. Prestar assistência domiciliar adequada pode tornar-se difícil para a família e os cuidadores. A necessidade de cuidado institucional, hospitalar ou não (p. ex.: assistência domiciliar), e a de profissionais de saúde familiarizados e bem-treinados no cuidado dos pacientes deve ser considerada. É importante que todas as decisões sejam cuidadosamente anotadas no prontuário do paciente e deixar claro, principalmente para o paciente e seus familiares, que elas podem ser revistas a qualquer momento.

REFERÊNCIAS

1. ANCP - Academia Nacional de Cuidados Paliativos. O que são cuidados paliativos? [homepage on the Internet cited 2012). Disponível em: http://www.paliativo.org.br/ancp. php?p=oqueecuidados.
2. Barbosa SMM, Hirschheimer MR. Cuidados Paliativos à Criança e ao Adolescente. In: Constantino CF, Barros JCR, Hirschheimer MR (Eds). Cuidando de Crianças e Adolescentes sob o olhar da Ética e da Bioética. São Paulo: Editora Atheneu; 2009. P113-120.
3. Hirschheimer MR, Constantino CF. O direito de morrer em paz e com dignidade – Considerações a respeito da Resolução CFM nº 1.805/2006. Boletim IBCCRIM 2007; 172:9-11.
4. Hirschheimer MR, Troster EJ. Crianças e adolescentes gravemente enfermos. In: Constantino CF, Barros JCR, Hirschheimer MR (Eds). Cuidando de Crianças e Adolescentes sob o olhar da Ética e da Bioética. São Paulo: Editora Atheneu; 2009. P87-112.

SÉRIE FISIOTERAPIA EM NEONATOLOGIA E PEDIATRIA

5. Curtis JR, Cook DJ, Sinuff T, White DB, et al. Noninvasive positive pressure ventilation in critical and palliative care settings: understanding the goals of therapy. Crit Care Med. 2007 Mar;35(3):932-9.

6. Bassani MA, Oliveira ABF, Neto AFO, Taize R. O Uso da ventilação mecânica não-invasiva nos cuidados paliativos de paciente com sarcoma torácico metastático. Relato de Caso. Revista Brasileira de Terapia Intensiva. 2008 Abril; 20(2)205-209.

7. Azoulay E, Demoule A, Jaber S, et al. Palliative noninvasive ventilation in patients with acute respiratory failure. Intensive Care Med. 2011 Aug; 37(8): 1250-7.

8. Díaz Lobato S, Mayoralas Alises S, Montiel G. Noninvasive mechanical ventilation in the exacerbation of respiratory diseases. Med Clin (Barc). 2011 Dec 10;137(15):691-6

9. Levy M, Tanios MA, Nelson D, et al. Outcomes of patients with do-not-intubate orders treated with noninvasive ventilation. Crit Care Med 2004; 32:2002-2007.

10. Perrin C, Jullien V, Duval Y, Defrance C. Noninvasive ventilation in palliative care and near the end of life. Rev Mal Respir. 2008 Dec;25(10):1227-36.

11. Schettino G, Altobelli N, Kacmarek RM. Noninvasive positive pressure ventilation reverses acute respiratory failure in select "do-not-intubate" patient. Crit Care Med 2005; 33:1976-1982.

12. Cuomo AM, Delmastro M, Ceriana P, et al. Noninvasive mechanical ventilation as a palliative treatament of acute respiratory failure in patients with end-stage solid cancer. Palliat Med 2004; 18:602-610.

13. Brasil. Ministério da Saúde, Gabinete do Ministro: Portaria Nº 1.370 de 3 de julho de 2008. Institui o Programa de Assistência Ventilatória Não Invasiva aos Portadores de Doenças Neuromusculares. [homepage on the Internet cited 2012]. Disponível em: http://www.saude.ms.gov.br/controle/ShowFile.php?id=89812.

14. Brasil. Ministério da Saúde, Secretaria de Atenção à Saúde. Portaria nº 370, de 04 de julho de 2008. [homepage on the Internet cited 2012]. Disponível em: http://bvsms.saude.gov.br/bvs/saudelegis/sas/2008/prt0370_04_07_2008.html.

15. Yeow ME, Szmuilowicz E. Practical aspects of using noninvasive positive pressure ventilation at the end of life #231. J Palliat Med. 2010 Sep;13(9):1150-1.

16. Nava S, Cuomo A, Maugeri FS. Noninvasive ventilation and dyspnea in palliative medicine. Chest. 2006 May;129(5):1391-2.

17. Cuomo A, Delmastro M, Ceriana P, Nava S, Conti G, Antonelli M, Iacobone E. Noninvasive mechanical ventilation as a palliative treatment of acute respiratory failure in patients with end-stage solid cancer. Palliat Med. 2004 Oct;18(7):602-10.

18. Crippen DW, Whetstine LM. Noninvasive ventilation and palliative care: unfolding the promise. Crit Care Med. 2004 Mar;32(3):881-2.

19. Simonds AK. Recent advances in respiratory care for neuromuscular disease. Chest. 2006 Dec;130(6):1879-86.

20. Bourke SC, Bullock RE, Williams TL, Shaw PJ, Gibson GJ. Noninvasive ventilation in ALS: indications and effect on quality of life. Neurology. 2003 Jul 22;61(2):171-7.

21. Ambrosino N, Guarracino F. Unusual applications of noninvasive ventilation. Eur Respir J. 2011 Aug;38(2):440-9

22. Duchateau FX, Beaune S, Ricard-Hibon A, Mantz J, Juvin P. Prehospital noninvasive ventilation can help in management of patients with limitations of life-sustaining treatments. Eur J Emerg Med. 2010 Feb;17(1):7-9.

23. Selecky PA, Eliasson CA, Hall RI, Schneider RF, Varkey B, McCaffree DR; American College of Chest Physicians. Palliative and end-of-life care for patients with cardiopulmonary diseases: American College of Chest Physicians position statement. Chest. 2005 Nov;128(5):3599-610.

24. Silva DCB, Foronda FAK, Troster EJ. Noninvasive ventilation in pediatrics. J Pediar 2003;79(2):S161- S168.

25. Sousa RMK, Shiguemoto TS, Tsai LY. Fisioterapia no Paciente Imunocomprometido. In: Barbosa AP, Johnston C, Carvalho WB. Fisioterapia. Vol 3 – Série Terapia Intensiva Pediátrica e Neonatal. São Paulo: Editora Atheneu; 2008.

26. Carvalho WB, Horigoshi NK. Conceitos Básicos e Contraindicações da VNI. In: Barbosa AP, Johnston C, Carvalho WB. Ventilação não invasiva em neonatologia e pediatria. Vol 1 – Série Terapia Intensiva Pediátrica e Neonatal. São Paulo: Editora Atheneu; 2007.

27. Garpestad E, Brennan J, Hill NS. Noninvasive ventilation for critical care. Chest 2007;132(2):711-20.

28. Johnston C, Melo DAS, Carvalho WB. Parâmetros iniciais para a aplicação da VNI. In: Ventilação não invasiva em neonatologia e pediatria. Vol 1 – Série Terapia Intensiva Pediátrica e Neonatal. Editora Atheneu: São Paulo; 2007.

29. Françoso LA, Saito MI, Coates V, Oselka GW. Sigilo Profissional na Adolescência. In: Constantino CF, Barros JCR, Hirschheimer MR (Eds). Cuidando de crianças e adolescentes sob o olhar da ética e da bioética. São Paulo: Editora Atheneu; 2009. P277-283.

Índice Remissivo

A

Aerofagia, 237

Agitação, 68, 74
  recomendação, 71

ALTE (*apparent life threatening event*), 143

Ambiente domiciliar, ventilação não invasiva em, 227-241

Amplitude ventilatória reduzida, 135

Analgesia, 85

Analgossedação em terapia intensiva pediátrica e neonatal, 83

Ansiedade, 68, 83
  recomendação, 71

Aparelho de ventilação não invasiva
  características, 18
  uso na DPOC não agudizada, características mínimas de, 118

Apneia, 75
  da maturidade, 156
  obstrutiva do sono, 208, 267
    caso clínico, 148
    fatores de risco, 146

Asma, 204, 265
  agudizada, 220
  escore de Wood-Downes para, 101
  evidências da VNI na, 266

Aspiração do conteúdo gástrico, 67
  recomendação, 67, 70

Assincronia, 74
  entre paciente e aparelho de ventilação mecânica, 58

Atelectasia(s)
  de compressão, 178
  de reabsorção, 178
  de rebaixamento, 178
  no pós-operatório cardíaco, prevenção e tratamento, 179
  prevenção de, 111
  pulmonares, classificação e causas mais frequentes, 178
  reversão da, radiografia de tórax, 211
  total, RX de tórax, 210
  VNI como prevenção de, 191

Atenção domiciliar à saúde, 227

Atrofia muscular espinhal, 267

Auto-PEEP, 8
  redução da, 112

B

Babylog 8000 Plus® Dräger, 25, 26

Bandagem adesiva, esquema para confecção e da fixação de, 159

Barotrauma, 68
  recomendação, 68, 71

Benzodiazepínicos, 85

Bilevel, 2, 3

BIPAP (*Bilevel Positive Airway Pressure*), 200
nasal, 252

Bipap Focus®, Philips Respironics, 20

Bipap V60®, Philips Respironics, 21

Bipap Synchrony®, Respironics, 20

Bipap Vision®, Respironics, 19

BIS®, 90
monitor, 90
sensor, 90

Boletim de Silverman e Andersen, 51

Bomba ventilatória, 3

Bronquiolite
aguda, evidências da VNI na, 260
escore de Wood-Downes para, 101
obliterante, 117
viral aguda, 203

C

Canal de Lambert, 122

Canaleta para divisão do fluxo de ar
inspirado e expirado, 40

Cânula nasal, 36
de alto fluxo, 244

Capacetes para VNI, 36

Capacidade(s)
de insuflação máxima, 136
pulmonar(es), 46
normais, 47
total, 46, 3
residual funcional, valor normal, 46

Cardiopatia(s)
congênitas, 205
incidência no Brasil, 175
relações com o uso da pressão
positiva nas vias aéreas, 183
segundo a presença de cianose e a
quantificação do fluxo sanguíneo
pulmonar, 184
de hiperfluxo pulmonar, 183

de hipofluxo pulmonar, 184

Carina®, Dräger, 23

Caso clínico
apneia obstrutiva do sono, 148
falha na ventilação não invasiva, 80
técnica de fisioterapia respiratória
durante o processo de VNI, 209
utilizações clínicas da VNI na
emergência, 222
ventilação não invasiva, 30
ventilação não invasiva no período
neonatal, 160
ventilação não invasiva no transplante
hepático, 171

Centro respiratório, 6
regulação do, 111

Cetamina, 85

Cirurgia(s)
abdominais, 166
cardíaca, pré-operatório
e pós-operatório, 206

Claustrofobia, 35

Clipe nasal, 37

CO_2, reinalação de, 70
recomendação, 70

Colapso alveolar, 190

Complacência
do parênquima pulmonar, 178
pulmonar, 135

Consciência, rebaixamento do nível
de, 79

Cooperação, falta de, 74

Corpo
aórtico, 5
carotídeo, 5

Coxim subescapular para manter
a cervical de RN em leve
hiperextensão, 51

CPAP (*Continuous Positive Airway Pressure*), 200, 244 (*v. tb*. Pressão
positiva contínua em vias aéreas)
bubble, 246
convencional, 246
fluxos constante e variável, 246

SÉRIE FISIOTERAPIA EM NEONATOLOGIA E PEDIATRIA 287

nasal em recém-nascidos, histórico do uso da, 152

CPT, ver Capacidade pulmonar total

Criança em ventilação não invasiva, monitoração da, 235

Cuidados paliativos
princípios, 274
ventilação não invasiva
aplicação, 280
aspectos bioéticos, 282
indicações, 277
interrupção, 281

D

Débito cardíaco, 7

Deformidade da parede torácica, 120

Depressão ventilatória, 5

Depuração mucociliar, 207

Desconforto respiratório, sinais de, 78

Desmame
da ventilação pulmonar mecânica, classificação dos tipos de, 177
difícil, 177
prolongado, 177
simples, 177

Desnutrição que acompanha os casos de fibrose cística, 115

Dessaturação prolongada, 235

Dexmedetomidina, 85

Diafragma, 133

Disfunção cardíaca, 7

Displasia broncopulmonar, 151
aplicabilidade da VNI, 116

Dispositivo
de exalação, 39
para ventilação não invasiva, tipos, 152

Distensão
abdominal, 66
recomendação, 67, 70
gástrica, 35
intestinal associada ao uso de VNI, 66

Distrofia(s)
muscular(es), 133
de Duchenne, 267
torácica asfixiante, 120

Distúrbio do sono, 143

Dixtal®, 3012 Philips, 27

Doença(s)
incluídas no programa de assistência ventilatória não invasiva aos portadores de doenças neuromusculares, 278
musculoesqueléticas, 120
indicações de VNI nas, 121
neuromuscular(es), 202
crianças que sofrem, 265
evidências da VNI na, 266
fluxograma para avaliação do paciente com, 140
incluídas no programa de assistência ventilatória não invasiva aos portadores de, 278
ventilação não invasiva nas, 133-142
obstrutiva
da via aérea, 5
uso da ventilação não invasiva nas, 222
utilização da VNI nas, algoritmo, 192
pulmonar obstrutiva crônica, 9
agudizada, parâmetros iniciais para VNI nos casos de, 119
aplicabilidade da VNI, 117
VNI na agudização da, 118
respiratórias crônicas mais frequentes na infância
aplicabilidade da VNI, 114

Dor, 83

Dosímetro inalatório, 126

DPOC, ver Doença pulmonar obstrutiva crônica

Drenagem postural, 204

Drive, 56

E

Edema, 64
  pulmonar cardiogênico, 219
Efeitos cardiovasculares da VNI, 67
  recomendação, 67, 70
Elasticidade, redução da, 178
Embolia gasosa cerebral, 69
  recomendação, 69, 71
Emergência
  implementação da VNI na, 216
  utilizações clínicas da VNI na
    asma agudizada, 220
    caso clínico, 222
    edema pulmonar cardiogênico, 219
    VNI na sala de parto, 217
  ventilação não invasiva na, 215-225
Empilhamento de ar, 136
Epistaxe, 65
Equação para o cálculo do *shunt*
  pulmonar, 180
Equipamento(s)
  desenvolvidos para ventilação não
    invasiva
    BiPAP Focus®, Philips
      Respironics, 20
    BiPAP Synchrony®, Respironics, 20
    BiPAP V60®, Philips Respironics, 21
    BiPAP Vision® Respironics, 19
    Carina®, Dräger, 23
    Remstar CEFLEX ®, 21, 22
    Stellar 100/150® Resmed, 22
    Trillogy, 100 Philips
      Respironics®, 18, 19
    VPAP III ST-A Quicknav, 23
  desenvolvidos para a ventilação
    pulmonar mecânica invasiva que
    possibilitam a VNI
    Babylog 8000 plus® Dräger, 25, 26
    Dixtal® 3012 Philips, 27
    Evita XL®, Dräger, 25
    Evita 4® Dräger, 24
    iX5 Clearview, 26
    Savina®, Dräger, 25
    Servo I-Universal Maquet®, 28

Servo-I-Infant Maquet®, 29
Servo-S Maquet®, 29
VS III Resmedc®, 28
Escala
  analógica visual, 102
  comportamental Confort, 88
  de Borg modificada, 102
  de sedação de Ramsay, 88
  visual de dor de Oucher, 87
Escore
  clínico de Wood para asma,
    modificado para bronquiolite
    M-WCAS, 101
  de coma de Glasgow, 103
  de gravidade, 75
  de lesão dermatológica por pressão
    nas narinas, 54
  de sedação de Ramsay, 105
  de Silverman-Andersen para
    avaliar insuficiência
    respiratória aguda de
    recém-nascidos, 103
  de Westley para obstrução de vias
    aéreas superiores, 102
  de Wood-Downes
    para asma, 101
    para bronquiolite, 101
  de Wood-Downes, 97
Espaço morto alveolar, 9
Evita 4®, Dräger, 24
Evita XL®, Dräger, 25
Extubação
  da criança em pós-operatório
    cardíaco, critérios a serem avalliados
    previamente à, 175
  precoce, 175

F

Falência
  de oxigenação, 133
  ventilatória, 133
    aguda
      origens e causas, 4
      transporte de oxigênio na, 3

SÉRIE FISIOTERAPIA EM NEONATOLOGIA E PEDIATRIA

Falha
da VNI
fatores de risco para, 74
indicadores de
fluxograma, 79
fração inspirada de oxigênio, 76
frequência respiratória, 78
instabilidade hemodinâmica, 79
pressão arterial de gás
carbônico, 76
pressão arterial de oxigênio, 76
rebaixamento do nível de
consciência, 79
relação PAO_2/FIO_2, 77
saturação de pulso de oxigênio, 78
sinais de desconforto
respiratório, 78
Familiares/cuidadores, treinamento/
orientações para, 238
Faringe, 144
Fases da respiração, radiografias de
coelhos prematauros comparando
as, 218
Fator(es)
de risco
para a falha da VNI
agitação e falta de cooperação, 74
apneia, 75
assincronia, 74
características demográficas, 75
escolha inadequada da
interface, 74
escore de gravidade, 75
fluxograma, 75
Fibrose cística, 263
evidências da VNI na, 264
FIO_2, ver Fração inspirada de oxigênio
Fisioterapia, 122
respiratória
dor na, 207
ventilação não invasiva como
recurso para a, 189-196
Fluxo
de ar inspirado e expirado, canaleta
para divisão de, 40

sanguíneo
cerebral, recomendação, 67
pulmonar, relações com o uso da
pressão positiva nas vias
aéreas, 183
Fração inspirada de oxigênio, 76, 181
Frequência respiratória, 78
Fribose cística, aplicabilidade da
VNI, 114
Full face, 49
Função diafragmática, otimização
da, 124

G

Gás/gases
carbônico, determinantes do, 4
escape de, 57
inalados
modificação dos, 59
umidificação dos, 59
Gravidade clínica do paciente, 96

H

Helmet, 36
Hemoglobina, 6
ótima, 7
Hipercapnia, 116, 135
Hiperemia de septo nasal, 157
Hiperfluxo pulmonar, 183
Hiperinsuflação
dinâmica, 8, 191
manual, 207
pulmonar, 117
Hiper-reatividade brônquica, 116
Hipofluxo pulmonar, 184
Hipoplasia facial, 69
recomendação, 70
Hipoventilação
alveolar, 5
prevenção e tratamento, 111

alveolar crônica, sintomas, 138

Hipoxemia, 68
  arterial, 5, 1
  recomendação, 68, 71

I

Índice
  bioespectral, 90
  de oxigenação, 6

Infância, insuficiência ventilatória
  crônica na, 109

Inspirômetros, 136

Instabilidade hemodinâmica, 79

Insuficiência
  respiratória
    aguda, fisioterapia e a, 199
    crônica, 201
  ventilatória
    aguda, 258
      criança com, o que avaliar?, 96
      em quais momentos indicar
        VNI, 94
      evidências da VNI na, 261
      hipoxêmica, 1, 93
        classificação evolutiva, 97
    crônica
      em pediatria, 110
      mecanismos de ação da
        VNI, 111, 112
      na infância, 109, 120
        causas, 110

Insuflação
  gástrica, 66
  máxima, capacidade de, 136

Interface(s), 137
  adaptação, 48
  características importantes para
    escolha da, 38
  escolha e adaptação da, 34, 48
  escolha inadequada da, 74
  para VNI, vantagens e
    desvantagens, 41
  pele e, proteção do local de contato
    com, 42

tipos, 34
uso inadequado da, 41

Intubação
  intratraqueal, 1
  traqueal, prevenção, 156

Irritação ocular, 66
  recomendação, 66, 70

iX5 Clearview®, 26

J

Janela do tempo para a instituição da
  VNI, 49

L

Lacerações, 64

Lactente em decúbito lateral direito e
  VNI, 210

Laringomalácia, 122

Lesão(ões)
  de(a) face, 64
    por pressão, 40
    recomendação, 64
    relacionadas ao uso prolongado
      da VNI e ao uso inadequado da
      interface, 41
  dermatológica por pressão nas
    narinas,
    escore de, 54
  facial, recomendação, 70

M

Máscara
  adaptação na face dos
    recém-nascidos, 268
  com dupla parede, borda de, 39
  de face total, 49
  facial(is), 1, 34, 48
    adaptação da, 52
    total, 35
  full face, 35

nasal(is), 34
  adaptação, 52
  para VNI, 34, 35
  non vented, 34
  oronasais, 34, 52
  vented, 34

MDI (*metered-dose inhaler*), 126
  inalatório, 126

Mecanismo de ação da VNI na
  insuficiência ventilatória crônica
  diminuição do trabalho muscular
    respiratório, 111
  melhora da qualidade do sono, 112
  permeabilidade das vias aéreas, 112
  prevenção de atelectasias, 111
  prevenção e tratamento da
    hipoventilação alveolar, 111
  redução da auto-PEEP, 112
  regulação do centro respiratório, 111

Membrana para trocas gasosas, 3

Método do reequilíbrio
  toracoabdominal, 123

Modo
  ventilatório, 229
    ciclados a
      pressão, 56
      tempo, 56
    de VNI, adaptação inicial do paciente
      ao, 55

Monitor do BIS, 90

Monitoração do paciente e
  equipamentos de VNI domiciliar, 237

Morte súbita do lactente, 143

Mouthpiece, 37

Mucoviscidose, 114

Musculatura ventilatória expiratória,
  auxílio à, 136

Músculos
  respiratórios, fraqueza dos, 5
  ventilatórios, 123

N

Necrose
  de aletas e septo nasais, 40, 64
    recomendação, 64, 70
  de septo nasal, 157
    causada pelo uso inadequado de
      pronga
    nasal, 42

Neonatologia
  evidências da aplicação da VNI em
    pressão variável nas vias aéreas, 249
    pressão constante nas vias
      aéreas, 243
  modalidades de VNI em, 153
  parâmetros iniciais da VNI em, 55
  ventilação não invasiva em, fluxograma
    para a aplicação da, 161

O

Obstrução crônica de vias aéreas
  superiores, 122

Onda de pulso da pletismografia da
  oximetria de pulso, 99

Oxigenação, 5

Oxigênio
  determinantes da troca de, 4
  transporte global de, 4
  transporte na falência ventilatória
    aguda, 3

Oximetria de pulso durante a VNI,
  monitoração da, 234

P

$PACO_2$, ver Pressão arterial de gás
  carbônico

Padrão respiratório, 84

PAO_2, ver Pressão arterial de oxigênio

Parede torácica, deformidade da, 120

Peak flow, 137

Peça bucal, 37

para VNI, 38

Pectus excavatum, 120

Pediatria
- condução da VNBI em, 100
- evidências da aplicação da VNI
  - complicações da VNI, 268
  - falha na VNI, 269
  - indicações da ventilação não invasiva, 258
- evidências na utilização de VNI no pós-operatório em, 170
- insuficiência ventilatória crônica em, 110
- parâmetros iniciais da VNI em, 55

PEEP, 8

Percussão, 207
- torácica manual, 204

Período
- neonatal
  - evidências da VNI no
    - apneia da prematuridade, 156
    - após a extubação, 155
    - prevenção da intubação traqueal, 156
    - síndrome do desconforto respiratório, 155
  - ventilação não invasiva no
    - caso clínico, 160
    - complicações, 157
    - contraindicações, 157
    - cuidados, 157
    - histórico do uso de CPAP nasal em recém-nascidos, 152
    - modalidades de VNI em neonatologia, 153
    - tipos de dispositivos para, 152

pH, 77

Placa de hidrocoloide, 53

Pneumonia, 208
- fisioterapia em pacientes com, 209

Poro de Kohn, 122

Porta expiratória da máscara com fluxo divergente, 39

Pós-operatório cardíaco

critérios a serem avaliados previamente à extubação da criança em, 175
ventilação não invasiva no, 175-188

Pós-transplante hepático, mecânica ventilatória no, 166

Pressão
- arterial de gás carbônico, 76
- arterial de oxigênio, 5, 76, 181
  - evolução média da, 76
- assistida, 229
- controlada, 229
- de suporte, 229
- intratorácica, aumento na, 9
- parâmetros para os dois níveis de, 98
- positiva
  - de forma não invasiva, 1
  - nas vias aéreas, comparação dos efeitos da, 99
- positiva contínua nas vias aéreas, 1, 230
- positiva na sala de parto, 219

Processo inflamatório agudo, 203

Pronga
- adaptação na face dos recém-nascidos, 268
- nasal, 36, 48
  - adaptação da, 53
  - materiais para fixação da, 53
  - necrose de septo nasal causada pelo uso inadequado de, 42
  - para os RNPT, 49
  - para VNI, 37
  - posicionamento adequado, 159
  - tipo Hudson, escolha adequada, 37

Proteção
- no local de contato com pele e a interface, 42
- para evitar o contato da pronga com o septo nasal do RN, 65

Q

Qualidade do sono, melhora da, 112

R

Recém-nascido
  como iniciar e retirar o suporte
    ventilatório não invasivo em, 57
  histórico do uso da CPAP nasal
    em, 152
Recuo elástico do tecido pulmonar em
  neonatos, 46
Reequilíbrio toracoabdominal, método
  do, 123
Reexpansão pulmonar, 207
  VNI como técnica para, 189
Régua para estimar o tamanho da
  interface, 38
Reinalação de CO_2, 70
  recomendação, 71
Relação
  do débito cardíaco com as
    resistências, capacitâncias, forças,
    fluxos e volumes do sistema
    cardiovascular, 7
  PAO_2/FiO_2, 77
  SpO_2/FiO_2, 6
  V/Q, 6
  VR/CPT, 47
Remstar Ceflex®, Philips, 21, 22
Respiração, 4
  corrente durante a ventilação não
    invasiva, 3
  glossofaríngea, 136
  nasal, 48
Rinossinusites, recomendação, 66
Risco de aspiração de conteúdo
  gástrico, 35
RPPI (respiração por pressão positiva
  intermitente), 201

S

Sangramento nasal, 65
  recomendação, 65, 70
SaO_2, 5

Saturação de pulso de oxigênio, 78
Savina® Dräger, 25
Sedação, 85
  consciente, 85
  leve, 85
  moderada, 85
  níveis de, progressão entre os
    diferentes, 85
  nível de
    acompanhando o, 87
    progressão entre os diferentes, 85
  profunda, 85
Sensor BIS, 90
Servo I-Infant Maquet®, 29
Servo I-Universal Maquet®, 28
Servo-S Maquet®, 29
Shunt intrapulmonar, equações para o
  cálculo do, 180
Sinais vitais, valores normais para
  lactentes e crianças, 97
Síndrome
  da apneia obstrutiva do sono, 143
    espectro da, 144
    diagnóstico e tratamento, 149
    exame físico na criança com, 146
    patologia da, 144
    sequência de eventos, alterações
      fisiológicas e clínicas na, 145
    sintomas diurnos e noturnos na
      criança com, 146
  de hipoventilação alveolar
    congênita, 143
  do desconforto respiratório, 155
Sinusite, recomendação, 70
Sistema
  cardiorrespiratório em neonatologia e
    pediatria, 46
  infant flow, 27
  nervoso central, 6
  respiratório
    função do, 207
    no RN, 47
Sono, 143
  apneia do, 143

distúrbios do, 143
fragmentação do, 237
REM, 143

SPO$_2$, ver Saturação de pulso de oxigênio

Stellar 100/150®, Resmed, 22

Suporte
respiratório, 243
não invasivo em RN, tipos, 244
ventilatório não invasivo em recém-nascidos, como iniciar, 57

T

Tapotagem, 204

Taxa metabólica dos neonatos, 48

Técnica(s)
de desinsuflação pulmonar
VNI como, 191
de desobstrução de vias aéreas
VNI como, 192
de fisioterapia respiratória
durante o processo de VNI, 197-213
caso clínico, 209
de reexpansão pulmonar
algoritmo para a, 191
VNI como, 189
de vibração, 204
ventilatórias não invasivas, 1

Tensão superficial do alvéolo alterada, 178

Terapia
de expansão pulmonar, algoritmo, 199
expiratória forçada, 204

Tosse, 199
da criança, 207

Trabalho
muscular respiratório, diminuição do, 111
respiratório, 47

Transplante hepático
complicações da VNI no, 169
evidências na utilização de VNI no pós-operatório de, 170

ventilação não invasiva no, 165-174
VNI para crianças/adolescentes após, 172

Transporte global de oxigênio, 4

Traqueostomia, 1

Trillogy 100, Philips Respironics®, 18, 19

U

Úlcera por pressão na face, 64

Ulcerações, 64

Umidificação
dos gases inalados, 59
e aquecimentos
excessivos, complicações devido a, 65
insuficientes, complicações devido a, 65

Umidificador em cascata ou em bolhas, 59

V

Válvula antissufocação, 34

Ventilação
mecânica invasiva, 151
não invasiva, 2
aplicabilidade
na agudização da IVC na UTI, 114
nas doenças respiratórias crônicas mais frequentes em pediatria, 114
como iniciar e monitorar o paciente neonatal e o paciente pediátrico, 49, 50
aplicações clínicas, 13
após extubação, 14
benefícios fisiológicos, 8
breve histórico, 228
características técnicas, 10, 11
causas de falha na, 73-81
caso clínico, 80
com pressão positiva nas doenças neuromusculares, possíveis complicações, 140

SÉRIE FISIOTERAPIA EM NEONATOLOGIA E PEDIATRIA

como iniciar, 45
como recurso para a fisioterapia
respiratória, 189-196
como técnica para reexpansão
pulmonar, 189
como técnica de desinsuflação
pulmonar, 191
como técnica de desobstrução de
vias aéreas, 192
complicações relacionadas aos
equipamentos e parâmetros
da, 233
conceitos básicos, 228
contraindicações, 14
absolutas, 73
domiciliar, 113
benefícios/efeitos fisiológicos
da, 230
critérios clínicos e laboratoriais
para indicação e contraindicação
de, 232
em pediatria, complicações, 232
indicações e
contraindicações, 230, 231
monitoração da criança e
aparelhos, 234
efeitos adversos da
ansiedade e agitação, 68
aspiração do conteúdo gástrico, 67
barotrauma, 68
distensão abdominal, 66
efeitos cardiovasculares, 67
embolia gasosa cerebral, 69
hipoplasia facial, 69
hipoxemia, 68
irritação ocular, 66
lesões da face, 64
necrose de aletas nasais e septo
nasal, 64
recomendações, 70
redução do fluxo sanguíneo
cerebral, 67
reinalação de CO_2, 70
rinossinusites, 66
sangramento nasal, 65
efeitos fisiológicos da aplicação
da, 8

função cardíaca, 9
função pulmonar, 8
oxigenação, 8
efeitos fisiológicos da, 8, 276
em ambiente domiciliar, 227-241
em crianças com cardiopatias, 185
em cuidados paliativos, 273
em pediatria
fluxograma, 100
modelo de aparelho para
fornecimento de, 12
parâmetros iniciais para aplicação
de, 233
em qual local aplicar, 94
equipamentos desenvolvidos
para, 18-23
Trillogy 100, 18
falha
fatores de risco para, 74
indicadores de, 76
fatores-chave para o sucesso, 79
indicações, 14, 73
local de aplicação de VNI, 95
monitoração
da criança, 57, 58
da oximetria de pulso durante, 234
do recém-nascido, 58
na emergência, implementação
da, 216
na sala de parto, 217
nas doenças neuromusculares
auxílio à musculatura ventilatória
expiratória, 136
complacência pulmonar e da caixa
torácica, 135
complicações durante a
utilização, 139
contraindicações do uso, 138
cuidados, 139
falência ventilatória e de
oxigenação, 133
indicações do uso, 138
interfaces, 137
presença de sintomas de
hipoventilação alveolar
crônica, 138
nas doenças obstrutivas, uso da, 222

VOLUME – VENTILAÇÃO NÃO INVASIVA

no período neonatal, 151-164
no pós-operatório cardíaco, 175-188
no transplante hepático
  benefícios, 167
  caso clínico, 171
  contraindicações, 168
  falha e complicações, 169
  indicações, 167
  mecânica ventilatória no
    pós-transplante hepático, 166
para casos clínicos que cursem com
  IVC, cuidados necessários para o
  sucesso da, 127
parâmetros, 45, 97
parâmetros iniciais em neonatologia
  e em pediatria, 55
posicionamento do paciente, 10
respirações correntes durante, 3
sedação e analgesia do paciente
  em, 83
sucesso da, fatores-chave para o, 79
utilização hospitalar, 13
vantagens e desvantagens, 74
nasal
  de alta frequência, 252

por pressão positiva
  intermitente, 249
  sincronizada, 251
nasofaríngea de alta frequência, 252
pulmonar mecânica
  aparelhos de, 3
  classificação dos tipos de desmame
    da, 177
Vias aéreas
  permeabilidade das, 112
  superiores, obstrução crônica de, 122
Vibração, 204
  manual, 207
VNI, ver Ventilação não invasiva
Volume(s)
  assistido, 229
  controlado, 229
  corrente, 47
  pulmonar(es), 46
    normais, 47
  residual, 47
VPAP III ST-A Quicknav, 23
VR, ver Volume residual
VS III Resmed®, 28